LA CURA CONTRA EL DESGASTE POSTNATAL

Dr. Oscar Serrallach

La cura contra el desgaste postnatal

Una guía completa para
restaurar la salud y recuperar la energía

PARA MADRES DE RECIÉN NACIDOS,
LACTANTES Y NIÑOS DE CORTA EDAD

URANO

Argentina – Chile – Colombia – España
Estados Unidos – México – Perú – Uruguay

Título original: *The Postnatal Depletion Cure – A Complete Guide to Rebuilding Your Health & Reclaiming Your Energy For Mothers of Newborns, Toddlers, and Young Children*
Editor original: Goop Press – Grand Central Life & Style, Hachette Book Group, New York
Traducción: Laura Fernández Nogales

1.ª edición Octubre 2018

ISBN: 978-84-16720-46-0
E-ISBN: 978-84-17312-80-0
Depósito legal: B-22.776-2018

Fotocomposición: Ediciones Urano, S.A.U.

Impreso por: Rotativas de Estella – Polígono Industrial San Miguel
Parcelas E7-E8 – 31132 Villatuerta (Navarra)

Impreso en España – *Printed in Spain*

Dedico este libro a todas las madres que han sufrido y luchado desempeñando su papel de cuidadoras abnegadas, a menudo sin el apoyo incondicional y la sabiduría que deberían proporcionarles su cultura, la sociedad y sus familias, y que deberían ser su derecho. Vuestra fuerza ha sido lo que me ha inspirado y me ha guiado para escribir este libro.

El bienestar de las madres es el tejido con el que está hecho el abrigo del futuro de nuestra sociedad.

Dr. Oscar Serrallach

Índice

PARTE III
El segundo y el tercer trimestre: recuperación física absoluta

PARTE IV
Recupera tu vida

Abreviaturas de las unidades de medida utilizadas en las pruebas de laboratorio

mcg	Microgramo
mcg/l	Microgramos por litro
mcg/dl	Microgramos por decilitro
mcg/ml	Microgramos por mililitros
mg	Miligramo
mg/l	Miligramos por litro
mg/dl	Miligramos por decilitro
ml	Mililitro
mUI/l	Miliunidades internacionales por litro
ng	Nanogramo (milmillonésima parte de un gramo)
ng/ml	Nanogramos por mililitro
nmol	Nanomol (una billonésima de mol*)
nmol/l	Nanomoles por litro
mmol/mol	Milimol (milésima parte de un mol)
pc	Picogramo (la billonésima parte de un gramo)
UI	Unidades internacionales
umol	Micromol (Una millonésima de mol)
umol/l	Micromol por litro

* Mol. Peso atómico de una molécula de una sustancia química en gramos.

Introducción

He escrito este libro para contestar una pregunta que se hacen muchas mujeres: «¿Cómo me recupero y retomo mi vida después de ser madre?» ¿De dónde sacas las fuerzas para satisfacer tus necesidades cuando la sociedad te dice que debes centrarte por completo en las necesidades del bebé y eso hace que desaparezcas en las sombras de tu nuevo papel en la vida? Esta forma de enfocar la maternidad, tan centrada en el niño, es algo que he presenciado tanto en mi consulta de médico como en mi condición de padre, al observar la lucha de mi extraordinaria pareja, Caroline, después de dar a luz a nuestros hijos. Y me lo han mencionado casi todas las madres con las que he hablado, que han sacado a colación temas como la energía, la enfermedad, la gestión del tiempo y la confianza en sí mismas.

Y eso supone un *gran* vacío en nuestra forma de pensar y en la forma que tenemos de tratar a las mujeres que acaban de ser madres. Peor aún, es un vacío que cada vez se hace más grande porque no se aborda desde un punto de vista médico. Todos entendemos lo que es la depresión postparto. Pero el desgaste postnatal... ¿Eso *qué es*? Ni siquiera se habla de una forma adecuada sobre este concepto, por no hablar de la poca conciencia social que hay al respecto y la escasa información que tenemos.

Es de suma importancia tomar conciencia de que el desgaste postnatal no afecta solo a las madres primerizas, sino que afecta a todas las madres. Si una mujer que acaba de ser madre no consigue recuperarse por completo de las exigentes demandas del embarazo y el parto, las secuelas pueden durar *años*. He conocido mujeres que seguían estando desgastadas *diez años* después de haber dado a luz. Y si tenemos en cuenta el estrés y la falta de sueño que va asociada a la educación de adolescentes y preadolescentes, sumado a los efectos hormonales de la premenopausia y la menopausia, la crianza puede convertirse en un viaje muy duro en los casos en los que la madre no recibe el apoyo necesario y no tiene la oportunidad de recuperarse debidamente.

Yo sé que es una enfermedad real y que no hay ninguna necesidad de que sufras. Podría decirse que existe una especie de medalla de honor subconsciente asociada a la capacidad que demuestra una madre para compaginar el cuidado de sus hijos y la reincorporación al trabajo lo más pronto posible. Nuestra cultura occidental ha hecho a las madres un flaco favor al no apoyarlas en su proceso de recuperación y concederles el tiempo necesario para adaptarse a los importantísimos cambios que eso supone en sus vidas. ¡Y esto tiene que cambiar! Espero contribuir a cambiar la forma que tenemos de enfocar los cuidados postparto, y tenemos que hacerlo cuanto antes. Empecé a ayudar a mi querida pareja Caroline para que recuperara su salud por pura necesidad. Pero ella me ayudó a comprender los motivos por los que las madres se desgastan tanto y las cosas que pueden hacerse para ayudarlas a recuperar la salud.

MI HISTORIA

Nimbin es una ciudad pequeña y pintoresca más o menos a una hora de Byron Bay, en el estado de Nueva Gales del Sur, y es el punto más oriental de Australia. Me trasladé allí en el año 2003; me sentía insatisfecho como médico y necesitaba un cambio que me sacara del bache con el que había topado mi carrera. Hasta entonces había sido un mercenario médico, aceptaba trabajos en distintas ciudades, tocaba todos los campos, de la adicción a las drogas a la salud de los indígenas o la psiquiatría, o incluso formé parte del departamento de urgencias en la ciudad costera de Ballina.

Al contrario de lo que ocurre en las demás áreas médicas, el trabajo en urgencias es muy sencillo: los pacientes tienen necesidades específicas que podemos tratar en el momento. Disfruté mucho de la camaradería entre compañeros, y mi horario me dejaba tiempo para aprender a surfear, tocar la guitarra y hacer de entrenador del equipo de futbol local. Pero sentía una gran inquietud y frustración que me llevaron a Nimbin, una ciudad famosa por ser el centro de la contracultura en mi país; aunque no comulgaba con el célebre espíritu *hippy* de la ciudad, que vivía aferrada al lema «amor libre y drogas», sí que me sentía reflejado en la profunda conciencia ecológica que también era una parte integral de esta zona. Conocí a muchas personas muy inspiradoras con ideas muy provocadoras. Y aquí es donde comenzó mi evolución como médico.

En un festival de música de 2003 conocí a Caroline Cowley, que pronto se convirtió en mi pareja. Aunque por aquel entonces ella era una profesional con una carrera prometedora, nacida y criada en la ciudad de Melbourne, conseguí convencerla para que se viniera a vivir a la tranquilidad del campo en las afueras de Nimbin. Nos enamoramos y nos dejamos llevar por el idealismo romántico de la autosuficiencia. Cultivábamos un huerto muy productivo y pasábamos muchas horas trabajando la tierra. Enseguida tuvimos claro que en ese escenario tan idílico queríamos formar una familia, cosa que nos llevó a involucrarnos con la creciente comunidad local que promovía los partos en casa.

Como había estudiado medicina ortodoxa, para mí no fue fácil aceptar la idea de que nuestro primer hijo no fuera a nacer en un hospital. Para empezar a reconciliarme con la idea, tuvimos que reunirnos con muchas madres que ya habían pasado por la experiencia de dar a luz en casa, comadronas con mucha experiencia y médicos que habían dado a luz a sus hijos en casa. Reuní muchísima información sobre apoyo y cuidados prenatales y postparto que saqué de libros, talleres y de madres que conocimos. Una de las experiencias más maravillosas de mi vida fue cuando Caroline pasó por una «ceremonia de consagración», una tradición de la cultura nativa americana en la que las madres se sientan en círculo y comparten anécdotas para apoyar a la futura madre. Como futuro padre, me di un paseo con un amigo aborigen que me llevó a una zona sagrada para celebrar mi futura paternidad. Fue una experiencia muy bonita que me hizo sentir parte de la larga y antigua historia de generaciones que dan a luz a nuevas generaciones. Y aun así, no pude evitarlo: ¡redacté un plan de parto muy detallado por si acaso teníamos que salir corriendo hacia el hospital!

Caroline y yo tuvimos la suerte de disfrutar de un parto en casa precioso y completamente normal con nuestro primer hijo Felix, rodeados de familia y seres queridos. La comunidad incluso organizó un sistema de turnos para traernos comida que duró dos semanas para que no tuviéramos que pensar en cocinar con la falta de sueño que supuso ajustarse a la vida de nuestro alucinante bebé. La repentina ciénaga de la paternidad nos abrumó con la necesidad de tomar decisiones. ¿Utilizamos pañales de tela o desechables? ¿Deberíamos utilizar chupete? ¿Cuánto tiempo debería Caroline darle el pecho? ¿Por qué lloraba el bebé? Como os diría cualquier padre, en cuanto contestas una pregunta, aparece una nueva, así como los juicios y las críticas (por muy intencionadas que sean) de amigos, seres queridos y, por supuesto, todos esos desconocidos «bienintencionados».

Algo parecido ocurrió con nuestros dos siguientes hijos, Maximo y Olivia. Caroline cada vez estaba más cansada, y llegamos a un punto de crisis poco después del nacimiento de nuestra tercera hija Olivia. Caroline perdió mucha memoria y no era capaz de concentrarse. Sentía que se ahogaba en su propia sensación de agobio, tenía continuas pérdidas de memoria (un síntoma comúnmente conocido como amnesia de las mamás), perdió la confianza en sí misma y se sentía sola, y era incapaz de cuidar de sí misma como era debido. Estaba muy cansada, sufría ansiedad, tenía la sensación de que no dormía bien, y tenía mucho miedo de no llegar a recuperarse nunca del todo.

Yo estaba cada vez más preocupado por ella, y entonces recordé a una paciente que había tenido cuando trabajaba en el Centro Médico de Nimbin, una madre demacrada llamada Susan. Tenía unos veinticinco años y ya era madre de cinco hijos pequeños, y no era de extrañar que estuviera exhausta y que le costara seguir el ritmo. Se mostró muy nerviosa durante la visita médica y le costó mucho describir exactamente qué le preocupaba y cómo se sentía, aparte del estrés general y el cansancio. Me preocupé y quise hacer todo lo posible para ayudarla. Le pedí unos análisis de sangre para asegurarme de que no tenía anemia, y también le pedí una prueba de depresión postparto. La ayudé a concertar una cita con una trabajadora social y conseguí que fuera a verla una enfermera que hacía visitas a domicilio. Cuando recibí el resultado de los análisis y vi que tenía el nivel de hierro bajo le comenté que eso podía haber contribuido a la sensación de cansancio. Buscamos formas de aumentar la ingesta de hierro en su dieta, además de recomendarle que empezara a tomar un suplemento de hierro. Cuando Susan volvió, a la siguiente visita, le sugerí con delicadeza que quizá podría ayudarla a sentirse mejor visitar a un psicólogo. Ya estaba dándome palmaditas en la espalda por un trabajo bien hecho y por haberme esforzado en ayudar a alguien que lo necesitaba —en especial teniendo en cuenta que mis visitas con Susan solían durar casi cuarenta y cinco minutos, y no los veinte que tenía programados— cuando ella se levantó de golpe y dijo: «Dios, tengo que marcharme». Cogió el bolso y salió corriendo de la consulta antes de que yo pudiera decir nada.

La semana siguiente hablé con la enfermera que había ido a visitar a Susan a su casa. La enfermera me dijo que Susan se encontraba un poco mejor y que no necesitaba nuestros servicios. Me quedé muy sorprendido. No podía evitar pensar en cómo Susan había parecido tan alterada y se había marchado de aquella forma tan brusca la última vez que la había visto.

Pasaron casi dieciocho meses hasta que volví a ver a Susan; en esa ocasión fue en el departamento de urgencias del hospital local, tenía una neumonía grave. Por aquel entonces había tenido otro hijo y parecía tan fatigada y estresada como la primera vez que la había visto. La ingresé en el hospital a primera hora de la mañana y le administré antibióticos intravenosos; sin embargo, a ultima hora de la tarde anunció que ya se encontraba mejor y que tenía que irse a casa. Los médicos apenas habían comenzado a trabajar con ella, pero Susan no quiso escucharlos. No he sido capaz de descubrir lo que pasó con ella y con su familia, y todavía me lo pregunto y me preocupa pensar en cómo estará.

Como estaba desesperado por ayudar a Caroline a que se recuperara, había ido reuniendo mucha información sobre mis pacientes. Pensé en otras madres a las que había visitado: no todas tenían síntomas tan graves como los de Susan, pero sí dificultades similares. Eran madres como Caroline que, según me di cuenta, no era la única que se sentía de esa forma. Aquellas madres adoraban a sus hijos. Pero también estaban tristes y completamente exhaustas. No eran ellas mismas y parecían haber perdido la esperanza de llegar a recuperar la vitalidad algún día. ¿Y si todas mis pacientes con esos síntomas parecidos y recurrentes padecían la misma enfermedad? ¿Y si la fatiga física provocada por las exigencias del embarazo provocaba una cascada de efectos de todas esas cosas que les provocaban cansancio, ansiedad y tristeza?

Estimulado por la noción del desgaste postnatal, descubrí que había una pauta, algo que podía investigar. Empecé a rebuscar en libros de medicina y otros textos científicos, y me quedé de piedra cuando me di cuenta de que no se había publicado prácticamente nada sobre aquel tema tan importante. Lo único que encontré fue algo de información sobre la depresión postnatal y algunos pequeños estudios centrados en la fatiga postnatal. Pero en todos los textos que leí el tema principal era el cuidado del bebé. Se obviaba por completo la posibilidad de que las madres necesitaran cuidar de sí mismas para poder atender mejor a sus hijos, y no encontré nada sobre el desgaste postnatal.

Se me encendió la lucecita. Empecé a consultar fuentes ajenas a la medicina occidental en busca de ideas para apoyar a las madres después del parto. Leí sobre muchas culturas indígenas en las que se respetaba mucho el tiempo que las madres necesitaban para recuperarse después de dar a luz porque era algo que estaba muy integrado en su tejido social. Esas madres recibían el apoyo de otras madres de la comunidad durante ese periodo de recuperación: de esta forma podían recuperar sus fuerzas, descansar y recuperarse mientras estrechaban lazos con sus recién nacidos. Sin embargo, en nuestra sociedad suele hablarse básicamente sobre cuándo volverá a incorporarse al trabajo la nueva madre, y no se habla de mucho más.

No tengo ninguna duda de que casi todas las madres —sin importar a qué edad den a luz— pueden superar completamente el desgaste postnatal y recuperar la salud y el bienestar. He sido testigo del proceso de recuperación. Con este libro espero poder daros las herramientas que necesitáis para recuperar la energía y la sensación de bienestar.

CÓMO ESTÁ ORGANIZADO ESTE LIBRO

El libro está dividido en cuatro partes de fácil lectura:

- En la parte 1, *Definición del desgaste postnatal*, explico las causas que lo provocan y proporciono detalles sobre las enfermedades físicas, mentales y emocionales que conlleva, así como por qué ocurren estas enfermedades, que pueden empeorar durante el embarazo y después de dar a luz. También identifico síntomas específicos asociados al desgaste postnatal con la intención de que puedas entender, desde el punto de vista médico, por qué te sientes tan aletargada; además de describir cómo abordan el periodo postnatal las culturas no occidentales. Hay mucha sabiduría en la forma en que estas sociedades se ocupan de las nuevas madres y las apoyan.

- En la parte 2, *Cien días de restauración: recuperar el bienestar físico*, describo cómo recuperar los micronutrientes y los macronutrientes esenciales que ayudarán a tu cuerpo a recuperarse. También explico cómo recuperar las hormonas y la energía y cómo conseguir el sueño profundo y reparador que tanto necesitas.

- En la parte 3, *El segundo y el tercer trimestre: recuperación física absoluta*, también te explico exactamente qué debes comer y cuándo para una nutrición optima. Con esto no solo conseguirás disminuir el desgaste; además, si estás dando el pecho, le estarás proporcionando a tu bebé las propiedades de tu nutritiva y deliciosa alimentación. Aparte de esta planificación alimentaria, también te sugiero un plan de ejercicios o movimientos suave y sencillo que puedes hacer en casa. Sin apenas darte cuenta, y con ayuda de estos planes, conseguirás perder el peso acumulado durante el embarazo de la forma más saludable posible.

- En la parte 4, *Recupera tu vida*, te enseño a concentrarte en tu bienestar emocional, a recuperar tu libido y a mejorar esas relaciones tan importantes. También te doy la información que necesitas para organizar tu casa y tu entorno de la forma que mejor convenga a tu salud a largo plazo.

▪ En los apéndices encontrarás un plan de recuperación acelerado en caso de que necesites volver al trabajo, además de algunas recetas, planes alimentarios y otros recursos.

A través de mis experiencias como padre y marido, gracias a mi trabajo profesional en cuidados integrales, he dedicado mi carrera al tratamiento del desgaste postnatal. Ahora, casi una década después de haber empezado a investigar este fenómeno por primera vez, he escrito este libro para dar a las mamás (y a sus seres queridos) la información vital que necesitan para entender lo que les ocurrirá a su cuerpo, a su mente y a su alma antes, durante y después del embarazo. Mi meta es proporcionarte la esperanza y el apoyo que mereces y aliviar tus preocupaciones, en especial si estás desesperada, como le ocurrió a mi pareja en su momento. Voy a darte todas las herramientas que necesitas para acelerar tu recuperación y para que puedas sentirte más fuerte, más feliz y en perfecta harmonía con tu bebé y todas las personas que forman parte de tu vida. Tu cuerpo ha creado un milagro, déjame guiarte a la total recuperación.

PARTE I

Definición
del desgaste postnatal

1

¿Qué es el desgaste postnatal?

Tener un bebé es una de las mayores alegrías que puede experimentar una mujer. Crear una vida nueva es algo milagroso que te cambia la vida, es monumental. Ver la carita de tu bebé por primera vez es un momento maravilloso incomparable.

Y, sin embargo, este cambio mágico también puede provocar una tormenta perfecta que desestabilice la psiquis de una mujer. He visto muchas mujeres pasar de ser profesionales altamente productivas que viajan por todo el mundo, felizmente ambiciosas, satisfechas, centradas emocionalmente y totalmente competentes y organizadas, a convertirse, prácticamente de un día para otro, en maquinas de amamantar que como zombis no paran de cambiar pañales. Como ya sabes, la gestación de un bebé requiere una gran cantidad de recursos. Tu cuerpo está diseñado para proporcionar al bebé todo lo que necesite para que se desarrolle y nazca, a menudo a expensas de la madre. Y eso se debe a la increíble habilidad de la placenta, que, mediante mecanismos muy complejos, encuentra y extrae todo lo que necesita de la madre.

Y entonces, cuando llega el momento del parto, el acto físico de dar a luz también pasa factura, ¡por eso se llama *trabajo de parto*! Quizá no sepas que es muy común que una mujer pierda sangre durante un parto vaginal sin complicaciones; la cantidad media oscila alrededor del medio litro, ¡más de dos tazas! Más o menos la misma cantidad que se te permite donar en un banco de sangre. La pérdida media de sangre que se pierde en un parto por cesárea sin complicaciones es aproximadamente el doble, un litro.

Si estás dando el pecho, el proceso puede ser satisfactorio, en especial porque sabes que tu bebé está recibiendo la nutrición adecuada, pero también es muy duro debido a las exigencias calóricas y de nutrientes específicos que recaen sobre tu cuerpo para fabricar la leche materna. Pero a esta mezcla tienes que sumarle la falta de sueño, la expectativa predeterminada de autosuficiencia que nos ha inculcado la sociedad (debes pensar «Yo puedo con todo» y «Mi bebé no llorará nunca»), las tareas interminables que nunca se terminan, un cuerpo que sientes muy distinto, comer siempre con prisas y un cambio absoluto de tu forma de vida.

Añade a la situación esos comentarios bienintencionados pero inútiles, las críticas, las interminables comparaciones con los bebés superdormilones de tus amigas y familiares, que se agarraron al pecho sin problemas (mientras que tú tienes los pezones tan hinchados que crees que te van a explotar), y los primeros días de la maternidad pueden parecerte más bien una carrera de supervivencia antes que una experiencia satisfactoria de la que disfrutar.

¿QUÉ ES EXACTAMENETE EL DESGASTE POSTNATAL?

El desgaste postnatal es una suma de síntomas que afectan a todas las facetas de la vida de una madre después de dar a luz. Estos síntomas tienen su origen en causas fisiológicas, cambios hormonales y la interrupción del círculo circadiano del sueño, sumado a otros componentes psicológicos, mentales y emocionales.

Imagina que tu cuerpo es una bolsa llena de agua. Cuanta más agua hay en la bolsa, mejor te sientes y más preparada estás para seguir el ritmo. Cada día de embarazo, el parto, la falta de sueño, cada larga jornada que pasas dando el pecho son como hacer un agujerito en la bolsa de agua. Puedes arreglar esos agujeritos, pero lleva su tiempo. Cuando hay solo unos cuantos, apenas se escapa un poco de agua de la bolsa. Sin embargo, el problema surge cuando los agujeros empiezan a aparecer más rápido de lo que puedes repararlos. Y así es el cuerpo después de dar a luz: cuando hay demasiados elementos estresantes y no se dispone del tiempo necesario para recuperarse, los niveles de energía se desgastan. En función del nivel de desgaste, el periodo postnatal puede alargarse incluso años después de que nazca el bebé. Puedes quedarte con una bolsa tan agujereada que te cueste mucho tiempo repararla y volver a llenarla de agua. En el peor de los casos, he visto problemas de desgaste que duran incluso décadas. ¡Y nadie debería sufrir durante tanto tiempo!

En el fondo, el desgaste postnatal es la consecuencia comprensible de una serie de factores poco positivos que provocan desgaste en la mujer a muchos niveles. Básicamente, hay tres factores principales en juego:

1. Los nutrientes que se emplean para fabricar, gestar y dar a luz al bebé son enormes, y este desgaste continúa después del parto en el caso de las mujeres que dan el pecho.
2. La falta de sueño puede provocar muchísimo cansancio como consecuencia de no descansar correctamente.
3. El cambio drástico que implica la condición de madre suele venir acompañado de aislamiento social, cosa que puede provocar un efecto perjudicial en el bienestar psicológico de una mujer.

El desgaste postnatal es un síndrome

A lo largo de todos los años que he pasado estudiando el desgaste postnatal he encontrado muy poca literatura sobre el tema. Es importante entender el motivo, porque para conseguir el mejor tratamiento vas a tener que aprender a ser creativa, como yo.

Para mí, el desgaste postnatal es una escala que va desde un nivel leve, pasando por una incidencia moderada, hasta llegar a los casos más graves. Creo que la depresión postparto es una enfermedad diferente, pero con síntomas y problemas parecidos a los que causa el desgaste postnatal. Hay dos factores importantes que las distinguen. La depresión postparto la provoca una auténtica depresión clínica generalizada que también viene marcada por la anhedonia, que es un estado que se define por la incapacidad de sentir placer en situaciones o experiencias que en el pasado habrían provocado placer o alegría a la paciente. (Y tener un bebé deseado es una de esas situaciones.) La depresión postparto puede ser peligrosa, y debe ser tratada por profesionales de la salud mental.

Sin embargo, en el caso del desgaste postnatal, pronto me di cuenta de que tenía que ir más allá de mi formación médica y encontrar un sistema mejor que el pensamiento lineal, porque mis pacientes estaban sufriendo y mis tratamientos convencionales no funcionaban. El modelo de pensamiento lineal en el que se basa la medicina moderna convencional presupone que la causa A provoca el efecto B. Según ese modelo, el efecto B solo puede estar provocado por la causa A. No hay otra explicación. Estoy seguro de que si alguna vez habéis acudido a la consulta de un médico con determinados síntomas os habréis encontrado con esta situación, y los habrá ignorado porque no eran «típicos».

Intenta imaginar una habitación como un conjunto de síntomas y señales que alguien pueda experimentar cuando padece una afección. Cuando solo hay una puerta para entrar en esa habitación (como la causa A que provoca el efecto B, por ejemplo: el paciente padecerá hipertensión o tendrá la tensión alta, cosa que afecta a sus arterias, provoca acumulación de placas de ateroma y, por lo tanto, conlleva mayor riesgo de apoplejías y ataques de corazón), esa habitación se denomina *enfermedad*. Sin embargo, un *síndrome* es un conjunto de síntomas provocados por distintos factores; eso sería como si la habitación tuviera muchas puertas y no estuviera tan claro qué puerta te conduce a la habitación o a ese conjunto de síntomas.

A los médicos occidentales no suelen gustarles los síndromes porque el modelo de pensamiento lineal es demasiado simple como para poder proporcionar un tratamiento efectivo. Pero eso es el desgaste postnatal.

El desgaste postnatal también conlleva una serie de *insuficiencias* minerales, vitamínicas y nutritivas; el proceso de una enfermedad suele estar relacionado con las deficiencias. Es importante comprender la diferencia entre estas dos palabras. Una insuficiencia sucede cuando los niveles de minerales, vitaminas o nutrientes no son productores de enfermedades, pero están por debajo de lo recomendable. En otras palabras, una insuficiencia no te va a provocar una enfermedad, pero significa que tus células y tus órganos no funcionarán como deberían. Y eso, a su vez, puede significar que te encuentres fatal.

FACTORES DEL DESGASTE POSTNATAL

Antes de la maternidad, la típica mujer moderna con su ocupada vida acelerada suele funcionar a un nivel muy próximo a la máxima capacidad de la que ella o su cuerpo pueden aceptar. La concepción y el embarazo consumen grandes cantidades de recursos físicos, y después el parto (tanto si es por cesárea como si es vaginal) multiplica la necesidad de esos recursos físicos; ¡y eso es solo el primer día de la maternidad! Amamantar al bebé o darle el biberón requiere más recursos: un niño, en general, necesita un millón de calorías antes de ser independiente. Si añadimos la falta de sueño a la ecuación no es de sorprender que las madres se sientan abrumadas, exhaustas, sobreestimuladas y demasiado necesitadas.

En nuestra sociedad, el tiempo y los recursos que requiere la maternidad son más altos que nunca. Y, por desgracia, cada vez es más difícil que los padres cuenten con la ayuda que puedan ofrecerles familiares u otros miembros de su comunidad para cuidar de los niños. Este desequilibrio entre la expectativa y el apoyo, sumado al desgaste nutritivo, hace que las madres se sientan abrumadas. La biología de una madre no está diseñada para ello, y no debería tener que enfrentarse a esta demanda continua.

A mi consulta no acuden madres que han fracasado o que no se esfuercen lo suficiente. Lo que veo cada día son madres que están física y emocionalmente desgastadas, exhaustas y estresadas. Están al límite y no ven la luz al final del túnel.

Echemos un vistazo más a fondo a los cuatro factores principales del desgaste postnatal.

Factores relacionados con el estrés

Como madre moderna, ya seas esposa, tengas pareja o estés soltera, sabes muy bien lo que es el estrés. Probablemente le hayas dedicado años a tu carrera profesional, pero, aunque tu pareja te ayude, sigues teniendo que hacer la compra y cocinar y limpiar y planificar el presupuesto familiar, y comprar un silenciador nuevo para el coche. Quieres tener tiempo para tus amigos y tus seres queridos, y te encantaría poder disponer de algo de tiempo para ti cada día. Quizás hayas retrasado la maternidad porque has tenido que trabajar o debido a otros problemas financieros. Esta es una tendencia bastante reciente: la edad media en la que las mujeres tienen su primer hijo en Australia es 30,9 años. En Estados Unidos, según los Centros de Control de Enfermedades y Prevención, la edad media es 26,3. ¿Cómo *no* te vas a sentir vulnerable? Quizá no tengas un trabajo que apoye la conciliación familiar y solo puedas tomarte algunas semanas de baja por maternidad, y eso significa que ya estás preocupada de antemano por cómo vas a pagar a alguien que pueda cuidar de tu hijo. Sí, estás estresada... ¡y entonces llega el bebé!

La maternidad es complicada; cambiar una montaña interminable de pañales y pasarte el día limpiándote los vómitos de la camisa es humillante. ¿Cómo no vas a estar estresada si el bebé no deja de comer en todo el día y tú llevas un mes sin dormir bien? Y a esto se suman otros factores de estrés físico: tu cuerpo está agotado por el embarazo y el parto, debido a las exigencias que suponen la lactancia, la falta de sueño y las demás exigencias asociadas al hecho de cuidar de otro ser humano. Y si además has tenido al bebé cuando ya no eras tan joven, el estrés puede ser más difícil de gestionar porque has tenido más tiempo de establecer tus rutinas, que ahora tu bebé se encarga de poner patas arriba.

Factores sociales

Desde un punto de vista médico, el objetivo del cuidado postparto se centra, casi siempre, en las necesidades del bebé, no en la madre, a menos que demuestre señales de padecer una depresión postparto grave.

Yo lo veo continuamente en los centros médicos en los que trabajo, en los grupos de padres, en los centros de cuidado infantil, con amigos y familias de amigos, y en nuestra comunidad en general. Una de las cosas que más me sorprendió es la *competitividad* silenciosa, que no ocurre entre los padres primerizos en sí, sino en la sociedad en general.

Tomemos como ejemplo el nacimiento. Después del parto se envía un mensaje al mundo donde se anuncia la llegada del bebé y se difunden las horas que ha durado el parto, si se empleó o no anestesia y el peso y el sexo del bebé. (Si tienes suerte te dirán incluso la puntuación que ha tenido el bebé en el test de Apgar.) «La madre y el bebé están bien», es el mensaje clásico. Pero esa es la última vez que la madre aparece en la misma frase que el bebé. Y esto inicia lo que se convierte en un diálogo potencialmente poco saludable en el que esa concentración intensa en el bebé viene acompañada de una falta de apoyo pragmático y emocional hacia la madre del niño.

La realidad con la que se encuentran los padres modernos es que la primera vez que se ven en la situación de tener que cuidar de un niño suele ser cuando se trata de su propio hijo. Esto es tan habitual que ni siquiera lo pensamos, ¡pero es una locura! Es como conducir un coche por primera vez a hora punta sin haber recibido clases ni tener permiso de conducir, y sin mapa. Para muchas personas la paternidad es un concepto abstracto, hasta que son las tres de la mañana y tienen en brazos a un bebé que no deja de llorar y no se calla hagan lo que hagan, y acaban delirando por el cansancio. Desde una perspectiva social, la única información que puede recibir una madre primeriza viene en forma de valores culturales, competitividad y una serie de consejos contradictorios de otros «consejeros parentales». Y esa es la receta perfecta para provocar inseguridad y ansiedad.

Y esta inseguridad a menudo puede manifestarse en lo que llamo el fenómeno de la sobrecarga de elecciones. La mayoría de los padres quieren lo mejor para sus hijos, cosa que es el sueño de cualquier publicista o vendedor del mercado. ¿Cuál es el mejor cochecito? ¿Es correcto comprar algo más económico que la sillita para el coche más cara del mercado? ¿Al bebé se le irritará el culito si no compro toallitas húmedas de marca y un calentador de toallitas húmedas? ¿Y la cuna? Bienvenido al mundo del consumo de los papás, donde la presión por encontrar los «mejores» productos y las «mejores» rutinas puede llegar a ser muy agobiante.

El embarazo es un periodo muy excitante y estresante para muchas mujeres, en particular para las que les ha costado quedarse embarazadas. Y esa pelea hace que todo sea más doloroso cuando la maternidad es dura. A muchas mujeres les preocupa que si sienten alegría todo el tiempo, si no sienten el instinto automático de satisfacer todas las necesidades de su hijo, de alguna forma están fracasando. Si añadimos el miedo que sienten de estar decepcionando a la mujer que eran antes y que no se sienten preparadas para hacer de madres, enseguida se hace palpable su sensación de ineptitud. Las madres primerizas vulnerables también pueden ser objeto de juicio en su propio círculo, un grupo que puede consistir en una serie de madres, suegras, hermanas, tías, otros miembros de la familia, vecinos, amigos y colegas, todos cargados de buenas intenciones. ¿El bebé no coge peso o no come bien? Probablemente sea porque la madre esté haciendo algo mal. ¿Quién es el responsable de que el bebé no duerma bien o tenga cólicos? La madre, claro. Estos juicios no siempre se hacen en voz alta, pero se sobreentienden mediante el silencio, formas sutiles de poner los ojos en blanco o el millón de sugerencias que hace la gente aduciendo que a otras personas les fueron bien.

Y si esta clase de comentarios los hace tu querida pareja, puede ser todavía más devastador. Una pareja aturdida y fatigada puede empeorar mucho las cosas sin querer. Un cambio en la que en su día fue una dinámica feliz puede minar a la más sólida de las relaciones. (Para saber mucho más sobre este tema, consulta el capítulo 13.)

Avergonzar a otra persona, ya sea de forma intencionada o no, puede tener consecuencias devastadoras. Este es otro motivo por el que los padres que están esperando un hijo o ya lo han tenido necesitan tanto apoyo y el por qué de que necesitemos abrirnos a un diálogo más saludable sobre expectativas y cuidados más realistas.

Factores de predisposición física, principalmente la inflamación

Los factores de predisposición que afectan a tu salud física y mental también te hacen más vulnerable a experimentar desgaste postnatal. Ser madre mayor, por ejemplo, es un factor de predisposición debido únicamente a la fisiología, dado que las mujeres mayores tardan más en recuperarse de acontecimientos tan importantes como un parto, son más sensibles a la falta de sueño y sus hormonas son más difíciles de regular.

Fisiológicamente, la inflamación es el sello clave y la consecuencia directa del desgaste postnatal. También complica y a veces provoca los síntomas típicos del desgaste, además de perpetuar el problema. En otras palabras, la inflamación engendra inflamación.

Hay muchas clases de inflamación, pero, en esencia, la inflamación se da cuando nuestro cuerpo repara o reconstruye algo, o produce un exceso de prooxidantes. Los prooxidantes son el resultado dañino de procesos metabólicos como el consumo de oxígeno y la limpieza de sustancias tóxicas como los pesticidas o los cosméticos. En algunos casos los prooxidantes ayudan al cuerpo a estimular el sistema inmunitario y los sistemas de desintoxicación, que tienen que ver con el equilibrio. Imagino los prooxidantes como si fueran una factura o una deuda, y los antioxidantes son como el dinero o el cheque que nos ayudan a pagar esa factura. En el mundo de las finanzas, los economistas saben que para tener una economía saneada se necesita un buen equilibrio entre compras y ventas, y si hay un desequilibrio puede provocar inflación. En el cuerpo esa inflación supone inflamación. La inflamación por sí misma no es mala, pero cuando aparece en exceso sí que lo es; y de la misma forma que una sociedad con demasiada inflación sufre, un cuerpo con demasiada inflamación también sufre.

La principal causa de la inflamación se encuentra en el estómago. No es casualidad que se diga que el estómago es el segundo cerebro. Es uno de los reguladores más importantes de la inflamación en el cuerpo, si no el más importante. Tu microbioma (las bacterias saludables y las dañinas que procesan lo que comes) puede mantenerte sana, pero también puede ponerte enferma.

Factores ambientales

Uno de los mayores factores de predisposición a padecer desgaste postnatal son las toxinas ambientales. El término *toxina* es una de esas palabras de moda que suelen utilizar muchas personas, incluso aunque no sepan lo que significa de verdad. Una toxina es, esencialmente, una sustancia que puede hacer que alguna parte del cuerpo reaccione de una forma negativa. Técnicamente, las toxinas solo las producen los organismos vivos, pero el término se utiliza con mucha libertad para incluir otras sustancias, como los metales pesados, la polución que provoca el tráfico y algunos productos de higiene personal. Quizá te sorprenda saber que somos *nosotros* quienes producimos la mayoría de las toxinas que tenemos en el cuerpo, y en ese caso las llamamos toxinas *endógenas*. Esas toxinas se crean durante la digestión y cuando nuestro cuerpo quema oxígeno para fabricar energía. Los derivados que se producen cuando el cuerpo quema oxígeno son moléculas inestables llamadas radicales libres. Las toxinas que fabrica nuestro organismo son completamente normales, y nuestro cuerpo está programado para gestionarlas para que no provoquen efectos tóxicos. En realidad, esas toxinas endógenas son absolutamente necesarias para despertar y estimular el sistema antioxidante y las vías de limpieza de las que dispone el cuerpo.

El problema aparece cuando hay un exceso de toxinas *exógenas*, que son las que no produce nuestro organismo, y que tienen un efecto tóxico para nuestro cuerpo. Las toxinas exógenas entran en el cuerpo cuando las comemos o las bebemos (por ejemplo, cuando consumimos alimentos que contienen restos de pesticidas o herbicidas), cuando las respiramos (por ejemplo, en los humos de los tubos de escape o la polución) o las absorbemos (por ejemplo, debido a la radiación cósmica y a los rayos ultravioleta del sol y de productos de limpieza o de higiene personal que contienen productos químicos agresivos).

A tu cuerpo se le da muy bien procesar y eliminar las toxinas endógenas, pero no es muy eficiente limpiando las toxinas exógenas, cosa que, normalmente, suele requerir grandes cantidades de energía y recursos para eliminarlas del sistema.

Si sobrecargamos el sistema, el cuerpo puede tardar varias horas en eliminar la carga de toxinas, que es lo que explica que quizá te encuentres bien después de haber tomado un poco de alcohol pero sufras una de las temidas resacas después de haber consumido más alcohol del que tu cuerpo es capaz de procesar. Tu cuerpo no deja de procesar toxinas, y podría pasar por pequeños periodos parecidos a la resaca durante el día o la noche, que pueden provocar aturdimiento, aletargamiento, cansancio muscular, falta de azúcar y trastornos de sueño.

Cuanto mayor sea la exposición a las toxinas, más inflamación provocarán, y eso significa que más tardaremos en recuperarnos, porque serás menos resistente al estrés. Si antes te recuperabas con relativa facilidad después de haber dormido mal una noche, te resultará mucho más difícil hacerlo si sufres la inflamación que provoca el desgaste postnatal.

Un feto en desarrollo suele ser muy sensible a las toxinas. Por eso es posible que tu ginecólogo te haya impuesto restricciones relacionadas con la comida y la bebida. En la lista de toxinas estarían los cigarrillos, el alcohol, los quesos frescos, los pescados con un alto contenido en mercurio (como el atún crudo o el pez espada) y la exposición a temperaturas elevadas (como las de la sauna o una bañera caliente). A las mujeres embarazadas suele sorprenderles y alarmarles mucho descubrir que estas toxinas pueden afectar a sus bebés. He conocido muchas madres que me han hablado de lo culpables, avergonzadas y preocupadas que están por haber expuesto, sin querer, a sus preciosos fetos —además de a su propio cuerpo— a los potenciales efectos dañinos de agentes contaminantes y toxinas. El problema es que estas restricciones no están basados en datos científicos rigurosos, sino en el sentido común. Sencillamente, no tenemos ninguna certeza sobre estos datos, básicamente porque sería éticamente imposible hacer pruebas a las mujeres embarazadas; no se puede hacer un estudio en el que una mujer embarazada deba comer mucho atún, porque podría ser peligroso.

En mi consulta suelo conocer mujeres que empiezan a cuestionar sus propios cuerpos, su intuición, lo que comen, sus hábitos (los buenos y los malos) e incluso la calidad de la información que reciben de distintas fuentes, algunas excelentes, otras fraudulentas y dañinas. Y esto, sumado al cansancio y a las pérdidas de memoria que suelen acompañar al desgaste postnatal, es la receta para caer en un descenso en espiral.

Y este descenso en espiral provoca sensaciones de agobio continuo y tiene efectos no deseados en todos los aspectos del funcionamiento y el bienestar de la madre.

POR QUÉ EL DESGASTE POSTNATAL ES TAN COMÚN EN LAS SOCIEDADES OCCIDENTALES

Cuando empecé a investigar sobre los patrones del desgaste postnatal con la intención de comprender cómo y por qué era algo que ocurría a tantas de mis pacientes, sabía que tenía que ir más allá de los libros de medicina. El desgaste postnatal no está relacionado únicamente con la fisiología, también tiene que ver con los motivos por los que las madres no reciben el apoyo emocional y social que necesitan cuando más lo necesitan.

Así que empecé a leer sobre otras culturas para ver si existía algún indicio sociológico que pudiera indicarme la dirección correcta. ¿El desgaste postnatal era algo exclusivo de la cultura occidental? Cuanto más leía, más cuenta me daba de que otras culturas tenían muchas cosas en común en su forma de gestionar el cuidado postparto. Hay un sinfín de prácticas conscientes, rituales y ceremonias —además del apoyo y el respeto por la recuperación de las madres— que forman parte del tejido de distintas culturas de todo el mundo, y que se conocen, al menos, desde los albores de la historia. Había una forma común de cuidar de las mujeres tras el parto que la cultura occidental moderna ha olvidado.

Considero que puede resultar útil echar un vistazo a la sabiduría de algunas de estas prácticas culturales e intentar incorporar las máximas posibles a nuestras vidas. Muchas de estas tradiciones incluyen una dieta postparto, en la que la madre consume alimentos ricos en grasas, altamente nutritivos y fáciles de digerir. Es más, ¡siempre hay alguien que se encarga de hacer la compra y de cocinar! La madre cuenta con un ejército de ayudantes que la apoyan para que ella pueda dormir y descansar. También le enseñan las mejores formas de alimentar, cambiar y bañar al bebé. La madre puede relajarse sabiendo que está en un lugar seguro y se siente apoyada en compañía de personas que solo quieren lo mejor para ella y para el bebé recién llegado.

Estas culturas también comparten la noción de un periodo de tiempo protegido —algo a lo que solemos referirnos como confinamiento, pero que en realidad implica privacidad, respeto y protección— con el apoyo social apropiado para que la madre pueda recuperarse completamente después de dar a luz. Cuando estudiaba medicina solía bromear con una de las abreviaturas que aparecían en los expedientes médicos que las mujeres embarazadas llevaban al hospital cada vez que tenían visita con las comadronas o los especialistas. Junto a la fecha probable de parto (FPP) solía aparecer una fecha probable de confinamiento (FPC). Los estudiantes de medicina solíamos bromear entre nosotros y decíamos que el embarazo parecía una sentencia de cárcel y, como todos éramos estudiantes ambiciosos, decíamos que lo mejor era no tener hijos, no fuera el caso que (¡horror!) tuvieran que confinarnos.

Este chiste desapareció de mi conciencia cuando una buena amiga mía, que había vivido durante treinta años en Ladakh, una zona situada en la región del Himalaya, en la India, me habló del apoyo que profesan a los recién nacidos en la cultura ladakhi. Allí, cuando nace un bebé, se designa a diez adultos que se encargarán de distintos aspectos de sus cuidados iniciales y de su posterior crecimiento. ¡Imaginad lo que sería contar con esa clase de apoyo en nuestra sociedad!

A continuación encontrarás una muestra de algunas tradiciones que he encontrado durante los años de investigación acerca de las distintas formas que existen de afrontar el nacimiento de un niño en el mundo. Gracias a estos ejemplos comprenderás lo compleja que puede llegar a ser la experiencia postnatal y la diversidad de las normas culturales. Y quizás encuentres algo que te llame la atención y puedas adaptar a tu vida moderna.

EJEMPLOS DE APOYO POSTNATAL
EN DISTINTAS CULTURAS

China

En China, la práctica del *zuo yue zi* significa, literalmente, «sentarse durante una luna» o «el mes de sentarse». Y ocurre durante el mes siguiente al nacimiento del bebé. Tradicionalmente, la madre ni siquiera sale de la casa, su único cometido es amamantar al bebé, y su suegra la ayuda supervisando el cuidado del bebé y se encarga de preparar la comida y las demás tareas del hogar. Esta situación transcurre durante cuatro o cinco semanas, a lo largo de las cuales la madre debe estar calentita, aislada y descansada, que es de donde viene eso de sentarse (o descansar) durante toda una luna (un mes o un ciclo lunar).

La dieta de la madre durante ese mes suele incluir alguna clase de pollo, sopa y grandes cantidades de huevos y leche. Aparte de la leche, también se evita la ingesta de alimentos fríos o crudos. En Hong Kong, los chinos también creen que las patas de cerdo servidas con vinagre de jengibre son particularmente nutritivas para las madres, además de un té de hierbas llamado *sheng hua tang*, que proporciona energía y alivia el cansancio.

Esta forma de vida y las prácticas dietéticas que conlleva han formado parte de la cultura china desde hace, por lo menos, mil años. La casa se veía como un capullo que debía protegerse de las visitas. E imagino que, con un sistema tan protector, se generaba una gran oportunidad para que la madre estrechara lazos con su hijo.

Corea

En Corea, el *san-ho-jori* es una costumbre postparto que todavía practican las familias más tradicionales, y suele durar veintiún días después del parto. La madre duerme, come y amamanta al bebé durante ese periodo de tiempo. Se la anima a tomar grandes cantidades de té caliente además de una sopa de algas rica en calcio y hierro, que se considera que ayudan en la producción de leche materna. De la misma forma que ocurre en China, se advierte a las madres que eviten consumir alimentos crudos y fríos.

India

En el norte de la India es muy común presenciar la interesante práctica de «asar a la madre», un periodo de entre diez y cuarenta días en el que mantienen bien calentita a la madre después del parto colocándola junto a un fuego que el marido enciende en la puerta de la casa en la que ha nacido el bebé. El fuego se mantiene encendido con una mezcla especial de mostaza y cascarilla; además de mantener calentita a la madre, se dice que el fuego evita que se acerquen los *bhuts* o demonios. En la zona de Punyab, a la madre se le dan alimentos muy buenos que suelen estar cocinados con almendras y pistachos. En las regiones costeras del sur de la India, a la madre se le da un plato curativo especial llamado *marunta*, que consiste en un pescado llamado *kudipu meen* cocinado con jengibre, pimienta, eneldo y ajo blanco (nutritivo y que ayuda a entrar en calor), y se come en exclusiva durante los primeros doce días.

Nepal

En la cultura tradicional de Nepal la madre pasa los primeros once días en una habitación oscura y relajada en compañía de su bebé. El undécimo día sale de la habitación para festejar la ceremonia del nombre. La madre suele alimentarse con una dieta rica en alimentos altos en calorías, incluyendo la mantequilla, la melaza y la sopa de comino.

Tíbet

En la cultura tibetana no existen las comadronas ni otras personas que se ocupen de atender partos. Son las familiares de la madre y el marido quienes están allí para ayudarla durante el parto. Después de dar a luz, la madre toma alimentos nutritivos, como leche, estofado de carne y caldos de hueso. Toman té de mantequilla salada durante el embarazo y también después de dar a luz, que proporciona al bebé grasas nutritivas a través de la leche materna. Un alimento sagrado y muy enriquecedor, especialmente codiciado por las embarazadas y las madres que están dando el pecho, es un pececito del lago Manasarovar, que yace a los pies del monte Kailash.

Hmong / Sudeste asiático

La cultura hmong practica un confinamiento de entre treinta y cuarenta días llamado *nyob nruab hlis*. Alguna pariente se encarga de cuidar de la madre en una zona separada de la casa sin ningún contacto con el mundo exterior durante ese periodo. Durante los tres primeros días después del parto, la madre duerme en una cama de paja junto al fuego. Pasados esos tres días, queman la cama, pero la madre sigue durmiendo junto al fuego. Lo primero que come después de dar a luz es un huevo escalfado de gallina con pimienta blanca. Durante los diez días siguientes solo come sopa de arroz y pollo caliente con otras hierbas y verduras. Estas verduras, llamadas *tshuaj qaib*, se consideran muy importantes para su recuperación. Pasados los primeros diez días se pueden añadir a la dieta el cerdo y el pescado, y las verduras hervidas pueden empezar a tomarse veinte días después. No pueden comer alimentos crudos.

Tampoco permiten que la madre haga ninguna tarea durante los diez primeros días, y solo puede hacer tareas relajadas pasado ese periodo. Tiene que evitar el frío y no debe practicar sexo durante todo el periodo de confinamiento.

Malawi

La cultura tradicional de Malawi tiene un periodo de confinamiento de un mes durante el que la madre, para asegurarse de que duerme lo mejor posible, duerme en un colchón separado del de su marido. Solo permiten que cojan al bebé algunos miembros de la familia. Después del confinamiento la madre puede darse un baño de hierbas especial. En ese momento tira la ropa que ha llevado durante el periodo de confinamiento. No consideran que el bebé sea un individuo hasta por lo menos después del mes (a veces más), momento en el que lo bañan en hierbas medicinales y le ponen nombre.

Zimbabue

En la cultura tradicional de Zimbabue practican el *kusungira*. Durante el tercer trimestre de embarazo, la madre vuelve a casa de sus padres y vuelve a reunirse con su marido poco después de dar a luz. Entonces la aíslan y, durante un periodo de entre uno a tres meses, cuidan de ella alguna mujer de su familia y la mujer que se encarga de asistir los partos, que se encargan de todas las tareas del hogar.

Australia aborigen

En la cultura australiana tradicional, el término *aborigen* tiene un significado parecido al término europeo: indica una zona geográfica y no especifica necesariamente ninguna similitud cultural entre las tribus aborígenes. En realidad, la cultura aborigen es extremadamente diversa y variada, como pasa en la cultura nativa americana de América del Norte.

Una práctica muy significativa que es universal entre las culturas aborígenes es la ceremonia del humo, que está diseñada para fortalecer tanto a la madre como al niño y ayuda a estimular la producción de leche. Hacen un agujero en el suelo y preparan un fuego con una clase de madera especial. También le ponen trozos de nido de hormiga roja. Cuando el fuego se ha extinguido y el nido de hormiga roja ha quedado reducido a cenizas, la madre, sosteniendo el bebé envuelto en una manta, se acuclilla sobre el agujero. Cuando empieza a estar muy caliente, orina en las cenizas y deja que el vapor que emana los envuelva a ella y al niño. Después, la madre pasa otros quince o veinte minutos acuclillada sobre el agujero sin el bebé. Esta es una ceremonia nocturna y la suelen celebrar de forma consecutiva durante tres o cuatro noches.

Indígenas norteamericanos

La práctica más común es la del «confinamiento». Las mujeres cuidan de la madre y el bebé, le dan de comer a la madre alimentos especiales, la atienden, la lavan, le preparan una cabaña de sudar y le hacen masajes. Los shawnee necesitan diez días de confinamiento; los pueblo de Picuris lo alargan treinta días. El ritual de purificación hopi precisa de un periodo de veinte días de confinamiento, durante el que la madre no puede exponerse a la luz del sol. La noche del decimonoveno día celebran una gran fiesta y frotan cenizas en la piel del bebé. El padre anuncia la llegada del sol al alba. Cuando los rayos del sol acarician la cara del bebé por primera vez, la abuela de la tribu elige el nombre del bebé. Entonces, la madre se retira a la cabaña de sudar para completar su purificación. Y, según la tradición de San Juan Paiute, la madre y el padre deben someterse a ciertas prohibiciones durante los primeros treinta días, que incluyen no comer ninguna clase de carne y evitar la sal y el agua fría. Solo se pueden tocar el pelo y la cara con un rascador, pero no pueden tocarse las manos. Cuando han transcurrido treinta días, los padres se dan un baño frío, se cortan las puntas del pelo y se pintan la cara de ocre rojizo.

¿PADECES DESGASTE POSTNATAL?

Mi objetivo es conseguir que todas las madres tengan acceso a una información que no solo las ayude a prevenir el desgaste, sino a recuperarse de él. Lo principal que debemos saber es que, si queremos tener una sociedad saludable, necesitamos comunidades saludables. Si quieres tener una familia sana, necesitas que la madre esté en el mejor estado de salud posible, física, emocional, mental y espiritualmente hablando. Quiero ayudarte a ir cerrando las puertas del desgaste postnatal una a una, y el primer paso para conseguirlo es entender el impacto que tiene en tu vida este problema.

A continuación encontrarás un cuestionario diseñado para ayudarte a identificar los síntomas de tu vida que podrían indicar que padeces desgaste postnatal. Espero que te resulte informativo y de ayuda; ¡con la ayuda adecuada, es posible acabar con los síntomas y empezar a volver a sentirte tú misma!

	No 0	A veces 1	Con frecuencia 2	Continuamente 3
¿Padeciste alguna enfermedad durante o después del embarazo?				
¿Tienes la sensación de tener problemas digestivos que han empeorado después del nacimiento de tu hijo? Estos problemas pueden ser estreñimiento, diarrea, flatulencia, dolor abdominal y/o apatía asociada a las comidas.				
¿Te sientes excesivamente cansada?				
¿Te despiertas cansada?				
¿Te quedas dormida sin querer después de llevar a tus hijos a la cama?				
¿Tienes sensibilidad a la luz brillante (o a los sonidos repetitivos) y te asustas con facilidad?				
¿Sufres niveles de ansiedad muy por encima de lo habitual?				
¿Tienes la sensación de tener el sueño ligero y de estar alerta mientras duermes?				
¿Tienes impulsos sexuales o una libido saludable?				

¿Sufres pérdidas de memoria graves?				
¿Te cuesta hacer las cosas básicas relacionadas con la higiene personal, como ducharte, cepillarte el pelo y prepararte la comida?				
¿No confías en ti misma y tienes la autoestima baja?				
¿Te sientes sola y sin apoyo?				
¿Tienes la sensación de no tener tiempo para ti?				
¿Te sientes abrumada e incapaz de seguir el ritmo?				
¿Sientes vergüenza, culpabilidad o que fracasas como madre?				

Puntuación de 20 o más: es muy probable que padezcas desgaste postnatal

Puntuación entre 15 y 19: es probable que padezcas desgaste postnatal

Puntuación por debajo de 15: es improbable que padezcas desgaste postnatal

2

Síntomas físicos y los motivos por los que empeoran

Como ya sabes, el embarazo le pasa factura a tu cuerpo. Mientras tú ves cómo te crece la barriga por fuera, por dentro tu cuerpo está pasando por una serie de cambios increíbles y está sometido a un gran estrés para proporcionarle el mejor cuidado posible al feto en desarrollo. Es muy probable que hayas experimentado náuseas, falta de energía, antojos, cambios en el pelo (un día lo tienes espeso y brillante y al otro se cae), que tengas la piel brillante o que de pronto se llena de granos, y te veas los tobillos hinchados. O quizás hayas tenido suerte y hayas disfrutado de un gran embarazo, y te hayas sentido mejor y más feliz que en toda tu vida.

Cualesquiera que sean tus síntomas de embarazo, y tanto si experimentas el estrés físico del embarazo como si no, tu cuerpo está desgastado porque el feto en desarrollo necesita muchos nutrientes. Por eso en este capítulo veremos cómo ocurre el desgaste físico y cuales son la mayoría de los síntomas más comunes. (En este apartado hablaré de los síntomas del desgaste emocional, como la ansiedad y las pérdidas de memoria.)

EL COMIENZO DEL DESGASTE POSTNATAL FÍSICO

La placenta es una de las estructuras más alucinantes del cuerpo humano. Sin ella, ningún feto podría sobrevivir. Pero la placenta también provoca los síntomas físicos del desgaste postnatal.

La palabra *placenta* procede del griego, y significa «torta» o «disco». Esto es porque la placenta realmente parece un plato llano o un disco que está pegado a un lateral del útero, con el cordón umbilical unido al bebé. Después de la concepción, el feto en formación se concentrará en construir una placenta lo más saludable posible.

LOS SÍNTOMAS FÍSICOS DEL DESGASTE POSTNATAL

Estos son los síntomas más comunes del desgaste postnatal. Si estás desgastada, es absolutamente normal que padezcas alguno de ellos:

- Pérdidas de memoria
- Cansancio, a menudo acompañado de sensación de debilidad
- Insomnio o sueño poco reparador
- Pérdida de elasticidad en la piel, sequedad en la piel, uñas blandas, caída de pelo, dientes más translúcidos, molestias en las encías, te salen moretones con más facilidad
- Sensibilidad a la luz y al sonido

Cuál es la función de la placenta

La placenta juega varios papeles importantes. Tiene una función muy compleja y única como transmisora de información entre la madre y el feto y de vuelta otra vez a la madre:

- Actúa como filtro, a través del cordón umbilical, permitiendo la entrada de las sustancias buenas de la madre que el feto necesita para su desarrollo, al mismo tiempo que evita que las toxinas lleguen al feto.

▪ Funciona como un sensor que determina lo que necesita el feto y regula la absorción de cualquier cosa, desde aminoácidos hasta vitaminas, grasas y oxígeno.

▪ Opera como fábrica de hormonas, produciendo altos niveles de estrógenos, progesterona y cortisol, por nombrar unas cuantas, tanto para el bebé como para la madre.

También es muy interesante saber que la placenta y el hipotálamo del feto se desarrollan al mismo tiempo. El hipotálamo es una glándula crucial para la producción de hormonas que se encuentra dentro del cerebro. Muchas de las hormonas que produce la placenta comparten similitudes estructurales con las que produce el cerebro de la madre. En otras palabras, el cerebro de la madre empieza a estar influido por la placenta del feto. Y esto pone en marcha la «actualización del *software*» que pone en marcha la iniciación a la maternidad.

Es decir, estas hormonas de la placenta, en realidad, empiezan a alterar el funcionamiento del cerebro de la madre para que esté más interesada, sea más sensible y esté más pendiente de las necesidades de su bebé. El lema que debemos recordar es: «Si el feto necesita algo, la madre se lo da».

Aunque no se han hecho muchas investigaciones al respecto, parece que los sensores gustativos y olfativos del cerebro de las madres embarazadas reciben más atención; esto podría explicar, en cierto modo, las náuseas de los primeros meses de embarazo y los extraños antojos que tanto se asocian al embarazo. Los centros emocionales también se actualizan, y los cambios afectan al razonamiento emocional, la inteligencia y la sensibilidad. Mientras que estos cambios son muy útiles para ayudarte a estrechar lazos y ser capaz de interpretar las necesidades sutiles y menos sutiles de tu recién nacido, también pueden resultar un poco confusos para algunas madres que quizá no sean conscientes de que les va a ocurrir una cosa así o no estén preparadas para ello.

El revestimiento de la placenta

El revestimiento de la placenta, uno de los órganos más interesantes jamás creados, es único. Tiene millones de millones de proyecciones (que se llaman vellosidades coriónicas, por si te interesa saberlo) que se internan en el revestimiento del útero. Estas vellosidades están recubiertas por una clase de células determinadas llamada sincitiotrofoblasto que tiene una apariencia similar al envoltorio de plástico. Un sincitiotrofoblasto es una capa de células sin división celular y que, en esencia, es una única célula con miles de núcleos. No solo recubre la placenta, también encapsula a todo el bebé. Piensa en ella como en un globo que delimita el punto en el que desaparece el bebé y empieza la madre.

Como parte del sistema de la placenta, el útero está diseñado para llevar la sangre de la madre al espacio que queda entre el revestimiento del útero y el globo sincitiotrofoblasto que rodea al feto. Esto se llama espacio intervelloso. El feto necesita que esa sangre esté ahí porque es de ahí de donde se nutre.

La importancia de tu tipo de placenta

En la naturaleza existen dos tipos de placentas. La mayoría de mamíferos tiene una placenta que parece dos manos con los dedos entrelazados, una mano sería la madre y la otra el bebé. Los humanos, igual que los grandes simios, tienen una placenta diferente y más antigua llamada placenta hemocorial, que parece una mano cogiendo un puño cerrado o una cabeza de brócoli. La ventaja que tiene para los humanos esta clase de placenta es que su gran superficie permite que pueda pasar un mayor número de nutrientes y grasas de la madre al bebé durante el último trimestre. La parte negativa de esta clase de placenta es que, cuando la madre tiene una inflamación o una infección, puede ser más difícil controlarla o evitar que infecte al bebé. Este es uno de los motivos que provocan algunos contratiempos del embarazo, como la preeclampsia.

Antes de que te preguntes qué importancia tiene todo esto, deja que te lo explique. La placenta humana es mucho más invasiva que cualquier otra placenta de las que existen en la naturaleza, porque llega más lejos y más profundamente en el revestimiento del útero. Esto está relacionado con la increíble cantidad de nutrientes y energía que necesita la formación de un feto humano. Alojar y alimentar a una nueva vida requiere muchos recursos. De hecho, el 60 por ciento de los nutrientes totales que salen de la madre durante el embarazo se destinan al desarrollo del cerebro del bebé. (En otros mamíferos solo llega al 20 por ciento.) Además, es necesario que unos 7 gramos de grasa pasen por la placenta cada día en las últimas fases del embarazo. Ningún otro animal se acerca a estos valores.

¿Por qué es importante saber todo esto? Porque hemos evolucionado hasta convertirnos en lo que somos como resultado de nuestros cerebros desproporcionadamente grandes. Porque el cerebro está hecho con diferentes grasas —¡por eso una dieta baja en grasas no es buena para tu cerebro!—, para nosotros es básico encontrar una forma efectiva de transportar grasas al feto en desarrollo.

¿Y qué tiene que ver esta información con el desgaste postnatal? Bueno, la única forma de que consigamos que esos 7 gramos pasen al feto a través de la placenta cada día es que el revestimiento de la placenta tenga una área enorme. Y eso tiene una desventaja importante. Es más probable que esta interconexión en forma de placenta tenga microhemorragias, que son como lágrimas minúsculas que se forman en el globo sincitiotrofoblasto. ¿Cuál es el resultado? Una placenta con goteras que puede causar y contribuir a muchos de los problemas que se ven durante el embarazo y cuando el bebé ya ha nacido. La preeclampsia solo es una de las complicaciones del embarazo que los científicos saben que está causada por ese goteo en la placenta, pero todavía no saben lo importantes que pueden llegar a ser esas pérdidas para otras enfermedades. Se dice que esas goteras pueden provocar el desarrollo de enfermedades autoinmunes en la madre durante y después del embarazo.

Este goteo es una parte esencial del rompecabezas para que comprendamos cómo, por qué y dónde empieza el desgaste postnatal. Y, por lo que estamos empezando a comprender acerca de la integridad del revestimiento de la placenta, todo tiene que ver con la *inflamación*.

EL PAPEL DE LA INFLAMACIÓN
EN EL DESGASTE POSTNATAL

Un embarazo normal se caracteriza por provocar una inflamación sistémica leve. Es muy sutil y está perfectamente controlada por la relación entre la madre y el feto. Es parte de lo que ocurre durante el periodo de gestación. Las personas suelen pensar que una inflamación es el enrojecimiento, el calor y la hinchazón que pueden acompañar a una infección o una herida contra la que está luchando el cuerpo o que está intentando curar, pero en realidad hay diferentes clases de inflamación. En el caso del embarazo, la inflamación forma parte del proceso de una forma saludable.

Plantéatelo de esta forma: si tu cuerpo está conectado a una ciudad grande, cada casa es una célula de tu cuerpo; las carreteras son los vasos sanguíneos; y los órganos los diferentes distritos, como el industrial, el financiero, el residencial, etc. La inflamación es como la máquina de perforación, las herramientas eléctricas, el cortacésped y el arado que el ayuntamiento dispone para el mantenimiento y la limpieza después de una tormenta de nieve; y también para ocuparse de nuevos proyectos, como hacer un bebé.

A veces, en esta ciudad, se tiene que tirar algún edificio para hacer sitio para un equipamiento nuevo. La parte destructiva del proceso (y, en menor grado, también la parte constructiva) es la inflamación. Los trabajadores de la ciudad (o las enzimas que hay dentro y fuera de las células) reciben un permiso que les informa de dónde tienen que ir y lo que tienen que hacer; en tu cuerpo, estos permisos o mensajes se llaman citosinas. Las citosinas permiten la construcción y las reparaciones y que los equipos de reconstrucción lleven sus herramientas al lugar de los hechos y comiencen a trabajar. Esta inflamación leve prepara el cuerpo para el embarazo y el parto en muchos sentidos. Permite que tu sistema inmune reaccione como es debido y no rechace al bebé; permite que los ligamentos de tu pelvis se relajen un poco para el parto vaginal; permite el desarrollo de los tejidos del pecho para que estés preparada para amamantar al bebé en cuanto nazca; y permite el aumento de los vasos sanguíneos de la placenta y la distribución de nutrientes asignados al bebé.

Sin embargo, las cosas se complican si hay escasez o demasiadas citosinas inflamatorias. Si no hay la inflamación suficiente, la placenta no crecerá bien y es muy probable que se produzca un aborto. Pero demasiada inflamación puede provocar complicaciones en el embarazo como poco crecimiento fetal, parto prematuro y preeclampsia. Y si una madre ya sufre alguna inflamación provocada por un problema intestinal, una dieta deficiente, un desequilibrio hormonal u otros problemas de salud, la inflamación adicional provocada por el embarazo puede estropear y comprometer su capacidad para llevarlo adelante. Esto provoca más estrés en el cuerpo y déficit de nutrientes y pone las bases de los síntomas más comunes del desgaste postnatal.

DIAGNÓSTICO DE UNA INFLAMACIÓN COMÚN

- Enfermedad de Hashimoto y otras enfermedades autoinmunes, como el lupus y la artritis reumatoide
- Tiroiditis postparto
- Alergias a inhalantes, como la alergia al polen y el asma
- Síndrome de colon irritable

EL PAPEL DE LOS TRASTORNOS AUTOINMUNES EN EL DESGASTE POSTNATAL

Hay otro desencadenante potencial del desgaste postnatal, y es el trastorno o la enfermedad autoinmune.

Tu sistema inmunitario se pasa el tiempo neutralizando y eliminando material extraño que percibe como peligroso o amenazante. Normalmente, eso es algo bueno; cuando tienes gripe es porque los virus han entrado en tu cuerpo debido a que otra persona enferma te ha estornudado encima, y quieres que tu cuerpo invada y destruya a esos virus lo más rápido posible.

Sin embargo, si una pequeña cantidad de material desconocido pasa del feto a la madre, puedes contraer un trastorno autoinmune. Cuando esto ocurre tus células se atacan entre ellas por error y, si eso no se arregla, un trastorno autoinmune puede provocar daños progresivos en esa zona del cuerpo. El trastorno puede ser leve o grave, y hace que las madres se pongan muy enfermas.

Padecer una enfermedad autoinmune no provoca desgaste postnatal de forma automática, pero sí que veo estos trastornos a menudo en pacientes que están desgastadas. E incluso en los casos en los que el trastorno autoinmune no fuera la causa del desgaste postnatal, la enfermedad puede empeorarla mucho.

TRASTORNOS AUTOINMUNES FRECUENTES

Enfermedad de Hashimoto: inflamación de la tiroides que puede provocar hipotiroidismo, provocando que el cuerpo se vuelva más perezoso y aletargado.

Inflamación intestinal: es una inflamación del tracto intestinal que interfiere con la capacidad del cuerpo de absorber los nutrientes que necesita, como la vitamina B_{12} y el calcio.

CAMBIOS QUE OCURREN EN EL CUERPO DESPUÉS DE DAR A LUZ

Durante las seis primeras semanas tras el nacimiento del bebé, quizás experimentes diferentes enfermedades y síntomas muy comunes como hemorroides, exceso de sudoración, incontinencia urinaria, estreñimiento, caída del cabello, dolor en la espalda, cambios en los pechos y cambios vaginales (incluyendo dolores y secreciones que ocurrirán mientras el útero se contrae y se recupera). Puede que tu abdomen tarde un tiempo en reducir su tamaño, cosa que hace que muchas madres se queden con tripa. Todas estas cosas suelen mejorar, si no durante las seis primeras semanas, a lo largo de algunos meses.

Pero de lo que no suele hablarse es de los habituales cambios a largo plazo que ocurren en el cuerpo de una mujer después del parto. También hay mucha confusión respecto a los cambios que se pueden atribuir a la edad y a los que están relacionados con el embarazo. Por desgracia, no se ha investigado lo suficiente sobre estos temas para proporcionarnos respuestas definitivas. Pero hay algunas cosas que sí sabemos.

Tamaño de los pechos

Es normal que los pechos aumenten de tamaño después del parto y durante el periodo de amamantamiento. Una vez la madre deja de dar el pecho al bebé, no es raro que siga saliendo un poco de leche, que parece calostro, durante muchos meses.

Para muchas madres es particularmente angustioso que el tamaño de los pechos, cuando dejan de amamantar, pueda reducirse respecto al tamaño previo al embarazo, y cuantos más niños amamante la madre, más flácidos quedarán. Por sorprendente que parezca, esto no está relacionado con el acto físico de dar el pecho, sino con la acción de las hormonas que se liberan durante ese periodo y con la reducción del efecto de estimulación de la progesterona y los estrógenos en el tejido del pecho después de dar a luz.

Aumento de la tripa

El útero tarda unas seis semanas en contraerse del todo y recuperar su tamaño habitual, pero como la piel se ha estirado y la pared abdominal y el suelo pélvico están más laxos, la tripa puede no desaparecer del todo. El 60 por ciento de las embarazadas pueden padecer una diastasis abdominal, que es una separación de los músculos abdominales. Esto ocurre porque los tejidos conectores se van haciendo más finos a medida que la tripa de la madre crece y sobresale hacia delante durante el embarazo. Esto se suele solucionar, pero el 30 por ciento de las mujeres pueden seguir igual incluso un año después del nacimiento de su bebé. Algunas de las madres a las que visito lo han descrito como una bolsa de canguro.

Pies

No es de extrañar que las madres necesiten ponerse zapatos más grandes —incluso de un número más— después del embarazo. El Colegio Americano de Obstetras y Ginecólogos opina que, de media, una mujer debería ganar entre once y quince kilos durante el embarazo. Esto significa que los pies deberán soportar una carga de peso adicional y, sumado a la hormona relaxina, que relaja los ligamentos —no solo en la pelvis sino, a veces, también los de los arcos de los pies—, provoca un ligero aplastamiento del arco.

Pelo

Durante el embarazo, los altos niveles de estrógenos prolongan la fase de crecimiento del pelo y hace que se te caiga menos pelo del que se te cae habitualmente. Después de dar a luz tus niveles de estrógenos caen en picado y empiezas a perder más pelo, a veces en cantidades alarmantes. Puedes tardar entre seis meses y un año en recuperar el pelo que has perdido.

Menstruación

Después de expandirse durante el embarazo, el útero puede quedarse el doble de grande de lo que era antes de que te quedaras embarazada, cosa que puede provocar ciclos menstruales más intensos después del embarazo.

Piel

Es muy común que durante el embarazo desaparezcan los problemas de piel como el acné, o también puede ocurrir que de pronto nos salga acné. Uno de los primeros cambios del que son conscientes muchas mujeres embarazadas es el oscurecimientos de la aureola del pezón. Durante el embarazo aumenta la cantidad de melanina del cuerpo, la hormona responsable de la pigmentación de la piel, y eso puede afectar tanto a los pezones como a otras partes del cuerpo. También es común ver melasmas, parches de piel oscura en los labios, la nariz, las mejillas y/o la frente. Otras zonas que pueden oscurecerse son las cicatrices, las pecas, los lunares, los labios vaginales y la piel de debajo de las axilas. Las estrías también se oscurecerán, así como la línea alba, la suave franja que va desde el ombligo a la zona púbica. Estas zonas pigmentadas suelen suavizarse después de dar a luz.

PÉRDIDAS DE MEMORIA

¿Alguna vez has tenido la sensación de estupor y de que el tiempo pasa volando? ¿Hay tareas que antes hacías en unos segundos y ahora tardas minutos en hacer? ¿Eres incapaz de recordar dónde pusiste el biberón del bebé y lo encuentras en el congelador, junto a las llaves, algunas horas más tarde? ¿Has olvidado lo que ponía en el artículo sobre comida para bebes que acabas de leer?

No, ni estás loca ni estás perdiendo la cabeza. Solo tienes «mamamnesia», o pérdidas de memoria.

No existe consenso científico sobre lo que son esas pérdidas de memoria y se ha investigado muy poco sobre el tema. Pero todas las madres que lo han experimentado saben perfectamente de qué hablo. No les importa saber por qué les pasa, solo quieren que desaparezca. Sin embargo, si te interesa saber lo que está ocurriendo, sigue leyendo.

Causa 1.ª para las pérdidas de memoria: tu cerebro se está reprogramando para el bebé

Las pérdidas de memoria postparto son el resultado de una suma de sucesos muy particulares. Lo más probable es que se deba a la reprogramación del cerebro de la madre, provocada por la placenta, para asegurar que la madre sentirá una conexión mayor con el bebé. Una parte de esta reprogramación incluye un aumento de neutrones y conexiones neuronales en los centros del gusto y el olfato del cerebro de la madre. También hay un aumento de conexiones neuronales y de neutrones en los centros emocionales del cerebro de la madre, incluyendo la amígdala, que aumenta la inteligencia emocional de la madre. (Es posible que también aumente el CI de la madre, aunque hay que investigar más en ese sentido.)

Entonces, ¿que pasa en el cerebro de la madre cuando está embarazada? Aumentan mucho los niveles de progesterona, lo que está relacionado con la maduración de las nuevas conexiones neuronales que acabo de describir. Esto también suele provocar un agradable efecto sedante en el cerebro de la madre. También aumentan los niveles de estrógenos, la otra hormona femenina, que parece ayudar en la proliferación de neuronas. Estos altos niveles de progesterona y estrógenos protegen a la madre contra el «neuro-estrés» del cortisol alto, la hormona que se libera cuando el cuerpo percibe algún motivo de estrés. (Para saber más sobre el cortisol consulta el subapartado «Causa 4.ª: La reacción ante el estrés» en la página 58.) En otras palabras, estos cambios hormonales y en la estructura cerebral tienen la función de conseguir una madre hipervigilante que proteja al feto en desarrollo (que es algo bueno), pero no necesariamente tiene que estar ansiosa o en un estado de excitación continuo (que puede causar un estrés innecesario).

Estos cambios específicos en el cerebro de las mujeres embarazadas, con un aumento de las conexiones neuronales en el cerebro de la madre, son lo que según los psicólogos sería el comienzo del aprendizaje. Es decir, el cerebro se prepara para aprender mejor en cualquier tema. De hecho, incluso a pesar de las desavenencias que hay en la comunidad científica, parece que la cognición mejora significativamente durante el embarazo. Las futuras madres son más listas. ¡Aunque eso ya lo sabías!

Tus demás sentidos también pueden desarrollarse. La parte de tu cerebro relacionada con las habilidades emocionales se vuelve más activa, tiene más capacidad para interpretar las emociones faciales, probablemente para ayudarte a vincularte al bebé. El aumento del sentido del olfato hace que tengas mayor capacidad para distinguir los alimentos y para retener qué es ese olor tan delicioso una vez ha nacido el bebé. En cierto modo, a esto se deben los extraños antojos que tienen las mujeres embarazadas, además de las distintas aversiones a comidas que antes les encantaban. Estas aversiones pueden ser particularmente intensas cuando se trata de alimentos cuya fecha de consumo ha caducado o alimentos nuevos, como forma de precaución para proteger el feto. Aunque este cambio tan sutil puede parecer absurdo cuando te apetece un sándwich con mostaza a las tres de la madrugada.

Mientras ocurre esto, tu cerebro se encoge un poco durante el último trimestre de embarazo. No hay de qué preocuparse, porque es algo temporal; tu cerebro volverá a su tamaño normal cuando el bebé tenga unos seis meses. Sin embargo, esto está relacionado con las pérdidas de memoria, porque un cerebro no se encoge entero. Se trata mas bien de una reestructuración, de forma que algunas partes aumentan de tamaño y otras se encogen. Por lo visto los centros del gusto y el olor, además del centro emocional (la amígdala), son los mayores beneficiados de esta operación.

Los investigadores no están muy seguros de por qué ocurre esto, pero lo que demuestra es que la llegada inminente del bebé cambiará literalmente la estructura de tu cerebro para prepararse para su nacimiento.

Así que, si llevas un tiempo preguntándote por qué te cuesta tanto pensar, no te estás volviendo loca. Las pérdidas de memoria del embarazo ocurren porque tu ritmo de procesamiento mental disminuye con el objetivo de que estés más atenta y seas más capaz de entender los cambios sutiles por los que pasa tu bebé, y para que así establezcas un vínculo más sólido con tu hijo y tengas más capacidad para atender sus necesidades. También creo que tu capacidad para hacer varias cosas a la vez, en especial si estás haciendo las cosas muy rápido, se ve muy afectada. Las madres con las que he trabajado dicen: «No tengo pérdidas de memoria, es que no te estaba escuchando», porque tienen la sensación de tener una lista de cosas que hacer a todas horas.

Las tareas que precisan organización temporal (como planificar el día de forma eficiente) y la gestión de algún proyecto (como intentar organizar una fiesta de cumpleaños infantil) pueden parecer extrañamente difíciles o llevar mucho más tiempo del esperado; hacer varias cosas a la vez, algo que antes te parecía muy sencillo, ahora te resulta imposible. Y eso puede resultar muy frustrante, en especial porque la lista de cosas que tienes que hacer cada vez es mayor y el tiempo que tienes para hacerlas parece menor que nunca. Quizá te parezca frustrante, pero en realidad eres un poco más lista que antes. Solo que tienes un conjunto de habilidades que te lleva a reflexionar más despacio y a ser más sensible. Y aunque estos cambios cerebrales son básicos para tus funciones maternales, también pueden afectar a tu anterior forma de funcionar.

Causa 2.ª para las pérdidas de memoria: falta de sueño

Estoy convencido de que cuando te recuerdas de adolescente y cuando tenías veinte años te alucina darte cuenta de lo fácil que te resultaba salir toda la noche de fiesta con los amigos, o pasar toda la noche estudiando para los exámenes y volver a trabajar o a las clases al día siguiente, cansada y sin dejar de bostezar, pero capaz de seguir el ritmo. Cuando las madres son más jóvenes, a su cuerpo le resulta más sencillo satisfacer las necesidades alimentarias continuas del bebé, que duran día y noche. Sin embargo, las madres que ya han cumplido los treinta o incluso los cuarenta ya no tienen la misma resiliencia innata que demostraban para sobrellevar la falta de sueño, y les cuesta mucho más gestionar los efectos de la falta de sueño. Y como ya sabes, la falta de sueño no es para tomársela a broma.

Durante el sueño ocurren muchas cosas complejas y maravillosas que te ayudan a recargar el cerebro. El cerebro hace gran parte de sus tareas, incluidas la limpieza de toxinas y la reparación de las células dañadas, durante las horas de sueño. También vuelve a calibrar los sentidos, algo así como reajustar los colores y el brillo de la pantalla del ordenador. Esto ocurre durante el sueño, así como la producción de hormonas restauradoras, como la hormona del crecimiento (dehidroepiandrosterona). El hígado hace la mayor parte de su trabajo de desintoxicación y el estómago hace la mayor parte de la digestión mientras duermes, y estos procesos que requieren tanta energía se hacen mejor y son más eficientes cuando dormimos de un tirón.

Si no duermes lo suficiente, particularmente cuando te despiertas durante las horas de sueño profundo, cuando tu cuerpo y tu cerebro están intentando recargarse, te encuentras muy mal. Puede tener efectos profundos en todas tus funciones motrices, tus funciones mentales y tu estado de ánimo (del que hablaremos en los capítulos 3 y 8)

Dormir el tiempo necesario es muy importante. La falta de sueño continuada provoca un aumento de las emociones negativas como la tristeza, la rabia y la visión negativa de uno mismo, y significa que tendrás más riesgo de depresión. También puede bajar la autoestima y la satisfacción marital. Por eso es particularmente devastador que el embarazo y la paternidad destruyan tus ciclos de sueño cuando más los necesitas. Para saber más sobre el tema, ve al capítulo 8.

Esto es lo que puede ocurrir cuando no duermes bien:

- Te cuesta encontrar las palabras: «¿Puedes pasarme la... cosa?»
- No puedes hacer varias cosas a la vez como hacías antes: «¿La lavadora ya ha terminado? Oh, espera, tengo que ir al servicio, pero me parece que tengo hambre y necesito prepararme un sándwich. ¿Era hoy cuando tenía que ir a correos o es mañana?»
- Te cuesta más tomar decisiones como comparar y elegir una póliza de seguros o decidir qué producto de limpieza prefieres utilizar. Tomar decisiones sobre tu día a día puede parecerte abrumador.
- Tu lucidez y tu velocidad de reacción pueden verse afectadas. Los reflejos disminuyen. Eres más propensa a tener accidentes. Muchos estudios han demostrado que la falta de sueño crónica tiene un efecto en la lucidez y la velocidad de reacción equivalente al que provocaría si tuvieras un porcentaje de entre 0,05 y 0,1 de alcohol en sangre. (En Estados Unidos se considera que un conductor no puede conducir cuando tiene un porcentaje de alcohol en sangre de 0,08)
- Te cuesta mucho más controlar los antojos. Como tus niveles hormonales descienden cuando no duermes bien, puedes desarrollar una mayor resistencia a hormonas como la insulina y la leptina. La insulina la fabrica el páncreas como respuesta a los picos de azúcar en sangre que se generan en el cuerpo después de comer carbohidratos o cualquier alimento con azúcares. La leptina la producen las células grasas y, básicamente, informan al cerebro sobre el exceso de depósitos grasos del cuerpo. Si tu cuerpo deja de responder a estas hormonas, puede desestabilizar el nivel de azúcar en sangre y el apetito, cosa que provoca un mayor deseo de consumir comida basura y azúcares. ¡Dormir nos ayuda a controlar los antojos con la comida!
- Tu sistema inmunitario se debilita y te cuesta más defenderte de las infecciones, como de un catarro común o de la gripe.

Causa 3.ª para las pérdidas de memoria: la sustracción de nutrientes

Volvamos de nuevo a la placenta. El milagro que ocurre cuando un bebé crece dentro de tu cuerpo ocurre a expensas de muchos de los nutrientes que tú necesitas. La placenta cogerá todo lo que pueda, incluso aunque tus niveles estén bajos. Esta sustracción de nutrientes y reservas en beneficio del feto contribuye al desgaste que experimentan las madres durante el embarazo y después del parto.

Una de las mayores sustracciones está relacionada con los ácidos grasos omega-3, que probablemente ya conozcas si estás tomando suplementos de aceite de pescado. El feto en desarrollo tiene una necesidad especial del importante ácido graso omega-3 DHA (docosahexaenoico), que es esencial para el correcto desarrollo del cerebro, los ojos y el sistema nervioso central. El único sitio del que se puede extraer es de la reserva de la madre, localizada en el cerebro materno. (¿Sabías que una tercera parte del peso seco del cerebro está compuesto de DHA? ¡Pues ya lo sabes!) Creo que ese es el motivo de que muchas vitaminas prenatales anuncien su contenido en DHA y lo incluyan de forma sistemática, pero las dosis suelen ser insuficientes.

Creo, aunque no he encontrado ninguna prueba científica que lo apoye, que esto es como si la madre se fuera deshaciendo de pequeñas partes de su cerebro para asegurarse de que el bebé se construye el suyo. ¡Qué gran ejemplo de altruismo! Pero las futuras madres pagan el precio de este acto tan desinteresado. El DHA es una parte integral del revestimiento que rodea y protege las neuronas del cerebro. Si no tienes suficiente, es posible que experimentes un bajón en el funcionamiento mental y que empieces a pensar demasiado las cosas y sientas ansiedad. Los suplementos de DHA son básicos para ayudarte a acelerar tu recuperación del desgaste postnatal. (Ya hablaremos sobre cómo reabastecer estos nutrientes robados en los capítulos 4 y 5.)

Causa 4.ª para las pérdidas de memoria: el estrés

Estamos diseñados para pasar periodos de trabajo duro, grandes esfuerzos físicos seguidos de periodos de descanso y relajación: estrés sí / estrés no. Todas las tribus cazadoras recolectoras pasan más tiempo relajándose y socializando que cazando o recolectando. Esta dinámica entre los periodos de estrés y relajación ayuda a mantener niveles saludables de reparación celular, producción hormonal y desintoxicación biliar; también ayuda a tener una función inmune y digestiva correcta.

Para lo que no estamos diseñados, y sin embargo se está convirtiendo en una dinámica muy habitual en las culturas occidentales, es para mantener una dinámica de estrés sí / estrés *sí*. En esta dinámica, el botón del estrés nunca está apagado. Tu cuerpo no vuelve a la normalidad. Al contrario, es inundado por hormonas de estrés hasta que estás exhausta. Todas las funciones corporales que he descrito antes se ponen en riesgo, cosa que provoca cada vez más cansancio y te sientes desfondada. La doctora Libby Weaver describe este fenómeno de forma magistral en su libro *Rushing Woman Syndrome*. Es una lectura esencial que recomiendo a las madres estresadas.

Como reacción a esta situación de estrés continuado, el cuerpo pasa de producir demasiado cortisol a producir muy poco, cosa que provoca un déficit de esta hormona tan importante. Entre sus muchas tareas, el cortisol regula el ritmo circadiano (nuestra conciencia de día y noche), la utilización de la energía, y esa sensación de energía duradera que nos ayuda a pasar el día.

A veces se llama al cortisol la hormona del desafío. Es como el sargento que tiene tu cuerpo para ayudarte con las rutinas. Te ayuda a levantarte por las mañanas y después te va relajando para que puedas dormir. Pero cuando tu sargento de las rutinas ha pasado toda la noche despierto en las trincheras (que es como puedes sentirte cuando tu bebé está gritando y tú te mueres por volver a la cama), lo último que quiere es sacarte de una cama cómoda por la mañana. Tu sargento estará o bien muy enfadado y gritón o bien perezoso, lento y cascarrabias. Que en realidad eres tú sintiéndote completamente exhausta.

Otra de las importantes funciones del cortisol es trabajar en combinación con tu glándula tiroides para regular la forma en que tus células utilizan la energía. Las hormonas que segrega la tiroides son responsables de regular tu metabolismo. Tu cuerpo produce T4 (tiroxina), una hormona inactiva, que después se activa y se convierte en T3 (triyodotironina), una forma de la hormona que tu cuerpo sí que puede utilizar. Cuando te sometes a un análisis para comprobar los niveles de hormonas tiroideas de tu cuerpo, siempre se miran la T3 y la T4. La cantidad de T3 libre (en proporción a la T3 reversa) determina lo bien que funciona tu tiroides.

Cada vez estoy más preocupado por el predominio de los problemas de tiroides, porque veo que cada vez afectan a más mujeres jóvenes, en especial cuando se quedan embarazadas. Cuando era estudiante de medicina a principios de la década de 1990, solo acostumbraba a ver problemas de tiroides en mujeres postmenopáusicas. Unos años después empecé a ver problemas de tiroides en mujeres de mediana edad. Y últimamente, mis pacientes con tiroides que funcionan demasiado o muy poco cada vez son más jóvenes, y a menudo también presentan enfermedades de tiroides autoinmunes como la enfermedad de Hashimoto. Estoy convencido de que hay algo en nuestro estilo de vida moderno que está contribuyendo a este fenómeno.

Durante el embarazo, algunas mujeres tienen una reserva tiroidea baja. Esto significa que su tiroides es menos capaz de aumentar su producción de hormonas cuando más lo necesita. Cuando estás embarazada, tu producción de T3 y T4 debería aumentar en un 50 por ciento para satisfacer tus necesidades y las del feto. Cuando hay alguna crisis, como la falta de sueño provocada por el bebé, la tiroides se puede volver tacaña. Este es el mismo mecanismo evolutivo que ayudó a la humanidad a enfrentarse a la hambruna, a la sequía y a otras amenazas para su existencia. Pero no creo que te sirva de consuelo cuando estás demasiado cansada para funcionar bien. Por lo menos consuela saber que el feto está muy protegido de la tormenta y no se verá afectado a menos que la situación sea grave.

Como las mujeres jóvenes cada vez tienen más problemas de tiroides, es más común que necesiten terapia hormonal sustitutoria durante el embarazo y después. Una de cada seis mujeres australianas, aproximadamente, desarrolla alguna afección de la tiroides después del parto. Las probabilidades de desarrollar alguna enfermedad de hipotiroidismo en los años siguientes superan el 50 por ciento.

Es una cifra muy sorprendente. Si tu tiroides funciona por debajo del ritmo normal, puedes sufrir fatiga crónica. No querrás salir de la cama porque, literalmente, no tienes energía.

SENSIBILIDAD A LA LUZ Y AL SONIDO

¿Te has dado cuenta de que las personas estresadas o enfadadas suelen tener las pupilas muy pequeñas? Cuanto más relajada está una persona, más grandes tiene las pupilas. Esto es el resultado del equilibrio entre el sistema nervioso simpático (que activa la reacción de lucha o huida) y el sistema nervioso parasimpático (que regula el cansancio y la digestión); juntos conforman nuestro sistema de regulación, el sistema nervioso autónomo. El sistema nervioso autónomo (o automático, si lo prefieres) se encarga de hacer todas las funciones del cuerpo que damos por supuestas, como la respiración, el funcionamiento del corazón o la digestión. También prepara el cuerpo para reaccionar ante las amenazas.

Tu cerebro necesita una gran cantidad de energía para mantener un estado de hiperalerta. Lo que regula la disponibilidad de esta energía es el cortisol y, en menor grado, la adrenalina (o epinefrina). Como ya hemos comentado antes, si tienes los niveles de cortisol bajos, a tu cuerpo le cuesta más mantenerse alerta y atento.

Uno de los exámenes médicos que se pueden hacer para comprobar si alguien tiene los niveles de cortisol bajos es la prueba de contracción del iris. En una habitación oscura, se proyecta un rayo de luz de una pequeña linterna desde un lado de la cabeza en dirección a la pupila. Si tu glándula suprarrenal funciona correctamente, tu iris debería permanecer contraído con la pupila durante dos minutos. Pero si está desgastada, si tu estado suprarrenal es bajo, es posible que tu ojo solo consiga permanecer contraído durante quince segundos antes de que la pupila empiece a dilatarse para después volver a contraerse, casi como si palpitara. Esto explica por qué, si tienes déficit de cortisol, es posible que te moleste mucho la luz del sol y que cualquier luz fuerte te moleste, por lo que no puedas salir de casa sin llevar unas gafas de sol bien oscuras.

Algo parecido le ocurre a una madre con problemas auditivos. Parece que los sonidos se amplifiquen y eso, sumado al aumento sensorial del que hemos hablado antes en este mismo capítulo, puede provocar un cortocircuito. Lo que vemos en el desgaste postnatal es una acumulación de problemas en el tiempo en la que los síntomas físicos de fatiga, la dificultad para concentrarse y la ansiedad empiezan a potenciarse los unos a los otros de una forma gradual, y a veces no tan gradual. Y, eventualmente, eso empieza a pasar factura.

Hasta que empecé a estudiar el desgaste postnatal, siempre me sorprendía cuando las madres me explicaban que les resultaba desagradable el ruido que hacían sus hijos. Pero cuando entendí el papel que hacía el cortisol en todo esto, me di cuenta de que no era que sus hijos fueran demasiado ruidosos (¡los niños son ruidosos por naturaleza!); en realidad el problema era que las madres tenían problemas para tratar con ellos y sobrellevar el ruido. Quizá por eso en la cultura anglosajona se dice que los niños deberían ser para mirarlos y no para escucharlos.

En cuanto consigas corregir tu desgaste, serás capaz de quitarte las gafas de sol y dejar de hacer callar a tus hijos cuando estén contigo. Pero, entretanto, debes saber que, si te cuesta soportar las animadas sesiones de juego de tus hijos, no es porque seas mala madre.

3

Síntomas emocionales
y por qué empeoran

¿Por qué hay tantas madres que se sienten mal cuando nacen sus pequeños? O, más bien, ¿por qué hay tantas madres que se sienten mal *emocionalmente* cuando están emocionadas y encantadas con sus bebés recién nacidos?

Eso le ocurrió a mi paciente Candace. «¿Sabes lo qué es extraño? —me preguntó con los ojos llenos de lágrimas mirando el precioso bebé que tenía dormido en el regazo—. Lo siento todo con tanta intensidad en todo momento, pero sigo teniendo la sensación de que se me ha parado el cerebro. Como si pudiera ver todos los colores brillantes de la alegría y la tristeza, y entonces me quedara como entumecida. Y apática. Como si la niebla siguiera allí cuando me siento increíblemente feliz de ser madre. —Se echó a llorar—. Les grito a mis hijos, que son unos ángeles, y también le grito a mi marido. Les quiero mucho. ¿Por qué me pasa esto?»

«Bueno —le respondí—. Muchas de las madres que vienen a la consulta utilizan la expresión "tener un día de perros".»

Candace se rio.

«Exacto. Sí, es como si me hubiera subido a una noria de la que no pudiera bajarme —añadió—. A veces, cuando pienso que tengo que ponerme a cocinar o doblar otra montaña de ropa, me siento como si fuera a explotar. —Se le llenaron los ojos de lágrimas—. Y entonces me echo a llorar, me siento como una fracasada, y sigo con mi día. Debería sentirme muy feliz de tener todo lo que necesito. Veo a las otras madres y parecen tenerlo todo controlado, y a veces me siento bien, pero después los niños se pelean o mi hija de tres años no quiere ponerse un vestido y me vengo abajo. Cuando no me duermo mientras intento leerles un cuento a los niños antes de que se vayan a dormir, me quedo pensando y no dejo de pensar. No es que quiera volver a mi vida de antes, pero antes practicaba deportes competitivos, me encantaba hacer rompecabezas… ¡antes *hacía* cosas!»

He perdido la cuenta del número de mujeres que acuden a mí con historias como la de Candace. Cuando nace un bebé, la logística diaria de alimentarlo, vestirlo, asearlo y, además, hacerlo cuando toca puede resultar abrumador. Y cuando se combina con todos los aspectos del desgaste postnatal, el resultado puede ser profundo y negativo.

SÍNTOMAS EMOCIONALES: LAS CAUSAS Y EFECTOS DIRECTOS

Causas:

- Cambios físicos en el cerebro de la madre
- Cambios hormonales
- Falta de sueño y ritmo circadiano alterado
- Cambio de vida y confusión entre la nueva vida y la vida anterior
- Falta de apoyo, tanto del entorno laboral como de la sociedad, la familia o la pareja
- Falta de preparación para el papel de convertirse en madre
- Presión social, que puede hacer que las esforzadas madres primerizas se sientan como unas fracasadas

Efectos:

- Ansiedad
- Disminución de la libido
- Culpabilidad/vergüenza
- Incapacidad para seguir el ritmo
- Falta de confianza
- Sensación de aislamiento
- Sensación de impotencia/desprecio

Una vez escuché a una madre describir estos síntomas como el «tren de las preocupaciones»: a veces se tienen preocupaciones muy específicas y constantes, como la salud del bebé o la falta de rutinas, pero otras veces no existen miedos precisos, solo una sensación generalizada de vulnerabilidad y de que algo malo podría pasar en cualquier momento.

La ansiedad puede aumentar tras el nacimiento del primer hijo; con el nuevo bebé viene la incertidumbre y la madre es cada vez más consciente de la interminable curva de aprendizaje que supone en su vida. Algunas mujeres también albergan expectativas infundadas de que todo va a ser perfecto; esto puede deberse a la falta de experiencia previa con la crianza de niños, lo que se suma al apego a una vida anterior en la que siempre lo controlaban todo. Y cuando el idealismo y el realismo colisionan es un momento difícil.

La ansiedad es una emoción. Sentimos la emoción antes de formar el pensamiento. Sentimos antes de pensar. Cuando las emociones son muy intensas, pueden afectar a nuestros pensamientos. Intentar comprender las emociones, incluso cuando no son muy intensas, es complicado, y no estamos diseñados para estar en estados altamente emocionales durante periodos de tiempo muy largos. Nuestro yo emocional debería ser como un árbol recio que se meciera azotado por los vientos de las emociones situacionales, pero que siempre volviera a su sitio. Cuando perdemos la resiliencia nos podemos sentir abrumados, como un árbol caído, y quizás empecemos a pensar que las cosas no van a mejorar nunca. Suelo ver esta situación en mis pacientes cuando acuden a mi consulta después de dar a luz. Cuando una mujer está pasando por un estado de desgaste postnatal, siente un torbellino de sentimientos inesperados. Y esto, a su vez, puede exacerbar los aspectos emocionales del desgaste postnatal.

LOS SÍNTOMAS EMOCIONALES DEL DESGASTE POSTNATAL

Ocho emociones básicas surgen durante el periodo postnatal:

- El MIEDO suele manifestarse en forma de ansiedad, de incapacidad para seguir el ritmo, procrastinación y / o indecisión, y la sensación de abrumarse con facilidad.
- La RABIA puede fluctuar y suele dirigirse hacia una misma; después puede manifestarse en forma de culpabilidad y vergüenza.
- La TRISTEZA, aunque es similar a la depresión, está teñida de cierto dolor.
- La ALEGRÍA, una sensación de intensa felicidad, puede ser muy conmovedora, pero puede fluctuar como un yo-yo, como bien saben muchas madres.
- La AVERSIÓN, que suele dirigirse hacia una misma en forma de odio o desprecio, surge de sentimientos de incompetencia.
- La PÉRDIDA DE CONFIANZA puede manifestarse tanto hacia las propias habilidades como hacia el apoyo que una está recibiendo como madre.
- La EXPECTATIVA es una emoción que puede manifestarse de forma positiva o negativa, dependiendo de si aquello que se espera está relacionado con el placer o con la preocupación.
- La SORPRESA es una respuesta de alarma que puede ser positiva o negativa.

Si sientes alguna, muchas o todas estas emociones después de dar a luz, no estás sola.

Antes de ahondar en los motivos por los que pueden surgir estas emociones negativas, echemos un vistazo a la diferencia entre desgaste postnatal (muy frecuente) y la depresión postparto (menos frecuente).

¿DESGASTE POSTNATAL O DEPRESIÓN POSTPARTO?

El fenómeno de «la tristeza postparto», un conjunto de síntomas emocionales que suelen aparecer juntos e incluyen angustia, irritabilidad, sensibilidad, cambios de humor y llantos, suele ocurrirles al 80 por ciento de las madres. Suele comenzar unos tres días después de dar a luz y puede alargarse hasta dos semanas.

La tristeza postparto es el resultado del enorme cambio hormonal que experimentan las mujeres y consiste en una caída de los niveles de progesterona, estrógenos y la hormona del estrés, el cortisol, sumado a un aumento inmediato de la prolactina (la hormona de la lactancia) y después a un aumento del cortisol. En la mayoría de los casos esta situación hormonal pasa rápido y mejora cuando el cuerpo empieza a liberar grandes cantidades de la hormona del bienestar, la oxitocina, así como de dopamina, el neurotransmisor cerebral del placer y la recompensa.

Sin embargo, la fluctuación de hormonas y sustancias químicas cerebrales puede resultar abrumadora, y eso se suma a las emociones negativas que la madre puede experimentar después del parto. En algunas madres, el equilibrio químico no se da de forma inmediata. Durante los doce primeros meses después del parto, los niveles de depresión postparto en Australia son aproximadamente del 13 por ciento, eso es como decir que afecta a una de cada ocho madres australianas. El porcentaje en Estados Unidos está entre el 10 y el 20 por ciento.

POSIBLES FACTORES QUE CONTRIBUYEN A LA DEPRESIÓN

La depresión postparto es causada por muchos factores diferentes, y las hormonas tienden a amplificarlos, aunque no son la causa necesariamente.

- Predisposición genética
- Episodios de ansiedad en el pasado
- Dificultades durante el embarazo y/o el parto
- Problemas en la relación de pareja
- Falta de apoyo social
- Preocupaciones económicas

Cuando están sometidas a mucho estrés, las sustancias químicas del cerebro, o neurotransmisores, se descontrolan y liberan menos neurotransmisores de los que nos hacen sentir bien (básicamente, serotonina). Necesitamos la serotonina para regular algunas funciones cerebrales como el apetito, el sueño, la memoria y los estados de ánimo. Mientras tanto, los niveles de melatonina, la hormona que interviene tanto en los ciclos de sueño como en los de reproducción, también disminuyen. La falta de sueño tiene un efecto de bola de nieve y puede perpetuar el aumento de la ansiedad, la tristeza y la fatiga, que pueden contribuir a la depresión. ¿Es de extrañar que las mujeres que sufren estos síntomas se sientan fatal y les cueste tanto conciliar el sueño?

Los médicos que tratan la depresión postparto suelen dividirla en dos tipos: no melancólica y melancólica. La depresión no melancólica es más común, y se da en un 90 por ciento de los casos. Los síntomas aparecen de forma gradual, pero suelen surgir durante las cuatro primeras semanas después de dar a luz. Se cree que esta clase de depresión postnatal está relacionada con una reacción al estrés, y no con un desequilibrio bioquímico.

La depresión melancólica se da en el restante 10 por ciento de casos. Suele ser más grave, y consiste en una depresión más intensa y generalizada de la que la madre no suele ser consciente. Los síntomas, entre los que se cuentan la actividad física reducida y la falta de alegría, suelen aparecer durante las cuatro primeras semanas después del parto.

¿Cómo diagnostica tu médico la depresión? El médico se interesará por tu bienestar físico, te preguntará cómo te enfrentas a tu día a día y probablemente te haga rellenar un cuestionario de diez preguntas llamado EPDS en sus siglas en inglés (Escala de Depresión Postnatal de Edimburgo) u otro equivalente. Si tu puntuación está por encima de diez, es posible que el médico quiera examinarte más a fondo. Y si tu puntuación está por encima de trece, es muy probable que te derive a un especialista en depresión postparto.

Según un estudio llevado a cabo por un grupo de científicos australianos la mayor incidencia de la depresión postnatal no ocurre en el primer año después del parto, ¡sino *cuatro años después*! Este sorprendente dato significa que estamos ante un efecto acumulativo, y que esta forma de depresión no se limita a los cambios derivados del parto u hormonales. Por eso, si tienes síntomas persistentes de depresión que hayan aparecido después del nacimiento del bebé, como mínimo deberías someterte a un examen médico exhaustivo y a un test de tus niveles hormonales y de micronutrientes para comprobar si el desgaste postnatal es el desencadenante de la depresión.

LA CLAVE MÁS IMPORTANTE PARA DISTINGUIR ENTRE EL DESGASTE Y LA DEPRESIÓN

Algunos síntomas de solapamiento presentes tanto en el desgaste postnatal como en la depresión son los trastornos del sueño, la fatiga, la sensación de inutilidad y culpa, la incapacidad para pensar con claridad y concentrarse, y/o un importante aumento o disminución de peso.

Un síntoma para distinguir entre la depresión y el desgaste es la anhedonia o la incapacidad de sentir placer en cosas que antes sí que lo provocaban. Cuando una mujer está desgastada, a pesar de sentirse fatal, en el fondo está contenta y le es posible experimentar placer y disfrutar de las cosas. Cuando una mujer está deprimida, no disfruta de la maternidad ni de actividades tan simples como pasear, cocinar, contemplar la puesta de sol o reírse con una película. Cuanto más deprimida está la madre, menos consciente es de su depresión.

LA FALTA DE SUEÑO TAMBIÉN AFECTA A LOS PADRES PRIMERIZOS

En mi opinión, la falta de sueño puede ser uno de los factores de riesgo que también afectan a los padres primerizos. Un estudio reciente publicado en Australia ha demostrado que la depresión postparto afecta a los padres y a las madres casi por igual durante los primeros doce meses tras el parto, con un porcentaje de uno de cada diez padres por una de cada siete madres. El factor de riesgo más importante para que un padre sufra una depresión es que la madre también esté deprimida. No creo que esto se deba solo al estrés que supone cuidar de un bebé, sino también a la falta de preparación para la paternidad, la falta de apoyo y la inexistencia de un dialogo sano sobre los nuevos papeles que tendrán que adoptar ambos progenitores. Muchas de mis pacientes me han dicho que resulta muy difícil hablar sobre los cambios complejos que se dan en una nueva familia, da igual la capacidad que los padres tengan para comunicarse. Y eso significa que lo que debería ser un catalizador para hacer crecer la relación (que debería pasar del amor romántico al amor maduro) se convierte en una fuente de confusión y aislamiento y termina provocando fricciones. Los padres primerizos suelen bromear diciendo: «Mi mujer tiene un nuevo amante..., ¡y es el bebé!» En esos casos, el vínculo afectivo entre la madre y el bebé se percibe como una fuente de alienación y frustración, en especial porque las madres que se están recuperando del parto no suelen tener libido. Si los padres no están preparados para esos cambios, la relación entre la pareja puede deteriorarse, a veces incluso de forma irreparable.

Por suerte, la sociedad occidental está cambiando, aunque muy despacio. En el 10 por ciento de las familias australianas, el padre es el principal cuidador de los niños, cifra que está muy por encima de la que teníamos hace cinco años. Cuanto mejor aprendan madres y padres a compartir el cuidado de sus hijos, más apoyo tendrán, más fácil les resultará hablar de sus problemas y más difícil será que caigan en una depresión. ¡Y también dormirán mejor!

El insomnio parcial, que ocurre cuando una persona no tiene ningún problema para dormirse cuando se va a la cama, pero sí que le cuesta volver a conciliar el sueño si se despierta en plena noche, es otro síntoma indicativo. Es muy común que una mujer que acaba de ser madre se despierte varias veces durante la noche, y la madre desgastada tardará unos cinco minutos en volver a quedarse dormida. Sin embargo, la madre deprimida, y debido al desequilibrio químico de su cerebro, podría tardar hasta una hora en volver a quedarse dormida. Se queda despierta, pensando, y no para de proyectar pensamientos negativos, cosa que suele ocurrir durante esas horas de la noche.

Además, otros síntomas que pueden indicar que una madre pueda padecer de ansiedad postnatal incluyen el insomnio inicial, que es cuando se tarda hasta una hora en quedarse dormida a pesar de estar cansadísima. Estas madres suelen estar excesivamente preocupadas por su bienestar y el bienestar del bebé, y por su capacidad para sobrellevar el día a día. La depresión y la ansiedad postparto pueden ser muy debilitantes. Es esencial conseguir ayuda cuanto antes de profesionales de la medicina preparados. Entre los tratamientos habituales encontramos la terapia, el asesoramiento, la terapia de pareja, el consejo sobre ejercicios que pueden resultar beneficiosos, la socialización y, muy habitualmente, el uso de antidepresivos o medicamentos contra la ansiedad. No me opongo al uso de fármacos. A veces los receto y he comprobado que surten muy buenos resultados. Sin embargo, no me gustan los tratamientos en los que este tipo de medicación es el único apoyo que recibe la madre. Evidentemente, creo que hay mucho más, como ya he comentado en este libro, que se puede hacer antes de que se produzca una depresión.

Es importante saber que la depresión postparto no es permanente, y he conocido a muchas madres que la han superado.

EL VÍNCULO CON EL BEBÉ Y CÓMO INFLUYE EN EL DESGASTE POSTNATAL

Cuando estudiaba medicina en la Auckland School of Medicine, trabajé durante un año en una maternidad privada. Era un hospital pequeño que funcionaba muy bien, y se preocupaban mucho de proporcionar un entorno seguro y amable donde las madres pudieran dar a luz. Sin embargo, mi trabajo no era muy glamuroso. Básicamente, me ocupaba de limpiar las habitaciones y los baños de las pacientes y trabajaba en la cocina. Otra de mis tareas era llevar las comidas a las madres que estaban con sus recién nacidos. ¡No era el adiestramiernto que esperaba!

En ese momento, la única experiencia que tenía con recién nacidos y sus madres era la que había tenido en el pabellón de maternidad del Middlemore Hospital del sur de Auckland, un clásico hospital universitario con vestíbulos antisépticos, una iluminación horrible y rondas interminables al cargo de estudiantes de medicina y médicos recién licenciados que todavía no dominaban el arte del trato con los pacientes. Por eso me animaba cada día que trabajaba en aquella maternidad privada, porque lo que vi en aquellas pequeñas habitaciones tan espaciosas eran madres a las que proporcionaban el espacio, la tranquilidad y el tiempo que necesitaban para estrechar lazos con sus hijos.

A menudo me encargaba de llevar a las madres su primera comida o la primera taza de té después de dar a luz. El amor que emanaba de las madres y de sus recién nacidos era palpable, y el brillo y la gratitud que veía en esas madres era conmovedor. Era como ver un rayo de sol que proyectaran la madre y el bebé. Jamás había visto ni sentido nada parecido, ni en mi vida personal ni en la experiencia médica que había tenido hasta el momento; estaba acostumbrado a ver pacientes enfermos y con dolor. Estas madres eran los únicos «pacientes» que había visto felices de estar en un hospital.

A medida que iba progresando en mis estudios, y mientras pasaba horas interminables en diferentes maternidades y en unidades de neonatos, añoraba ver aquellas caras radiantes y felices de las madres que miraban a sus recién nacidos con esa dulce adoración en sus habitaciones. Y comprendí que esa luz que irradiaban las madres y los bebés procedía del vínculo que se les permitía establecer a esas nuevas familias, y lo importante que era para evitar el desgaste postnatal. Y empecé a interesarme por las implicaciones fisiológicas cuando se establecía ese vínculo. Una parte muy importante está relacionada con la hormona oxitocina.

La oxitocina es la hormona que provoca las poderosas contracciones uterinas durante el parto. La oxitocina no es solo crucial durante el parto, también juega un papel muy importante en el vínculo que se establece entre madre e hijo durante el amamantamiento, por eso se la llama la hormona del apego. Cuando le das el pecho a tu hijo, el bebé estimula las terminaciones sensoriales de tu pezón, cosa que hace que tu cerebro libere oxitocina y prolactina. La hormona prolactina avisa de que está saliendo leche del tejido del pecho y hace que produzca más leche materna.

La oxitocina no solo tiene efectos en el cerebro de la madre, sino también en el cerebro del bebé, a través de la leche materna. En muchos mamíferos, la oxitocina es tan crucial para el vínculo que se establece entre madre y bebé que puede suponer la diferencia entre la vida y la muerte para el recién nacido. Las ovejas, por ejemplo, liberan una gran cantidad de oxitocina cada vez que nace un cordero, y eso es lo que permite que las madres reconozcan el olor único de sus crías, que se les queda literalmente grabado en el cerebro. Si apartan a un cordero recién nacido de su madre durante este momento en el que se libera la oxitocina y se lo devuelven a la madre solo una hora después, la madre no reconocerá a la cría como hija suya y lo ignorará.

Esto se llama el momento del vínculo. Hay un periodo sensible de varias horas durante el proceso del parto en el que los receptores de oxitocina y prolactina del cerebro y los pechos de la madre se preparan para ese vínculo con el recién nacido. Si no se da la cascada de hormonas natural durante el parto, ocurre lo que se llama un «vacío hormonal». Este vacío hormonal es más amplio si el parto ha sido por cesárea y, en menor grado, si a la parturienta le inyectaron la epidural. Sin embargo, los investigadores están demostrando que este vacío hormonal puede reducirse y corregirse mediante el contacto piel con piel y/o dando el pecho. Se ha demostrado que el tiempo que el bebé pasa piel con piel con la madre reduce los índices de depresión y aumenta la probabilidad de supervivencia de los bebés prematuros.

Las madres suelen experimentarlo como algo parecido a una burbuja, pues pueden llegar a sentir que su cuerpo se expande para incluir al bebé, y suele recibirse con mucho asombro. Mi pareja, Caroline, recuerda con mucho cariño este «sexto sentido» que sintió cuando nació nuestro primer hijo, Felix. Me dijo que era capaz de sentir las cosas que sentía Felix, como si tenía calor o frío, sin necesidad de sentirlo ella misma. Otras madres también experimentan estas sensaciones, pues sus pechos empiezan a gotear leche en cuanto escuchan llorar a su bebé.

Es importante que respetemos este tiempo en el que se establece el vínculo entre la madre y su recién nacido. Es igual de importante entender las percepciones aumentadas de la madre que la han llevado a estar tan vigilante, emocionalmente alerta y completamente centrada en su bebé. El motivo es evidente, pero es algo que puede verse afectado por el enfoque moderno que se tiene del parto y la maternidad. Cuando no se forma este vínculo, el desgaste postnatal puede debilitar todavía más a la madre.

¿QUÉ PASA SI NO PUDISTE DISFRUTAR DE ESE PERÍODO DE TIEMPO PARA ESTABLECER EL VÍNCULO CON EL BEBÉ?

Algunas mujeres tienen partos difíciles y traumáticos y prácticamente no pueden ver o tocar a sus recién nacidos durante horas o incluso días. A veces, a los bebés prematuros o los que tienen alguna dificultad los llevan a unidades de cuidados intensivos para someterlos a tratamientos intensivos en incubadoras.

He recibido a muchas madres en la consulta que han quedado afectadas por las circunstancias del nacimiento de sus hijos y se desaniman porque no pudieron disfrutar de un parto normal y disfrutar de ese tiempo en compañía de sus recién nacidos. Siempre les digo que nunca es culpa suya, y que hay muchas cosas que las madres y las familias pueden hacer para superar estos traumas y reconectar con sus hijos. Los hijos, por naturaleza, son muy indulgentes, y cuando sienten el amor, el apoyo y el contacto de sus cuidadores, florecen. Las madres deben entender que ellas no fracasaron si las cosas no salieron según lo planeado, o si no pudieron elegir lo que hubieran preferido durante el parto debido a circunstancias adversas, o si sintieron que les robaron su momento idílico para establecer ese vínculo con el bebé que tan a menudo ven en los medios de comunicación.

No esperéis que el sistema sanitario se disculpe, pero si la madre puede compartir la experiencia con amigos, familias, grupos de madres y/o algún terapeuta, se sentirá mucho mejor. He visto a muchas madres sentirse muy consoladas después de algunas sesiones con algún terapeuta especializado en tratar los traumas del parto. Puede ser un psicólogo, un consejero, una comadrona o una *doula*. Estos consejeros pueden ayudar a las mujeres a reconectar con su papel de madres ayudándolas a explorar estos incidentes y a reparar su experiencia como madres. Si esos problemas se quedan sin resolver, el resentimiento o el sentimiento de culpa puede hacer que una madre no acabe de conectar con su papel como progenitora. El reconocimiento es el primer paso para encontrar una solución.

Nuestro primer hijo fue un niño bastante inquieto durante su primer año de vida; lloraba mucho y no dormía mucho. Recuerdo que Caroline estaba muy ansiosa y que a las tres de la mañana la cosa podía descontrolarse. A pesar de todos mis conocimientos médicos y mi experiencia en las unidades de recién nacidos, como padre me resultaba muy difícil no preocuparme por la posibilidad de que le pasara algo malo al bebé o con nuestra forma de hacer las cosas.

Los humanos sentimos las emociones por un motivo y no deberíamos ni ignorarlas ni reprimirlas. Tampoco debemos temerlas ni esconderlas, particularmente cuando el cuerpo se está recuperando de un parto. En el cuerpo están pasando muchas cosas que pueden provocar confusión o incluso sentimientos desagradables, y nadie tiene la culpa. Pasarán, con el tiempo y con ayuda, apoyo en el hogar, apoyo mental y apoyo en el corazón. Debemos reconocer nuestras emociones. No seas dura contigo misma. Para que los seres emocionales seamos fuertes, necesitamos reparación y apoyo: reparar el cuerpo, física y emocionalmente. Si sientes emociones que te incomodan, reconócelas y sé consciente de que todo tiene solución.

PARTE II

Cien días de restauración: recuperar el bienestar físico

El cuerpo humano no deja de sorprenderme. Con todas sus complejidades, su inteligencia inherente y sus estrategias para automodificarse, todo lo que es capaz de hacer el cuerpo humano va más allá de la comprensión. Todo lo que ocurre en nuestro interior —desde la forma que tienen nuestras células de procesar los nutrientes o cómo funcionan los órganos hasta la reparación de tejidos y la forma en que nuestras hormonas envían señales para decir lo que se debe hacer— es como una telaraña preciosa e intrincada. No puedes tirar de una parte de la tela sin afectar alguna minúscula o enorme parte distinta de ella. Y una deficiencia nutricional u hormonal tiene efectos en todo el funcionamiento de esa preciosa tela.

La parte positiva de esto es que, cuando empiezas a recargar nutrientes específicos que se han desgastado, toda la telaraña se hace más fuerte y más bonita. Cuando empiezas a mejorar una parte del cuerpo, también mejoras las demás.

Y esta idea es el corazón de mi programa para acabar con tu desgaste. La idea es atacar primero el desgaste biológico, y después el psicológico. Es la misma idea que aplican las aerolíneas cuando te aconsejan que, en caso de emergencia, te pongas tú primero la mascarilla antes de ayudar a otros; para ser útil a los demás, primero tienes que cuidar de ti mismo.

Cuando aconsejo a parejas de padres sobre su salud y bienestar, les hablo de «Los Cuatro Pilares de la Salud»: el sueño, los propósitos, la actividad y la nutrición (SPAN). Estos cuatro pilares o componentes conforman la parte integral de nuestro periodo saludable: la parte de la vida durante la que estamos activos, somos independientes y no padecemos ninguna enfermedad grave. Lo ideal sería que nuestro periodo saludable coincidiera con la duración total de nuestra vida. Sin embargo, aunque nuestra esperanza de vida ha aumentado un poco en las últimas décadas, no ha habido un crecimiento correspondiente de nuestro periodo saludable.

Cuando estudiaba medicina tenía una visión de la vejez distorsionada. Creía que cuando envejecíamos era bastante seguro que contrajéramos distintas enfermedades crónicas para las que necesitaríamos tomar una serie de medicamentos. Por suerte, tuve una experiencia durante mi primer año como médico que cambió mi perspectiva de forma radical. Ocurrió cuando estaba haciendo una ronda de oftalmología. Tenía que pasar dos tardes a la semana trabajando para conseguir que me admitieran en cirugía ocular. Esas clínicas solían estar abarrotadas, y solo podíamos dedicar un poco de tiempo a cada paciente. Una tarde vi que había tres pacientes de noventa años en la lista y negué con la cabeza, incrédulo. ¡Menuda tarde me esperaba! Pensaba que me pasaría toda la tarde llamando a asilos, tratando de redactar listas de medicamentos para aquellos pacientes, y que eso se comería todo el tiempo de que disponía. ¿Cómo conseguiría hacer eso además de disponer de su historial médico y examinarlos? Tener un paciente de noventa años era una garantía de que todo iba a ir más lento, pero tener tres iba a ponerme las cosas imposibles.

Pues me iba a llevar una buena sorpresa. Los tres ancianos llevaban una vida activa y plena. Ninguno de ellos tomaba medicamentos. De hecho, uno de ellos jamás había estado en un hospital en calidad de paciente, aparte de cuando nació. Uno de ellos había pedido cita para pedir que le operaran de cataratas y poder volver a ir de excursión por la montaña con sus amigos. Entró y salió de mi consulta en solo unos minutos, y recuerdo sentirme asombrado y avergonzado de mí mismo por haber sido tan prejuicioso.

Aquel día volví a casa y pasé la tarde (¡y muchas más!) reevaluando todas mis suposiciones y tratando de encontrar la forma de integrar lo que había aprendido de aquellos ancianos tan sabios, ingeniosos y muy sanos a mi visión del bienestar. Y al final descubrí Los Cuatro Pilares de la Salud. Estos son los componentes del bienestar que deberías intentar equilibrar mientras te recuperas de tu desgaste postnatal.

En los capítulos siguientes te guiaré por los sencillos pasos que te llevarán del desgaste a la restauración. En el capítulo 4 aprenderás a aumentar tus niveles de micronutrientes (vitaminas y minerales). El capítulo 5 está enfocado en reponer los macronutrientes (proteínas y aminoácidos específicos, grasas específicas y, en menos grado, carbohidratos). Cuando haya un equilibrio razonable entre tus mejorados niveles de micronutrientes y macronutrientes, tus órganos empezarán a funcionar mejor. Los órganos más importantes del periodo postparto son el hígado, el cerebro y los intestinos. Cuando mejore el funcionamiento de tus órganos, podrás empezar a plantearte cómo repones las hormonas.

La buena noticia es que lo que tendrás que hacer para mejorar tu salud hormonal es muy sencillo cuando hayas conseguido mejorar tus niveles de micro y macronutrientes y el correcto funcionamiento de los órganos. Enseguida te darás cuenta de que hay muchas coincidencias en las categorías de recarga. Y no es necesario que te recargues al cien por cien en una categoría para poder pasar a la siguiente.

SPAN: LOS CUATRO PILARES DE LA SALUD

1. S de Sueño

Ya hemos hablado del sueño en el capítulo 2 y ya sabes lo importante que es para todos los aspectos de tu bienestar. (En el capítulo 8 encontrarás todas las estrategias que necesitas para poder volver a dormir bien.)

2. P de Propósito

Este pilar sirve para asegurar que te sientes conectada a tu lugar y función en el mundo y que sigues el ritmo de tu día a día. Ser capaz de identificar tu misión personal y sentir que estás dando pasos en esa dirección es esencial para sentir paz y felicidad. A fin de cuentas, si no puedes identificar lo que te hace feliz, ¿cómo vas a ser feliz?

Igual de importante es que sientas que eres una miembro contribuyente de una comunidad que te permite explorar y expresar la verdadera naturaleza de ti misma. No hay una forma correcta o incorrecta de hacer esto; el conocimiento de uno mismo se puede hacer a través de la religión, del consejo de un *coach*, de yoga, de las artes marciales, de la meditación, de los grupos de autoayuda, de los foros en línea, involucrándote en la comunidad o, sencillamente, charlando con algún amigo de confianza o con tu pareja.

3. A de Actividad

Los seres humanos estamos programados para movernos. Eso es lo que hemos hecho a lo largo de toda la evolución y es lo mismo que tenemos que seguir haciendo. El movimiento es una parte básica de la salud, porque te ayuda a llevar sangre y oxígeno a tus células además de estimular el flujo linfático de tus células. El movimiento abarca la postura, la fortaleza interior, el alineamiento y tener un buen estilo de caminar.

4. N de Nutrición

Estoy seguro de que habrás escuchado eso de que «somos lo que comemos» y «que los alimentos sean tu medicina». La comida es importante porque nutre tu cuerpo y te proporciona los ingredientes y los estímulos para la mayoría de las funciones corporales más importantes. Lo que comes determina la cantidad de energía que tienes y tu habilidad para concentrarte y dormir.

Pero el tema de la comida es complejo y no solo abarca lo que comes, también el momento en que comes (y esto incluye los aspectos sociales de sentarse a comer). Comprender qué, cómo y cuándo comemos es muy importante para ser capaz de cuidar de ti misma y de tu familia.

4

Recuperar los micronutrientes

La reconstrucción es mejorar el ambiente interior de tu cuerpo para que puedas restaurar lo que falta cuando hay desgaste. Si nos fijamos en el proceso del embarazo, el parto y la lactancia, la necesidad que tiene tu cuerpo de micronutrientes —vitaminas y minerales— es enorme. Súmale el estrés de los trastornos del sueño —que por motivos hormonales pueden sumarse a tu sensación de desgaste—, y te encontrarás con una gran «deuda» de micronutrientes que debes pagar. La placenta parece tener un trato preferente hacia el feto en desarrollo en lo que atañe a los micronutrientes y los macronutrientes. La madre proporcionará todo lo que el bebé necesite, y a menudo eso le creará un déficit a ella.

El primer paso de tu plan de restauración es reconstruir los micronutrientes. He descubierto que, si no haces esto primero, te costará mucho más mejorar tus niveles hormonales.

Como reabastecer un único nutriente tiene efectos limitados, mi clínica crea planes personalizados en los que en una secuencia particular de múltiples suplementos se suman los unos a los otros. No quiero que las madres que vienen a mi consulta pasen toda la vida tomando suplementos. El objetivo es crear una base sólida desde la que poder construir y dejar que el cuerpo continúe por su cuenta a partir de ahí, que es lo que ocurre. Cuando tu desgaste empiece a solucionarse, serás capaz de extraer los macronutrientes que necesitas de los alimentos nutritivos sobre los que leerás en el capítulo 9.

¿Por qué suplementos?

Recomiendo y receto suplementos. Es evidente que también es importante comer alimentos ricos en nutrientes y que contengan las vitaminas y los minerales específicos que necesitas aumentar. Pero en la comida hay una pérdida de minerales y vitaminas debido al bajo contenido mineral de la tierra y al almacenamiento de comida a largo plazo. Por eso la comida puede ir bien para mantener los niveles necesarios, pero quizá no sea muy efectiva a la hora de reabastecer los niveles de minerales y vitaminas.

CÓMO FUNCIONAN LAS CÉLULAS Y CÓMO LOS MICRONUTRIENTES LAS AYUDAN A FUNCIONAR CORRECTAMENTE

Los micronutrientes son las vitaminas y los minerales que nos ayudan a regular el metabolismo. Son necesarios para un crecimiento y un desarrollo saludables y se encuentran en los alimentos que comemos y, en el caso de la vitamina D, en los rayos del sol. Se llaman micronutrientes porque necesitas una parte muy pequeña de ellos.

Algunas vitaminas son solubles en agua, lo que significa que excretas el exceso por la orina y tienes que reabastecerte con regularidad. Otras son solubles en grasa, y eso significa que se utilizan en las membranas de las células y que se pueden almacenar en la grasa cuando ya no las necesitas.

Imagina que tu cuerpo es una ciudad construida con piezas LEGO de diferentes tamaños. Algunas de las piezas son pequeñas, otras son grandes y recias. Las piezas de LEGO están diseñadas para poder conectarlas entre ellas con facilidad, y se pueden utilizar para construir cosas más grandes, como casas. Los micronutrientes son como las piezas de LEGO más pequeñas. No se pueden dividir en piezas todavía más pequeñas, solo se pueden añadir a las piezas más grandes. Pero sin ellas, no podemos seguir construyendo.

Tus micronutrientes se desgastan durante el proceso de gestación, dar a luz y alimentar a tu bebé. Y si no los reabasteces, el desgaste empeorará. Y si ya tenías una enfermedad, como algún trastorno autoinmune o problemas de absorción intestinal, reabastecer esos micronutrientes puede ser todavía más complicado. Para reconstruir, reparar y reabastecer, necesitamos que esos micronutrientes no solo estén presentes en la cantidad adecuada, sino que deben estar correctamente equilibrados entre ellos.

Muchas mujeres toman multivitaminas prenatales y minerales y creen que es suficiente. Y no lo es. Piensa, por ejemplo, que un bistec normal contiene unos 6 miligramos de hierro, que es solo un tercio de la cantidad diaria mínima recomendada para una mujer saludable. Como cuesta mucho absorber el hierro, muchas mujeres tienen deficiencias, y el suplemento habitual no soluciona el problema. Estos suplementos prenatales están diseñados con una media conservadora en mente y se basan en la dosis mínima necesaria para evitar que el feto desarrolle enfermedades (por ejemplo, espina bífida, cretinismo y raquitismo). En otras palabras, lo que pretenden es asegurar que el bebé esté sano, pero no proporcionan los micronutrientes necesarios para garantizar el funcionamiento óptimo de la madre. Por eso esos suplementes suelen quedarse cortos respecto a lo que realmente necesitas para luchar contra tu desgaste. Enseguida verás que la cantidad que recomiendo está unas cuantas veces por encima de la recomendada. (Para saber qué alimentos son ricos en un micronutriente en particular, que aumentará los niveles de los suplementos que estás tomando, ve al capítulo 9.)

Tomar un montón de pastillas también puede ser contraproducente a menos que sepas qué cantidades tomar y en qué combinaciones. Si, por ejemplo, tomas un complejo de vitamina B cuando estás baja de zinc, manganeso, molibdeno y selenio, no conseguirás los beneficios que estás buscando y tu cuerpo tendrá que deshacerse de lo que no necesita. A continuación te presento mi estrategia para identificar y reabastecer el déficit en nutrientes específicos.

MICRONUTRIENTES ESENCIALES

Cuando padeces desgaste postnatal, estos son los micronutrientes importantes que tienes que reabastecer; están citados en sentido descendente según el orden de importancia. Si utilizas las listas que encontrarás en este capítulo podrás identificar cualquier deficiencia o exceso que tengas en este momento.

1. Hierro
2. Zinc
3. Vitamina B_{12}
4. Vitamina D
5. Cobre
6. Magnesio
7. Oligoelementos como yodo, selenio, molibdeno y manganeso
8. Otras vitaminas B
9. Vitamina C
10. Vitaminas solubles en grasa, en especial la A, la E y la K_2

1. *Hierro*

Este importantísimo mineral es crucial para el funcionamiento de más de cien proteínas y enzimas de nuestro cuerpo. Colabora con el proceso de producción de energía en tus células, protege tu cuerpo de la oxidación y ayuda a tu hígado a descomponer las toxinas. Y tiene un papel muy importante como centro del grupo hemo, que fabrica la hemoglobina, la molécula que lleva el oxígeno a los glóbulos rojos.

Si no tenemos el hierro suficiente, nos sentimos cansados y nos faltará nuestra energía habitual, y nuestras células no estarán recibiendo el oxígeno suficiente. Quizá ni siquiera tengas los glóbulos rojos suficientes; esta enfermedad tan común en personas que tienen falta de hierro se llama anemia. Tal vez también adviertas que la esclera (la parte blanca del ojo) está ligeramente sonrosada y que las líneas de la mano (las hendiduras que tenemos en la superficie de las palmas) están muy pálidas.

El problema del hierro es la absorción. Considero que es un fallo de diseño que tenemos los humanos, porque solo podemos absorber los alimentos ricos en hierro en los primeros centímetros del intestino delgado según sale del estómago. Pero aun, da igual lo que comamos, solo somos capaces de absorber el 18 por ciento del hierro de origen animal y aproximadamente el 10 por ciento del hierro de origen vegetal. Y si no masticas extremadamente bien la comida o si no tienes mucho jugo gástrico (cosa que significa que no estás digiriendo bien la comida), tendrás aún más problemas para absorber el hierro que necesitas. La cantidad mínima recomendada para una mujer saludable sin desgaste postnatal es de 18 miligramos. Como mucho podemos absorber entre 10 y 30 miligramos de hierro diarios, y eso significa que si alguien tiene un gran déficit de hierro puede necesitar tomar suplementos por vía oral durante meses y alimentos ricos en hierro para conseguir que sus niveles de hierro vuelvan a acercarse a la normalidad.

Para darte algunos ejemplos de la cantidad de hierro que podemos encontrar en algunos alimentos: 70 gramos de ternera contienen 2,4 miligramos de hierro; ½ taza de espinacas cocidas contiene 3,4 miligramos; y 1 taza de espinaca cruda contiene 0,9. Y estas cifras no llegan, ni de lejos, a cubrir las necesidades que requieres para mejorar tu desgaste.

Cómo saber si tienes déficit de hierro

Un médico que quiera saber si tu nivel de hierro es correcto lo diagnosticará fácilmente mediante un análisis de sangre. Los niveles de hierro son un buen ejemplo de lo que puede sufrir la gente cuando los niveles de un laboratorio y los niveles biológicos no tienen nada que ver entre ellos. Por definición, la mayoría de las referencias de los laboratorios tienen que incluir el 95 por ciento de los resultados dentro de los niveles. Así que para tener falta de hierro según los niveles de los laboratorios tienes que estar entre el 2,5 por ciento de la población con menor cantidad de hierro en sangre y, sin embargo, los estudios demuestran que en Australia hay un 25 por ciento de la población con déficit de hierro. Esto significa que a una de cada cinco de las personas que se hacen un análisis para saber si están bien de hierro les dicen que los resultados son normales, cuando en realidad tienen déficit.

Lo ideal es que el nivel de ferritina (la molécula que almacena el hierro) esté aproximadamente a 50 mcg/l. Si está por debajo de 25 mcg/l deberías asumir que tienes déficit de hierro y deberías ponerte en tratamiento de inmediato.

Test rápido para comprobar el déficit de hierro

Puntuación: Nunca = 0, A veces = 1, Siempre = 2

Hierro	Nunca	A veces	Siempre
¿Te cuesta pensar con claridad o te sientes confusa habitualmente?			
¿Te cuesta concentrarte?			
¿Tus músculos se te cansan con facilidad?			
¿Te quedas sin aliento con facilidad?			
¿Has tenido niveles bajos de hierro o anemia alguna vez?			
¿Padeces el síndrome de las piernas inquietas?			
¿Sientes frío con facilidad?			
¿Tienes el pelo quebradizo?			
¿Se te cae el pelo?			
¿Tienes las uñas quebradizas?			
¿Tienes las uñas planas o en forma de cuchara?			
¿Tienes periodos menstruales muy abundantes?			
¿Tienes alguna enfermedad de la tiroides?			
¿Te salen grietas en las comisuras de los labios?			
¿Tienes la lengua hinchada, muy roja, y te duele?			
¿Tienes cambios de humor e irritabilidad?			
¿Te sientes fatigada?			
¿Padeces infecciones (de cualquier tipo) recurrentes o con frecuencia?			

Puntuación del hierro:

14 o más = déficit de hierro o posible déficit;

más de 22 = déficit de hierro o déficit muy probable.

Cómo tratar el déficit de hierro

La cantidad mínima recomendada de hierro es de 18 miligramos en una mujer adulta saludable, de 27 miligramos en una mujer embarazada y de 9 miligramos en una mujer que no esté menstruando y esté dando el pecho. (No, estas cifras no son incorrectas. Aunque parece raro que una madre que está dando el pecho solo necesite la mitad de la cantidad de hierro que otra que no está alimentando a un bebé, una mujer que no está menstruando no pierde tanto hierro como otra que tiene el periodo.) En mi clínica solemos afrontar el reabastecimiento de hierro con infusiones intravenosas de hierro. Solo utilizamos sacarosa de hierro porque es más segura y se tolera mejor. Estas infusiones suelen empezar a funcionar a los pocos días o, si alguien tiene mucho déficit, después de algunas semanas. Me encanta ver cómo mis pacientes recuperan la energía y se sienten mucho menos cansadas. Una vez recuperados los niveles de hierro, las madres suelen pasar a un suplemento que toman por vía oral y que les ayuda a mantener los niveles de hierro mientras nos concentramos en otras facetas de recuperación.

Es evidente que esto no lo puedes hacer sola. Ve a hacerte un análisis de sangre, y si tu nivel de ferritina es inferior a 25 mcg/l, puedes tomar suplementos de glicinato de hierro. La nueva generación de suplementos de hierro se absorben con facilidad a través del tracto digestivo y no provocan los clásicos efectos secundarios como estreñimiento, heces oscuras y náuseas.

2. *Zinc*

El zinc es un elemento muy importante en el funcionamiento general del cuerpo. Es cofactor de más de trecientas enzimas y es necesario para que estas enzimas funcionen como es debido. (Una enzima es una proteína que tiene una función específica dentro del cuerpo.) La lista de las funciones que desempeñan las enzimas que necesitan zinc es muy larga, pero para las madres desgastadas después del parto sus tareas más importantes están relacionadas con promover la salud digestiva, fortalecer el sistema inmune para que pueda luchar contra las infecciones, sintetizar ADN, fabricar los neurotransmisores del cerebro (mensajeros químicos) y regular las hormonas.

Como ocurre con el hierro, tenemos un problema inherente con la absorción del zinc. Necesitamos el zinc para fabricar los ácidos del estómago, pero debemos tener los ácidos estomacales suficientes para absorber el zinc como es debido. Este es un ejemplo perfecto del terreno resbaladizo al que te enfrentas cuando el desgaste provoca más desgaste.

Cómo comprobar si tienes déficit de zinc

Tu médico podría comprobar tus niveles de zinc en plasma para asegurarse del nivel de zinc de que dispone tu cuerpo (como si fuera el efectivo que llevas en el monedero), pero eso no tiene en cuenta las provisiones corporales que no se pueden utilizar debido a otros desequilibrios nutritivos (como si fuera el dinero que uno puede tener en una cuenta bancaria congelada). Por eso es posible que necesites hacerte análisis de sangre cada seis o doce semanas para monitorizar las mejoras en tus niveles de zinc y su metabolismo. Prefiero un nivel de zinc en plasma de por lo menos 15 umol/l o más. Todo lo que esté por debajo de 15 umol/l indica déficit. Y por debajo de 10 umol/l indica un déficit importante.

Test rápido para comprobar el déficit de zinc

Puntuación: Nunca = 0, A veces = 1, Siempre = 2

Zinc	Nunca	A veces	Siempre
¿Tienes puntitos blancos en las uñas?			
¿Te ha disminuido el sentido del gusto o el olfato?			
¿Padeces ansiedad o nervios?			
¿Te cuesta concentrarte?			
¿Tienes la impresión de que tus heridas tardan en curarse?			

¿Se ha deteriorado tu visión nocturna?			
¿Eres muy sensible a la luz?			
¿Tienes los ojos irritados e hinchados?			
¿Te tiembla la mano o los dedos cuando intentas presionar un botón o te tocas la punta de la nariz con el dedo?			
¿Tienes sarpullidos?			
¿Tienes diarrea?			
¿Te salen grietas en las comisuras de los labios?			
¿Tienes poco apetito, en especial a la hora del desayuno?			
¿Tienes episodios depresivos durante más de algunas horas?			
¿Padeces infecciones (de cualquier clase) frecuentes o recurrentes?			
¿Se te cae el pelo?			
¿Podría decirse que tienes poca paciencia o que eres irritable?			
¿Te han salido muchas estrías durante el embarazo?	Ninguna	Varias	Muchas

Puntuación del zinc:

12 o más = déficit de zinc o posible déficit;

más de 18 = déficit de zinc o déficit muy probable.

Cómo tratar el déficit de zinc

La cantidad mínima recomendada de zinc es de 8 miligramos para una mujer adulta saludable, de 11 miligramos para una mujer embarazada y de 12 miligramos para una mujer que esté dando el pecho. Los estudios han demostrado que el 82 por ciento de las mujeres embarazadas de todo el mundo no tienen el zinc suficiente. A las pacientes bajas de zinc les recomiendo una dosis de 25 miligramos de picolinato de zinc o de citrato de zinc como dosis de reabastecimiento en contra de las dosis de mantenimiento que he mencionado antes. Compruebo los niveles de zinc de mis pacientes cada tres meses. La única desventaja a largo plazo de los suplementos de zinc es que puede reducir las reservas de cobre que, como verás en el apartado en el que hablo del cobre, no es algo necesariamente malo, pues la mayoría de las madres con desgaste postnatal tienen demasiado cobre libre en su cuerpo.

3. Vitamina B_{12}

La vitamina B_{12} es importante para reconstruir, reparar y desintoxicar durante la producción de energía, además de ayudar en la saludable función inmunológica. También ayuda a proteger tu ADN de posibles daños. La vitamina B_{12} es la más compleja de todas las vitaminas (y creo que debería tratarse independientemente de las demás en lugar de juntarla sin reparos con el resto de vitaminas B).

La vitamina B_{12} no solo procede de los alimentos. También pueden producirla las bacterias del intestino, por lo que cualquier cosa que afecte a tus bacterias también puede afectar a su producción. Si también tienes un nivel bajo de jugo gástrico, puede afectar a la absorción de la B_{12}. Además, si tienes altos niveles de cobre y bajos niveles de vitamina B_{12}, puede provocar pérdidas de memoria a corto plazo.

Cómo comprobar si tienes déficit de vitamina B_{12}

Una buena forma de comprobar los niveles de vitamina B_{12} y/o la B_{12} activa es hacerse un análisis de sangre. Una prueba más precisa es comprobar los niveles de ácido metilmalónico tanto en sangre como en la orina. Si las pérdidas de memoria de una paciente no mejoran a pesar del tratamiento inicial, a veces le hago un examen de ácidos orgánicos en la orina, pero esta interpretación no es tan sencilla y solo la puede hacer un profesional de la salud.

Test rápido para comprobar el déficit de vitamina B$_{12}$

Puntuación: Nunca = 0, A veces = 1, Siempre = 2

Vitamina B$_{12}$	Nunca	A veces	Siempre
¿Tienes la lengua hinchada y dolorida?			
¿Tienes manchas rojas en la lengua?			
¿Tienes diarrea o dolor de estómago?			
¿Padeces alguna enfermedad relacionada con la absorción de ciertas sustancias (por ejemplo, celiaquía)?			
¿Has notado algún cambio de personalidad?			
¿Has notado que se te olvidan más las cosas?			
¿Te cuesta pensar con claridad o te sientes confusa con frecuencia?			
¿Has notado que estás más torpe o que tienes menos coordinación?			
¿Tienes manchas oscuras en la piel, el cuello o los brazos (hiperpigmentación)?			
¿Notas palpitaciones y el corazón te late demasiado deprisa o se producen alteraciones del ritmo?			
¿Te mareas al levantarte?			
¿Se te quedan las piernas y los brazos dormidos, notas hormigueo o debilidad?			
¿Tomas algún inhibidor de la bomba de protones como Nexium?			
¿Tomas Metformin (un medicamento para la diabetes)?			
¿Tienes poco apetito?			
¿Te sientes fatigada?			

¿Tienes infecciones (de cualquier clase) frecuentes o recurrentes?			
¿Tienes episodios depresivos durante más de algunas horas?			
¿Crees que estás irritable?			

Puntuación de la B_{12}:

14 o más = déficit de Vitamina B_{12} o posible déficit;

25 o más = déficit de Vitamina B_{12} o déficit muy probable.

Cómo tratar el déficit de vitamina B_{12}

La cantidad mínima recomendada de B_{12} es de 2,4 picogramos en mujeres adultas sanas, de 2,6 picogramos en mujeres embarazadas, y de 2,8 picogramos en mujeres que están dando el pecho. Si el nivel de vitamina B_{12} es bajo suelo recomendar o bien una inyección intramuscular de metil B_{12} (10 miligramos) o la aplicación de un espray sublingual de metil B_{12} liposomal (1.000 mcg) diaria durante un mes. Recuerda que una vez hayas recuperado los niveles de vitamina B_{12} tu cuerpo puede seguir abastecido durante dos años más.

4. Vitamina D

La vitamina D es la responsable de aumentar la absorción intestinal del calcio, el hierro, el magnesio, el fósforo y el zinc. También juega un papel significativo en la forma que tiene tu cuerpo de procesar el calcio. Las manifestaciones más conocidas del déficit de vitamina D son el raquitismo en niños y la osteoporosis en adultos, provocada por la mala mineralización de los huesos. En otras palabras, los huesos se reblandecen y se vuelven frágiles.

Unos huesos fuertes y sanos no son la única parte de tu cuerpo que necesita vitamina D; casi todas las células de tu cuerpo tienen receptores de vitamina D, y eso ayuda a aumentar la velocidad a la que estas células hacen su trabajo. Por eso la vitamina D actúa casi como una hormona que envía señales a las células. El resultado es que ayuda a aumentar la expresión genética, que es muy importante para controlar la inflamación. En otras palabras, cuanto mejor sea nuestro nivel de vitamina D, mejor y más deprisa llegará la información a las células. Y esto es muy importante, especialmente si estás desgastada.

Cómo comprobar si tienes déficit de vitamina B$_{12}$

Un análisis de sangre que examine el componente 25-OH de la vitamina D es un buen indicativo de la cantidad de vitamina D que tenemos almacenada en el cuerpo.

Test rápido para comprobar el déficit de vitamina D

Puntuación: Nunca = 0, A veces = 1, Siempre = 2

Vitamina D	Nunca	A veces	Siempre
¿Tienes dolores musculares?			
¿Te duelen los huesos?			
¿Padeces osteoporosis?			
¿Sientes debilidad muscular en los muslos o los brazos?			
¿Padeces dolor crónico en la zona inferior de la espalda?			
¿Tienes altos niveles de azúcar en sangre?			
¿Te suda el cuero cabelludo?			
¿Has notado que tu piel es más sensible al tacto (hiperestesia)?			
¿Tienes infecciones (de cualquier clase) frecuentes o recurrentes?			

Puntuación de la vitamina D:

5 o más = posible déficit de vitamina D;

10 o más = déficit de vitamina D probable.

Cómo tratar el déficit de vitamina D

La cantidad mínima recomendada de vitamina D es de 400 UI en una mujer adulta sana, de 600 UI en una mujer embarazada, y de 600 UI en una mujer que está dando el pecho. Cuando hay un déficit de vitamina D recomiendo una dosis de reabastecimiento mucho más alta, de 5.000 unidades (UI) de esa vitamina durante seis semanas, y después volver a comprobar los niveles. Las mujeres que tienen un déficit severo (20 ng/ml o 50 nmol/l) deberían hablar con su médico sobre la posibilidad de ponerse una inyección intramuscular de 600.000 UI de vitamina D, que suele bastar para las necesidades de un año.

También puedes extraer la vitamina D de los rayos UVB, pero apuesto a que no sabías que el sol tiene que estar, por lo menos, a un ángulo de 45 grados del horizonte para proporcionar la vitamina D suficiente. (Hay aplicaciones que te dicen el ángulo del sol en tu zona para que puedas maximizar la exposición. La más conocida es Dminder.) Para evitar que el sol te haga daño en la piel suelo recomendar tomar el sol durante unos quince o veinte minutos con la cara protegida (no fabricamos mucha vitamina D en la cara) y el vientre y los muslos expuestos. El vientre y los muslos son los paneles solares de nuestro cuerpo, donde fabricamos la mayor parte de nuestra vitamina D, por lo que es mejor exponer esas partes del cuerpo al sol que exponer los brazos o las pantorrillas. De esta forma podrás fabricar unas 20.000 UI de vitamina D, y te recomiendo que repitas estas sesiones unas tres veces por semana. Cuando pasen los quince o veinte minutos, tápate o aplícate una crema de protección solar.

No te metas en el agua ni te duches por lo menos hasta diez minutos después de la exposición solar, porque podrías quitarte, literalmente, la vitamina D que se acaba de formar en la superficie de tu piel. Si te quemas con facilidad, entonces los suplementos vitamínicos serán mejor fuente de vitamina D que el sol.

5. Cobre

El cobre es un mineral misterioso que nos ayuda a equilibrar nuestro nivel de oxidación debido a que es un componente de importantes enzimas. También lo necesitamos para fabricar células y vasos sanguíneos. Es evidente que juega un papel muy importante durante el embarazo y la formación de la placenta, pues la sangre y los vasos sanguíneos se tienen que fabricar muy deprisa. Y como el estrógeno, la hormona femenina, tiene el efecto de retener cobre, a las mujeres les resulta más fácil acumular cobre que a los hombres. Durante el embarazo los niveles del suero de cobre en sangre deberían duplicarse y pasar de 110 mcg/dL a 220 mcg/dL, y los niveles de cobre y estrógenos deberían bajar veinticuatro horas después de dar a luz. Pero los estudios han demostrado que a las madres que sufren depresión postnatal no suelen bajarles los niveles de cobre. Algunos investigadores creen que este es el motivo de la depresión postparto, pero hasta que no se investigue más, solo lo veo como un potenciador de los síntomas de la depresión.

El déficit de cobre, como el déficit de hierro, provoca anemia y se relaciona con los problemas de absorción de ciertas sustancias, pero no lo he visto en muchas pacientes. El problema postnatal más común es ese exceso de cobre, que tiene consecuencias importantes.

Para empezar, los altos niveles de cobre tienen un efecto dañino en dos de las sustancias químicas del cerebro: la noradrenalina y la dopamina. La noradrenalina es el neurotransmisor que prepara el cerebro para recibir y contestar estímulos que recibe del entorno; te hace estar alerta. Sin embargo, un exceso de este neurotransmisor, provocado por un alto nivel de cobre, convertirá esa alerta en ansiedad. Un nivel alto de cobre también produce dopamina, que regula el placer y el bienestar y a veces está relacionada con casos de comportamientos obsesivos, adictivos y compulsivos. (Liberamos dopamina cada vez que nos conectamos a una red social, ¡es lo que nos tiene enganchados a Facebook!) Cuando los niveles de dopamina bajan, nos desconectamos de nuestros intereses y eso conlleva depresión.

En segundo lugar, demasiado cobre actúa como un potente prooxidante en el cuerpo, cosa que provoca inflamación. Oxida la vitamina C, reduce los niveles de progesterona en la segunda mitad del ciclo menstrual e, indirectamente, reduce la absorción de hierro, contribuyendo a la sensación de cansancio. El zinc y el magnesio no funcionan tan bien cuando los niveles de cobre son demasiado altos. El cobre también bloquea la producción de carnitina, que es importante para la producción de energía y para quemar grasas; el déficit de carnitina se asocia a los trastornos del sueño y al deseo incrementado de consumir dulces.

A mis pacientes les diría que un exceso de cobre empeorará cualquier problema que tengan: si eres propensa a tener dolor de cabeza, tus dolores de cabeza empeorarán; si tienes un eccema, empeorará. Normalizar los niveles de cobre te ayudará a sentirte mucho mejor en numerosos aspectos, en especial cuando corrijas los niveles de dopamina, porque te resultará más fácil regular tus emociones. Te sentirás menos abrumada, más cómoda en tu propia piel y más segura y capaz para afrontar los muchos desafíos que representa la maternidad.

Cómo comprobar si tienes déficit o exceso de cobre

Diagnosticar un nivel tóxico de cobre no es fácil y requiere analizar el nivel de zinc en plasma, el nivel de suero de cobre y los niveles de proteína transportadora de cobre, la ceruloplasmina. Un nivel de 25 por ciento de cobre o más indica un exceso de cobre; el nivel ideal sería de 20 o menos.

También deberías analizarte los niveles de zinc, pues el cobre y el zinc son como hermanos. No se llevan necesariamente bien, pero se toleran cuando sus niveles están equilibrados. Sin embargo, un nivel bajo de zinc puede hacer que los efectos de tener el cobre demasiado alto sean todavía peores. Una proporción de más de uno entre el cobre y el zinc indica un exceso de cobre. Muchas mujeres que tienen exceso de cobre suelen tener picazón en la piel o un tono verdoso en la piel cuando llevan joyas baratas hechas de níquel; pero toleran el oro y la plata. Si te pasa, ¡hazte un análisis para comprobar tus niveles de cobre!

Test rápido para comprobar el exceso de cobre

Puntuación: Nunca = 0, A veces = 1, Siempre = 2

Cobre	Nunca	A veces	Siempre
¿Tienes sensibilidad al níquel (por ejemplo, picazón, o decoloración en la piel provocada por las joyas baratas)?			
¿Sufres tinnitus (un zumbido en los oídos)?			
¿Te sientes ansiosa?			
¿Alguna vez has experimentado una reacción adversa (por ejemplo, náuseas o dolor de cabeza) al tomar un suplemento mineral?			
¿Eres propensa a los bajones emocionales?			
¿Tienes problemas para conciliar el sueño o para seguir dormida?			

Puntuación del exceso de cobre:

4 o más = posible exceso de cobre;

7 o más = exceso de cobre muy probable.

Cómo tratar el exceso/déficit de cobre

El tratamiento para el exceso de cobre suele consistir en una recarga de zinc de seis semanas. Y después, mientras seguimos con el zinc, añadimos el oligoelemento molibdeno. Puede haber un ligero empeoramiento de los síntomas a los diez días de haber empezado el tratamiento. La mejora empieza a notarse después de tres o cuatro semanas y el efecto deseado llega entre tres y cuatro meses después. Así bajamos los niveles de cobre.

Como el problema del cobre es el exceso, no suelo tener pacientes con déficit de este mineral. La cantidad mínima de cobre recomendada es de 900 mcg en una mujer adulta sana, y creo que la mayoría de mujeres está por encima de ese nivel.

6. Magnesio

El magnesio es el mineral madre. Yo lo llamo «mamanesio». Y lo llamo así porque, como sucede en una gran familia, la madre se asegura de que todo se haga cuando toca. Sin el magnesio nada funciona bien; el magnesio no recibe el reconocimiento que debería tener en el mundo de la medicina nutricional. El correcto funcionamiento del calcio, el hierro, el zinc y el cobre depende de que el magnesio haga su trabajo.

Necesitamos el magnesio para que apoye los ciclos de energía, para que ayude a los músculos a moverse con fluidez y para que funcionen los nervios, para potenciar el sueño aumentando la producción de melatonina, para mejorar la liberación de las sustancias químicas del cerebro, para estabilizar los niveles de azúcar, para contribuir a la salud de los huesos y apoyar la producción de dehidroepiandrosterona (DHEA), una hormona esteroide que se encarga de los niveles de energía de nuestro cuerpo.

Si tus niveles de magnesio están desgastados, podrás experimentar cansancio, tensión muscular, nervios, trastornos del sueño (despertarte demasiado pronto por las mañanas), falta de concentración y memoria, y que tus funciones cerebrales estén alteradas.

A tu cuerpo no se le da bien retener el magnesio, y el estrés hace que excretes más cantidad de la normal a través de la orina.

Cómo comprobar si tienes déficit de magnesio

Este nutriente tan común es uno de los más difíciles de controlar. Los análisis de sangre nos dirán si el nivel es bajo, pero puedes seguir teniendo un déficit significativo a pesar de tener niveles normales en sangre. El mejor test, que se utiliza muy poco y que requiere de una interpretación apropiada, es un análisis de orina de veinticuatro horas. Es frustrante, pero un nivel muy alto de cobre bloqueará la capacidad de tu cuerpo de utilizar el magnesio. He descubierto que un test de orina de veinticuatro horas que dé un resultado bajo en magnesio combinado con un nivel de calcio en sangre entre normal y bajo indica un profundo déficit de magnesio.

Test rápido para comprobar el déficit de magnesio

Puntuación: Nunca = 0, A veces = 1, Siempre = 2

Magnesio	Nunca	A veces	Siempre
¿Sufres calambres o espasmos musculares?			
¿Tienes problemas para dormir?			
¿Padeces ansiedad o ataques de pánico?			
¿Estás irritable?			
¿Has notado que estás más olvidadiza?			
¿Te cuesta concentrarte?			
¿Te cuesta pensar con claridad o te sientes confundida con frecuencia?			
¿Te tiemblan los músculos?			
¿Tienes palpitaciones en las que tu corazón late demasiado fuerte o demasiado rápido, lo hace de forma irregular o fluctúa?			
¿Se te acelera la respiración?			
¿Te duele la cabeza con frecuencia?			
¿Tienes náuseas o vómitos?			
¿Has notado algún cambio de personalidad?			
¿Te duele la base del cuello?			
¿Te sientes agotada?			
¿Te falta el apetito?			

Puntuación del magnesio:

10 o más = déficit de magnesio o posible déficit;

20 o más = déficit o insuficiencia de magnesio muy probable.

Cómo tratar el déficit de magnesio

La cantidad mínima de magnesio recomendada es de 310 miligramos en una mujer adulta sana, de 320 en una mujer embarazada y de 360 miligramos en una mujer que está dando el pecho. El citrato, el malato y el glicinato de magnesio son buenas formas de ayudarte a tener más energía durante el día y a relajarte durante la noche. Utilizo dosis de entre 400 a 500 miligramos de magnesio elemental diarios para ayudar a equilibrar los niveles de mis pacientes, y voy repitiendo los análisis cada tres meses. Emplear el sulfato de magnesio en forma de sales de baño o para incorporarlo a un baño de pies puede ser una forma fantástica de relajarse, en especial antes de irse a la cama (entre diez y veinte minutos es suficiente). La piel, en especial la de los pies, puede absorber generosas cantidades de este maravilloso magnesio.

7. *Oligoelementos como el yodo, el selenio, el molibdeno y el manganeso*

Los oligoelementos son como trabajadores especializados: fontaneros, electricistas y carpinteros. Hacen trabajos específicos muy importantes. Si no están, los demás trabajadores esperan sentados esperando a que alguien les diga lo que deben hacer. Los cuatro oligoelementos más importantes en los que suelo ver déficit durante el periodo postnatal son el yodo, el selenio, el molibdeno y el manganeso.

Necesitamos el yodo para producir hormonas saludables, en especial las de la tiroides. Es importante para que estemos bien inmunizados y es de vital importancia para la salud de los pechos y los ovarios. Cuando una paciente tiene los senos fibroquísticos, por ejemplo, suele responder muy bien a los suplementos de yodo.

El selenio es importante para equilibrar los problemas de colesterol, de tiroides y las enfermedades autoinmunes. Amortigua los efectos de la exposición a los metales pesados.

El molibdeno tiene un papel único en la mejora del almacenamiento del hierro y manteniendo los niveles de cobre a raya. También ayuda a tu cuerpo a deshacerse de las toxinas del hígado y el estómago. El flúor inhibe la absorción del molibdeno. Los pacientes que tienen los niveles bajos de flúor suelen tener problemas en los dientes. Si alguien tiene bajos los niveles de zinc y molibdeno puede suceder que absorba demasiado cobre en el estómago, cosa que provoca el desequilibrio del que se habla en el apartado sobre el cobre.

El manganeso es importante para las funciones cerebrales y ayuda a aliviar los cambios de humor. El equilibrio entre el cobre, el zinc, el molibdeno y el manganeso afecta a la forma en que una persona metaboliza las histaminas, cosa que a su vez afecta a las alergias, los sarpullidos de la piel y los eccemas. Si el nivel es bajo el paciente puede padecer dolor en las articulaciones, ver cómo empeoran los problemas de piel que ya pudiera tener y la ansiedad.

Cómo comprobar si tienes déficit de oligoelementos

La forma de comprobar los niveles de yodo es hacer un análisis de orina por la mañana. Si necesitamos un test más preciso haremos un análisis de orina de veinticuatro horas, que deberá hacer un profesional sanitario. Bastará con que evites comer algas y otros alimentos altos en yodo veinticuatro horas antes de hacerte el análisis. Prefiero un nivel que esté por encima de 100 mcg/ml. La mejor forma de controlar los niveles de otros oligoelementos es recoger la orina durante veinticuatro horas, cosa que nos servirá para medirlos todos.

Cómo tratar el déficit de oligoelementos

La cantidad de yodo mínima recomendada es de 150 mcg en una mujer adulta sana, de 220 mcg en mujeres embarazadas y de 290 mcg en mujeres que están dando el pecho. La cantidad mínima recomendada de selenio es de 55 mcg en una mujer adulta sana, de 60 mcg en mujeres embarazadas y de 70 mcg en mujeres que estén dando el pecho. La cantidad de molibdeno mínima recomendada es de 45 mcg en mujeres adultas sanas, de 50 mcg en mujeres embarazadas, y de 50 mcg en mujeres que estén dando el pecho. La cantidad de manganeso mínima recomendada es de 5 miligramos en mujeres adultas sanas, de 5 miligramos en mujeres embarazadas, y de 5 miligramos en mujeres que están dando el pecho.

Suelo tratar a mis pacientes con déficit de oligoelementos administrándoles dosis de entre 100 y 200 mcg diarios; entre 100 y 200 mcg de selenio diarios; entre 200 y 300 mcg de molibdeno diarios; y entre 5 y 10 miligramos de manganeso diarios. Estas dosis pueden administrarse en forma de suplemento de multiminerales de los que se venden sin receta médica (se suele llamar suplemento de oligoelementos), que suele contener útiles niveles añadidos de zinc y cloro. Por otra parte, también puedo extender alguna receta personalizada en alguna farmacia de las que preparan compuestos. La paciente deberá tomar los suplementos durante tres meses y después repetir los análisis para ver cómo siguen sus niveles de oligoelementos.

8. Otras vitaminas B

Las otras vitaminas B son como las abejas trabajadoras de la colmena, todas tienen su trabajo específico y solo se hacen notar cuando no están. Vivimos en un mundo en el que las vitaminas B, aparte de la B_{12}, siempre están presentes en abundancia, y el cuerpo no tiene forma de almacenarlas.

Las vitaminas B están implicadas en la producción de energía y nos ayudan a estar de buen humor. Para ser de utilidad, estas vitaminas deben activarse dentro de las células, y la única forma que tienen de llegar hasta ahí es que el cuerpo tenga los niveles adecuados de zinc y todos los demás oligoelementos. Como ya he mencionado en este capítulo, tomar un suplemento de vitamina B cuando estás baja de zinc, manganeso, molibdeno y selenio no te servirá para nada y estarás malgastando el dinero.

Cómo comprobar si tienes déficit de otras vitaminas B

La mejor forma de medir los niveles de vitamina B es haciendo un test de ácidos orgánicos en la orina. Los niveles de vitamina B_9 (el folato) también se pueden comprobar en un análisis de sangre.

Cómo tratar el déficit de otras vitaminas B

La cantidad mínima de vitaminas B recomendada varía, y la mayoría de personas toman un suplemento que las incluye todas, si es necesario. Normalmente, suelo recomendar un suplemento general de vitamina B activa. Busca alguno que contenga vitamina B_9 (folato) en forma de ácido fólico o 5-MTHF.

9. *Vitamina C*

Esta importante vitamina tiene varias funciones. Es especialmente importante para sintetizar el colágeno, que mantiene saludable nuestra piel, las encías y los ligamentos; vela por la salud de las hormonas adrenales y la producción energética, en especial en los mitocondrios. También es un antioxidante vital para el cuerpo.

La mayor concentración de vitamina C del cuerpo se encuentra en la glándula adrenal, que produce las hormonas adrenales llamadas cortisol y DHEA. Estas, como ya sabes, son las hormonas que liberamos cuando estamos estresados, por lo que tiene sentido que cuando pasemos por periodos de estrés necesitemos más vitamina C.

La segunda mayor concentración de Vitamina C se encuentra en el cerebro, donde es indispensable para la fabricación de importantes neurotransmisores como la dopamina, la noradrenalina, la serotonina y la melatonina.

Cómo comprobar si tienes déficit de vitamina C

La forma de comprobar los niveles de vitamina C que hay en el cuerpo es mediante un análisis de orina, que sirve para comprobar, en especial, los niveles de ácido ascórbico. Si está por debajo de 10 mmol/molCr, indica un déficit.

Cómo tratar el déficit de vitamina C

La cantidad mínima recomendada de vitamina C es de 75 miligramos en mujeres adultas sanas, de 85 miligramos en mujeres embarazadas y de 120 miligramos en mujeres que están dando el pecho. Suelo recomendar dosis diarias de entre 1.000 y 2.000 miligramos de vitamina C entre seis y doce semanas, dependiendo de los síntomas. Lo ideal es que mis pacientes pasen de los suplementos orales de vitamina C a comer alimentos ricos en vitamina C. Una naranja, por ejemplo, contiene 70 miligramos de vitamina C, casi la cantidad mínima recomendada. Si tomas demasiada vitamina C, los únicos efectos secundarios que padecerás serán ruido en el estómago y hacer de vientre un poco más suelto.

10. *Vitaminas solubles en grasa: vitaminas A, E y K$_2$*

La vitamina A es importante para todas las membranas mucosas y su función inmune, así como para tener una vista sana.

La vitamina E es un antioxidante que mantiene sanas las membranas celulares.

La vitamina K$_2$ ayuda a conservar el calcio en los lugares indicados desplazándolo por el cuerpo, a los huesos, los dientes y a los tejidos blandos, como las arterias.

Recuerda: el cuerpo no puede excretar las vitaminas solubles en grasa, por lo que se van acumulando. No tomes dosis demasiado elevadas a menos que te las recete un médico.

Cómo comprobar si tienes déficit de vitaminas solubles en grasa

Se pueden medir los niveles de vitaminas A y E mediante un análisis de sangre. La vitamina K$_2$ se puede medir a través de la osteocalcina, pero esta clase de test no se consigue fácilmente.

Una forma muy común de evaluar si alguien está bajo de vitaminas solubles en grasa es mirarle los dientes. Si los dos dientes superiores, en particular, son especialmente translúcidos, con las puntas casi transparentes, es un buen indicativo de que es necesario tomar un suplemento.

Cómo tratar el déficit de vitaminas solubles en grasa

La cantidad mínima recomendada de vitamina A es de 2.300 UI en mujeres adultas sanas, de 2.700 UI en mujeres embarazadas, y de 3.600 UI en mujeres que están dando el pecho. Cuando una paciente tiene déficit, le recomiendo que tome una dosis diaria de entre 5.000 y 10.000 UI durante seis semanas.

La cantidad mínima recomendada de vitamina E es de 10 UI en mujeres adultas sanas, de 10 UI en mujeres embarazadas y de 15 UI en mujeres que están dando el pecho. El rango de dosis es muy amplio y hay que personalizarlo. En pacientes muy desgastadas suelo prescribir una dosis de 400 UI de vitamina E o tocoferol durante seis semanas.

La cantidad mínima recomendada de vitamina K_2 es de 60 mcg en mujeres adultas sanas, de 60 mcg en mujeres embarazadas y de 60 mcg en madres que están dando el pecho. Suele ser fácil llegar a estas cantidades a través de la comida si tu dieta incluye huevos de granja, quesos curados y alimentos fermentados. Las judías japonesas fermentadas son particularmente ricas en vitamina K_2.

EL CASO DE WENDY

Wendy tenía treinta y dos años cuando empezó a venir a la consulta. Había gozado de buena salud hasta que nació su hijo, que acababa de cumplir dos años. Había sido vegana durante la mayor parte de su vida adulta y venía a verme, básicamente, para mejorar sus niveles de energía y claridad mental y para encontrar equilibrio. Me dijo que por las mañanas parecía una zombi y que le faltaba energía a lo largo de la mañana. Tenía un bajón de energía por las tardes y se iba despertando al anochecer. Tenía muy mala memoria y no se podía concentrar, y estaba preocupada y no dejaba de darle vuelta a las cosas ni un segundo. También, desde algunas semanas antes de venir a la consulta, le dolía el cuello y la cabeza.

Los resultados del análisis

El análisis demostró que Wendy estaba baja de hierro y homocisteína (un aminoácido), y que la proporción zinc/cobre estaba desequilibrada.

El tratamiento de Wendy

Wendy recibió dos perfusiones de hierro separadas por una semana entre una y la otra. Se le inyectó de forma intravenosa, durante treinta minutos, una solución específica. También tomo multiminerales, un suplemento de DHA y NAC (el aminoácido n-acetilcisteína) cada día. Las perfusiones de hierro mejoraron los niveles de energía y de concentración de Wendy rápidamente, y seis semanas después se encontraba mucho mejor. También le recomendé un fisioterapeuta y un acupunturista, y que acudiera a la consulta de un psicólogo especializado en problemas postnatales. Tres meses después me dijo que se encontraba mucho mejor que en mucho tiempo.

No volví a ver a Wendy hasta dos años después. Vino a mi consulta embarazada de treinta y dos semanas de su segundo hijo. Bromeó diciendo que se había sentido tan bien después de venir a la consulta que había decidido tener otro hijo, porque sabía que ya no tenía que preocuparse por no tener energía ni por sus problemas de memoria. Aun así, y aunque se encontraba mucho mejor que la primera vez que la había visto, estaba empezando a sentirse cansada, no dormía bien y se despertaba de mal humor, que era algo que no le había pasado nunca. Quería empezar el tratamiento porque no quería esperar a encontrarse tan mal como la vez anterior.

Estaba baja de hierro, vitamina D y cortisol, así que le administré dos perfusiones de hierro y una inyección intramuscular de vitamina B_{12}, y volvió a tomar el mismo suplemento de multiminerales y DHA oral, además de ashwagandha, una hierba ayurvédica. Para mejorar sus problemas de sueño le dije que no hiciera siestas de más de veinte minutos, por muchas ganas que tuviera de dormir más, y que redujera la exposición a la luz azul por las noches. También le aconsejé que tomara suplementos de cúrcuma liposomal y magnesio antes de irse a la cama.

Wendy volvió a verme cuatro semanas después y me dijo que se encontraba muy bien. Dormía bien, ya no se despertaba de mal humor y tenía mucha más energía. Tenía muchas ganas de que naciera el niño. Todo fue bien, y siempre que la veo empujando el carrito de su bebé me dice que adora su vida y que le encanta la vida que lleva de madre ocupada. A largo plazo, el único suplemento que Wendy sigue tomando es la ashwagandha.

Ya ves lo poco que necesitaba Wendy en términos de micronutrientes para conseguir una gran diferencia en sus niveles de energía y bienestar. Espero que tú consigas unos resultados igual de espectaculares.

EL CASO DE JENNIFER

Cuando vino a verme, Jennifer tenía treinta y dos años y sus hijos tenían cuatro y dos años. Me dijo que estaba aletargada y que tenía problemas para dormir, y que le dolía la cabeza a menudo y tenía la garganta seca, calenturas e infecciones en la piel. También le preocupaba pensar demasiado en todo. Había pasado por dos partos traumáticos por cesárea y sentía que esas experiencias la habían desempoderado y que se había perdido cosas, y no quería volver a pasar por lo mismo con el tercer hijo que ella y su marido querían tener. Jenny me explicó que la primera vez la presionaron para que se hiciera una cesárea y que nadie le explicó por qué ni las consecuencias que podía tener, ni si tenía otras opciones. Una gran parte de nuestra meta principal fue la de subirle la energía para que pudiera enfrentarse al trauma que le habían provocado los partos.

Los resultados de los análisis

Casi todos los niveles de micronutrientes de Jennifer estaban por debajo de lo normal. No era de extrañar que estuviera tan cansada y estresada.

El tratamiento de Jennifer

Le administré a Jennifer una inyección intravenosa de hierro, además de pedirle que tomara un suplemento de hierro por vía oral para mejorar sus niveles de energía; tomó DHA y DHEA para ayudarla a mejorar su claridad mental, la función cognitiva y la resistencia física; y también tomó una mezcla de hierbas con ashwagandha y regaliz. Asistió a clases de yoga una vez por semana y, para los problemas de sueño, tomó melatonina y bloqueó la luz azul que proyectaban sus aparatos eléctricos, cosa que supuso una gran diferencia en su forma de dormir y de levantarse. Me dijo que se había recuperado de una forma increíble, y después tuvo la claridad y la calma suficientes como para poder visitar a un terapeuta especializado en traumas postparto. La última vez que la vi estaba embarazada de seis meses, estaba contenta y llena de vitalidad, y tenía una sensación de bienestar que no había tenido con los anteriores embarazos. En realidad, tenía la sensación de tener demasiada energía y tenía que concentrarse en no correr demasiado. Ahora que ya tenía todas las herramientas que necesitaba para prevenir el desgaste, supe que no tendría que volver a verla cuando naciera su bebé.

En general tengo la impresión de que las madres pueden sentirse atrapadas por la poderosa sensación de que sus problemas son demasiado graves como para mejorarlos tomando suplementos y haciendo algún que otro cambio en su forma de vida. Creo que el reabastecimiento de micronutrientes puede ayudar a las madres a empezar a sentirse mejor física y emocionalmente. También puedes llevarle este libro a tu médico si quieres mantener una conversación sobre los análisis que quieres que te haga y la clase de tratamientos que puedes tomar. Una vez identificadas las necesidades de cada madre en particular, las veo mejorar muy rápido, y cada vez resulta más sencillo mejorar su falta de energía y decaimiento.

Paso 1: seguir estas pautas para identificar los déficits potenciales.

Paso 2: ir a ver al médico para pedirle los análisis recomendados.

Los análisis de sangre deberían incluir estudios sobre hierro, recuento sanguíneo completo, electrolitos, calcio y función hepática, tiroides, T3, T4, TSH, T3 reversa y anticuerpos tiroideos, vitamina B_{12}, niveles de 25-OH vitamina D, zinc en plasma, cobre en suero, ceruloplasmina, homocisteína e histamina.

Los análisis de orina deberían estudiar el yodo de la mañana y uno de veinticuatro horas para controlar el magnesio.

Los análisis de hormonas en saliva deberían servir para comprobar los niveles de melatonina x2, DHEAs x1, testosterona x1 y cortisol x4. Deberían hacerse al despertar, entre las seis y las ocho de la mañana; a las doce del mediodía; a las cuatro de la tarde, o a la hora de ir a dormir, entre las ocho y las diez de la noche.

Paso 3: Decidir un tratamiento con tu médico e incorporar los suplementos sugeridos en este libro.

5

Recuperar los macronutrientes

Hay tanta información incorrecta sobre las cosas que comemos que es casi imposible saber qué comprar y cómo cocinarlo. Parece que cada semana aparezca un nuevo libro con alguna dieta milagrosa o alguna de esas personas que se autodenominan expertos en nutrición que nos dice que lo que pensábamos que era nutritivo en realidad nos hace daño. Y estos creadores de dietas relámpago se aprovechan de la falta de información del público sobre alimentación y el funcionamiento del cuerpo. Y como adaptan sus descubrimientos al público en general, las mujeres que padecen desgaste postnatal quedan excluidas automáticamente.

Y además de ser una auténtica lástima, al final provoca frustración en las personas que no consiguen perder peso ni consiguen sentirse mejor por mucho que se esfuercen. Convierten la comida en un enemigo. ¿No es una locura? A mí me encanta la comida. Mis pacientes adoran comer. Y a todos nos encanta decir: «La comida debería disfrutarse, no padecerse». Si tu dieta es nutritiva pero es tan restrictiva y difícil de seguir que te hace sentir fatal, ni toda la buena comida del mundo conseguirá que te sientas mejor.

Es muy difícil seguir una dieta cuando no la disfrutas. Y este es un concepto clave, porque el primer paso para solucionar el desgaste postnatal es, tal como he expuesto en el capítulo anterior, reabastecer los *micronutrientes*. El segundo paso consiste en reabastecer los *macronutrientes*. Que son las proteínas, los carbohidratos y las grasas que comes cada día. Y no conseguirás hacer bien ninguno de estos pasos si sigues una dieta que te hace odiar lo que comes.

El embarazo, el parto y la lactancia materna suponen mayores demandas para tu metabolismo de proteínas y grasa que para tu metabolismo de carbohidratos, pero nuestra sociedad occidental, que les tiene fobia a las grasas, potencia las dietas que incluyen más carbohidratos que proteínas y grasas. Las madres ocupadas no tienen tiempo de rodearse de alimentos saludables y suelen verse en la necesidad de preparar comidas que superen las críticas familiares en lugar de basarlas en lo que es más nutritivo. Y por eso, tanto las normas dietéticas de la sociedad como la presión familiar generan las condiciones perfectas para que tengamos un déficit en macronutrientes.

La dieta ideal para una mujer que se está recuperando del desgaste postnatal incluye niveles de grasa entre moderados a altos, niveles moderados de proteínas y pequeñas cantidades de carbohidratos. Comer las cantidades correctas de macronutrientes te facilitará y acelerará mucho el proceso de reabastecimiento, y en este capítulo te mostraré cómo reorganizar las proporciones de lo que comes.

EL MEJOR CARBURANTE PARA EL CUERPO

Tu cuerpo es un vehículo que se abastece de tres fuentes de energía distintas: proteínas, grasas y carbohidratos. Todos ellos se transforman en la energía que necesitas para mantenerte con vida. Para muchas personas, la energía preferida del cuerpo es la grasa. La grasa es como ese tronco gordo que ponemos en el fuego, que nos proporcionará calor durante un largo periodo de tiempo.

Los carbohidratos, que el cuerpo transforma en azúcares, son las virutas que utilizamos para encender el fuego. Se encienden muy rápido, arden con fuerza y rapidez, pero después se apagan. ¿Recuerdas la última vez que te dio un subidón de azúcar después de comerte una chocolatina pero te notaste cansada una hora después? Eso es lo que hace el azúcar en tu cuerpo.

Las proteínas son como un tronco húmedo que cuesta encender, pero que si insistes acabarás encendiendo. Tu cuerpo puede utilizar las proteínas como carburante, pero solo como único recurso, porque sacar energía de ellas es complicado.

En el capítulo 9 encontrarás mi plan alimentario detallado, pero de momento tendrás que seguir leyendo para entender mejor por qué los macronutrientes tienen tanta repercusión en tu desgaste postnatal.

CUANDO HABLAMOS DE CALORÍAS, LO QUE CUENTA ES LA CALIDAD, NO LA CANTIDAD

Una caloría es una unidad de energía y se mide en gramos. Un gramo de grasa contiene 9 calorías. Un gramo de proteína o carbohidratos contiene unas 4 calorías. La mujer adulta media necesita unas 1.800 calorías para mantener su peso; una mujer activa necesita entre 200 y 400 calorías más. Cuando estás embarazada necesitas entre 200 y 300 calorías más cada día, y cuando estás dando el pecho necesitas 500 calorías más.

Pero aquí es cuando tenemos que romper con los mitos sobre las calorías. La calidad de las calorías es mucho más importante que la cantidad de las calorías que comes. Tu cuerpo no procesa las calorías de la misma forma, por lo que ceñirse a una ecuación de calorías dentro / calorías fuera puede ser contraproducente. Comer 350 calorías de caramelo no es lo mismo que comer 350 calorías de pollo con verduras, ¡ya lo sabes! Así que, en lugar de contar calorías (y después destrozarte emocionalmente cuando no consigues tu objetivo), ten en cuenta cómo te sientes y lo altos que son tus niveles de energía. Eso es lo que cuenta.

LAS GRASAS

Es una pena que la palabra grasa se utilice para designar por igual las grasas buenas y saludables y las dañinas. Las grasas son lo más importante que comemos. Nuestro cerebro está compuesto básicamente de grasa. Necesitamos las grasas para producir energía y hormonas. Tu piel necesita un revestimiento de grasa para que tengas buen aspecto. De hecho, cada célula de tu cuerpo está recubierta por una capa doble de grasa, que protege la membrana de la célula. La grasa es vital para la vida.

Pero igual que las calorías difieren en términos de calidad, las grasas también. Comparar una grasa de buena calidad como la mantequilla o el suero de mantequilla elaborada con vacas alimentadas de pasto con una grasa mala y refinada como la del aceite de colza es como comparar diamantes con ladrillos y pensar que son básicamente lo mismo solo porque los dos están compuestos por minerales.

Cuando empecé a ejercer como médico en el campo de la salud aborigen en el norte de Australia, me sorprendió descubrir que los alimentos más valorados en la cultura aborigen solían ser los que contenían más grasas, como la cola de canguro, el depósito graso del lagarto y partes concretas de la tortuga. Enseguida me di cuenta de que la dieta de las mujeres embarazadas de las culturas indígenas solía ser alta en grasas de buena calidad, ya fuera grasa de ballena de las islas Aleutianas, o mantequilla hecha con las primeras pasturas de las zonas más altas de los Alpes suizos, o ciertas clases de huevos de pescado que se encuentran en Asia. Y eso no era una casualidad. Las sociedades con acceso a grasas de mejor calidad suelen gozar de mejor salud y tener mayor fertilidad.

Y, sin embargo, vivimos en un mundo que tiene fobia a las grasas. Nuestras fobias están basadas en falsas afirmaciones científicas, una estética de belleza que sobrevalora la delgadez y una industria alimentaria que se alimenta de las percepciones falsas. El grupo de presión del azúcar hizo un trabajo excelente convenciendo a la gente de que las grasas eran malas. ¿Y con qué hemos reemplazado estas grasas? Con azúcar, claro, que ha hecho que la gente engorde todavía más. La industria alimentaria también utiliza la fobia hacia las grasas como estrategia para vender alimentos altamente procesados y bajos en nutrientes, comida basura prefabricada. Como ejemplo de los niveles absurdos a los que está llegando el etiquetado de los alimentos, hace poco, en el supermercado de nuestra ciudad, vi una botella de sirope dorado (que es parecido al sirope Karo y as azúcar puro) que vendían aludiendo que no contenía ni colesterol ni gluten. Los publicistas son muy listos y se aprovechan de que las madres solo quieren lo mejor para ellas y para sus familias y son más sensibles a los reclamos relacionados con la salud y la imagen corporal, y eso las hace especialmente susceptibles a los anuncios, los ganchos para vender y las modas alimentarias, tanto si son buenas como malas.

LAS GRASAS QUE NECESITAS

¿Qué son las grasas y cómo podemos distinguir las buenas de las malas? A continuación te ofrezco un manual básico.

La grasa es una cadena de átomos de carbono (como un collar) con un ácido carboxílico en un extremo (como un broche). El número de enlaces dobles entre los carbonos y las moléculas de ácido graso determina si una grasa es saturada, monoinsaturada o poliinsaturada. Las grasas saturadas no tienen enlaces dobles entre los carbonos; las grasas no saturadas tienen, al menos, un enlace doble (monoinsaturadas) o muchos enlaces dobles (poliinsaturadas).

¿Me he explicado?

Es importante entender esta información, porque los enlaces dobles de las grasas no saturadas son muy susceptibles a la oxidación o a dañarse. Tu cuerpo puede seguir utilizando estas grasas dañadas para cubrir sus necesidades, pero tú pagarás el precio. Es mucho mejor utilizar grasas saludables que las dañadas a la hora de fabricar las membranas de las células. Si tiene la oportunidad, tu cuerpo reemplazará estas grasas dañadas por las buenas. Ese es el motivo de que sea tan importante elegir buenas grasas no saturadas, especialmente cuando estás embarazada o desgastada.

Siempre deberías esforzarte por evitar las grasas malas que puedan haberse dañado u oxidado. Los ácidos grasos trans, por ejemplo, se han modificado deliberadamente para que estén más sólidos a temperatura ambiente. Ese proceso se llama hidrogenación, y puede que sea algo bueno para los fabricantes de galletas y pasteles, pero a ti no te hace ningún bien. Por suerte, en Estados Unidos están empezando a eliminar los ácidos grasos trans, y ahora se pueden ver productos etiquetados con el aviso «no contiene ácidos grasos trans». Por desgracia, en Australia todavía no existe ninguna ley similar ni parece que vaya a existir en el futuro próximo.

Otras grasas malas son el aceite de colza, el de soja, el de algodón, el de girasol o el de cacahuete, que suelen emplearse en las freidoras o para hacer alimentos rebozados como las patatas fritas, tanto las naturales como las de bolsa. Estos aceites pueden provocarte inflamación por la forma que tiene el cuerpo de procesarlos y hacen que tus glóbulos blancos estén más reactivos y sean más proclives a inflamarse, además de tener un efecto negativo para la salud de las arterias y la calidad de la sangre que circula hasta tu cerebro. Siempre aconsejo a las madres que eliminen estos aceites de sus despensas y que los eviten siempre que puedan cuando coman en restaurantes. Sustitúyelos por aceite de coco, de oliva, de aguacate, de palma roja o por otras grasas animales sólidas como la mantequilla, el ghee, la grasa de pato, el sebo o la grasa de cerdo. También se pueden utilizar aceites de frutos secos, como el de nuez, el de macadamia o el de almendra. Eso sí, recuerda que los cacahuetes no son frutos secos, por lo que hay que evitar el aceite de cacahuete.

Una grasa muy importante es la omega-3 (DHA: ácido docosahexaenoico). Se encuentra básicamente en el pescado, y hay menos cantidad en las vísceras, la yema de huevo y las grasas lácteas como el ghee o la mantequilla (pero no en la leche entera). Cuando padeces desgaste postnatal, reabastecer esta grasa es crucial.

Tu cuerpo puede convertir los ácidos grasos omega-3 de origen vegetal como el que se encuentra en las semillas de linaza en DHA. Pero cuanto más estresado y desgastado esté tu cuerpo, más ineficaz y lento es el proceso de conversión. Ya aprendiste en el capítulo 2 que un tercio del peso seco de tu cerebro es pura DHA, y también sabes qué ocurre con el DHA cuando estás embarazada si no tomas el suficiente en tu dieta. Básicamente, tu cuerpo roba una pequeña cantidad de DHA de tu cerebro para dársela al cerebro del bebé, ¡y tú pagas el precio! Un nivel bajo de DHA en el cerebro y el sistema nervioso central contribuye directamente a sufrir pérdidas de memoria y ansiedad postnatal.

Básicamente, cuanto más omega-3 haya en tu dieta, mejor te encontrarás. Esfuérzate para comer una ración de pescado de unos 170 g rico en omega-3 tres veces por semana, cosa que te proporcionará alrededor de 1 gramo de DHA por ración. Los pescados con alto contenido en omega-3 y que también tienen niveles relativamente bajos de mercurio son el salmón, los arenques, la caballa (a excepción de las gigantes), las anchoas, la sardina, el mújol y la trucha de río. Si no te gusta mucho el pescado, siempre puedes tomar un suplemento.

Cómo tratar el déficit de DHA

Como el déficit de DHA es muy común en las madres desgastadas, siempre incluyo un suplemento de DHA en casi todos los tratamientos que preparo para mis pacientes. La mejor fuente de DHA es el aceite de pescado; en el caso de las vegetarianas, se utiliza aceite de algas.

Es importante saber que los peces no pueden fabricar sus propios ácidos grasos omega-3. Simplemente, los acumulan gracias a su alimentación, de la misma forma que tú acumulas vitaminas solubles en grasa gracias a tu alimentación. Primero las algas fabrican el DHA y EPA (ácido eicosapentaenoico). Después, estas algas acaban en el estómago de los animales marinos pequeños como los crustáceos que, a su vez, sirven de alimento para animales marinos más grandes, y así se va formando la cadena alimenticia. Por desgracia, debido a nuestras técnicas de pesca modernas y a la contaminación de los océanos, quizás estemos terminando con la producción de DHA por parte de los animales, y la mejor fuente de los preciados omega-3 sean las algas y no el pescado. Este es el motivo de que cada vez haya más personas que toman suplementos de omega-3.

LAS PROTEÍNAS

Las proteínas, los ladrillos con los que el cuerpo construye los músculos y el colágeno, son un componente vital para el cuerpo. El colágeno es lo que da elasticidad a la piel y a los tejidos, y lo que da fuerza a los tendones y los ligamentos. Las proteínas también están involucradas en todos los aspectos del metabolismo celular, en especial dado que son una parte esencial para fabricar enzimas, y las enzimas son las máquinas que hay en el interior de las células encargadas de que se haga la faena. Las enzimas nos ayudan a crecer, a reconstruir y reparar los tejidos corporales, a desintoxicar y a limpiar el cuerpo, y son responsables de mantenerlo todo en orden.

Las proteínas están hechas de aminoácidos, que se unen para formar largas cadenas llamadas péptidos. Los aminoácidos se dividen en esenciales (tu cuerpo no puede fabricarlos, por lo que debe extraerlos de los alimentos), no esenciales (los fabrica nuestro cuerpo), o condicionales (solo los necesitas cuando estás estresada o enferma).

Una proteína completa (de carne, pollo, de productos lácteos, pescado o huevos) contiene los nueve aminoácidos esenciales en casi idénticas cantidades. Una proteína incompleta (las judías, los frutos secos, los cereales integrales, las semillas, el maíz) solo contiene algunos de los aminoácidos esenciales en cantidades significativas. Puedes combinar dos proteínas incompletas y crear una completa. En realidad las proteínas vegetales no son incompletas, pero son complementarias con otras proteínas vegetales. Un buen alimento proteico sumado a otro buen alimento proteico puede formar una buena combinación de proteínas; algunos buenos ejemplos son el arroz y las judías, la quinua y la soja, el humus y el pan de pita integral. Creo que la fuente de proteínas más eficaz para ayudar a una madre a recuperarse es la relacionada con el colágeno, que procede de los ligamentos y los huesos de los animales. Se encuentra en los caldos con hueso, en carnes de cocción lenta y en forma de suplemento en polvo que se puede añadir a las comidas y batidos.

Calcular la cantidad de proteínas que necesitas no es fácil, porque hay tres partes en la ecuación: la ingesta de proteínas, la absorción de las proteínas y la utilización de las proteínas. La ingesta de proteínas es la cantidad y la calidad de las proteínas que comes. La absorción de las proteínas está relacionada con lo eficaz que es nuestro sistema digestivo en procesar las proteínas (y sí, todo empieza en la masticación) y lo bien que se absorben en nuestro corriente sanguíneo. La utilización de las proteínas es un poco más complicada. De media, solo el 50 por ciento de las proteínas que comes llegará a tu corriente sanguíneo. El 50 por ciento restante se utiliza para crear y reformar el revestimiento en forma de salchicha del intestino. La buena noticia es que, a pesar de que es muy común que las madres tengan déficit de proteínas después del parto, no se tarda mucho en corregirlo.

Cómo tratar el déficit de proteínas

Te advierto que encontrarás consejos muy diversos acerca de tu necesidad de proteínas según los distintos expertos. Cuando formulo una dieta personalizada para una madre desgastada, suelo prepararle una dieta alta en grasas y baja en carbohidratos con una cantidad de proteínas adecuada. Y lo hago para corregir el clásico desequilibrio de macronutrientes que veo tras el parto.

La mujer adulta media necesita entre 45 y 60 gramos de proteínas cada día. Cuando estás embarazada necesitas 10 gramos más por día, y cuando das el pecho necesitas 20 gramos al mes. Un bistec de 230 gramos contiene casi 50 gramos de proteínas, por lo que si te comes eso y dos yogures griegos (19 gramos de proteínas) estarás cerca del objetivo.

Cuando te estás recuperando del parto, necesitarás más proteínas. Piensa en ti como si fueras una atleta que se estaba entrenando para las Olimpiadas: has sometido a tu cuerpo a mucha presión, no solo durante el proceso de crear y dar a luz a un niño, sino durante la reparación posterior del útero y el canal de parto. Y el consumo de proteínas continúa si estás dando el pecho.

La regla general es incorporar a cada comida una cantidad alta en proteínas equivalente a la que te quepa en la palma de la mano, recordando que debes utilizar tu propia mano para medirla, no la de otra persona. Esto suele equivaler a una ración de entre 55 y 85 gramos (y es mucho menos de lo que estás acostumbrada a ver en tu plato cuando vas a comer a un restaurante).

Tienes que comer las mejores proteínas posibles. Como ocurre con toda la comida, la calidad lo es todo. Las fuentes de proteínas como las legumbres, el pescado, los huevos, los frutos secos, las verduras, los productos lácteos y el pollo son ideales. La carne roja y de buena calidad también es buena siempre que la consumas con moderación. Cuando tu cuerpo funciona bien no necesitas consumir mucha carne roja, quizás una o dos veces por semana. Puede ser difícil de digerir, y si comes demasiada, considero que puede contribuir a la inflamación. Cuando los cuerpos están creciendo (como en el caso de los niños o las mujeres embarazadas) o se están reparando o restaurando (por ejemplo, después del parto, o debido a una cirugía o mientras das el pecho, y/o como respuesta al desgaste postnatal), se puede comer más carne roja, porque los beneficios de sus nutrientes específicos superan la inflamación que puede provocar. En esos casos recomiendo comer unos 85 gramos de carne roja al día durante ese periodo.

Una de las mejores maneras de consumir colágeno predigerido es con un caldo de huesos. Hervir en agua huesos de carne o pollo durante muchas horas rompe el colágeno; lo sabrás, cuando ocurra, si tu caldo se transforma en una especie de gelatina después de dejarlo toda la noche en la nevera. Muchas culturas indígenas, como ya has leído en las páginas previas de este libro, utilizan los caldos de cocción lenta como alimentos nutritivos para las mujeres que acaban de ser madres, y son muy fáciles de hacer o de comprar.

Si estás utilizando suplementos para aumentar el contenido proteico de tu dieta, es importante que los elijas bien. No recomiendo los batidos ni las barritas de proteínas porque he visto que a algunas de mis pacientes les ha provocado más inflamación en lugar de mejorarla. En su lugar, es mejor que busques polvos de proteínas vegetales de alta calidad (como los de cáñamo o de arroz integral) y polvos de colágeno de alta calidad que puedas añadir a tu dieta habitual, en especial durante el proceso de reabastecimiento y para esos días en que no tienes tiempo de cocinar. Mucha gente añade estos polvos a sus batidos o a sus sopas.

Cómo tratar el déficit de aminoácidos

A veces, el déficit de algún aminoácido en particular, que no tiene por qué estar causado necesariamente por el embarazo, también puede afectar y potenciar tu desgaste. Aunque no es fácil diagnosticarlo, la mejor forma de evaluarlo es a través de un análisis de orina. Solo acostumbro pedir esta clase de análisis cuando una madre sufre apatía o tiene problemas mentales graves, como una ansiedad muy debilitante.

Ya sabemos que el estrés puede desgastar algunos aminoácidos. Cuando tu glándula adrenal libera la hormona cortisol en respuesta al estrés, pueden aumentar los niveles del aminoácido triptófano y es un factor que contribuye a la gravedad de la ansiedad y la depresión postnatal. El suplemento que utilizo es el 5-HTP (5-hidroxitriptófano), una clase de triptófano modificado; la dosis habitual es entre 50 y 300 gramos diarios. (No podrás tomarlo si estás tomando antidepresivos.)

Además, si tienes déficit de ciertos micronutrientes, también puede tener un impacto negativo en tus aminoácidos, en particular la lisina y la metionina. Necesitas esos aminoácidos para generar la molécula productora de energía carnitina, pero este proceso requiere la presencia de hierro y las vitaminas B_3, B_6 y C.

Las insuficiencias y los déficits pueden agravar y exacerbar tu desgaste postnatal, pero si empiezas reabasteciendo tus micronutrientes te resultará más fácil reconstruir también tus macronutrientes. Estos ejemplos demuestran el intrincado equilibrio que hay entre unos nutrientes y otros. Con los suplementos adecuados y algunos ajustes dietéticos y de hábitos, restaurar el equilibrio puede ser una tarea muy sencilla.

LOS CARBOHIDRATOS

Cuando estás desgastada, lo último que deberías hacer es tener en cuenta la pirámide alimentaria de la dieta occidental que se utilizó durante tantos años, la que nos enseñó que los carbohidratos eran la fuente principal de energía. Si sumamos eso a una industria alimentaria que vende alimentos procesados «saludables» a millones de personas, tendremos la receta perfecta para el sobrepeso, los problemas de salud y la incapacidad para enfrentarte al desgaste postnatal. Suelo bromear con mis pacientes llamando cartónhidratos a los carbohidratos. No todos los carbohidratos son malos, pero el perfil nutritivo de los ingredientes que llegan a nuestro plato cada vez se diferencia menos del cartón.

Los carbohidratos son, básicamente, cadenas de moléculas de glucosa (azúcar). Las cadenas cortas son los azúcares simples y suelen ser dulces (el azúcar, los productos lácteos, los cereales procesados y la fruta). Las cadenas largas son los carbohidratos complejos (cereales integrales, vegetales verdes, legumbres, judías, cacahuetes, patatas y maíz). Los carbohidratos de cadenas cortas son más fáciles de digerir, mientras que los carbohidratos complejos suelen contener muchas fibras que desaceleran el proceso digestivo y te hacen sentir lleno durante más tiempo al mismo tiempo que te proporcionan alimentos en forma de prebióticos que son beneficiosos para la flora intestinal.

Cuando comes carbohidratos tu cuerpo tiene que dividirlos en moléculas de azúcar básicas (normalmente glucosa) para poder transportarlas por el cuerpo. Todos tenemos el equivalente a una cucharita de café de azúcar flotando en la sangre en cualquier momento.

Normalmente, gracias a la hormona que conoces como insulina, a tu cuerpo se le da muy bien mantener estables los niveles de azúcar. Tu páncreas percibe la llegada de azúcar a través de tu sistema digestivo, libera pequeñas cantidades de insulina para acompañar a esos azúcares hasta tus células y el hígado. Cuando comemos carbohidratos complejos, los azúcares se van incorporando lentamente al torrente sanguíneo y el sistema de insulina los gestiona con facilidad.

No ocurre lo mismo con los azúcares simples. Si te tomas un refresco de lata, que contiene hasta 12 cucharadas de azúcar, acabas de ingerir doce veces la cantidad de azúcar que ya está circulando por tu sangre. Tu páncreas se desmadra intentando gestionar este repentino influjo de azúcar y libera mucha más insulina de la que necesitarías normalmente. Esto es lo que provoca una subida de azúcar o de energía (hay mucha insulina tratando de almacenar el azúcar que tienes en la sangre), seguido de un bajón (la insulina desaparece y te sientes cansado, tembloroso o mareado), y a continuación aparecen los insaciables antojos por consumir más azúcar (tu cerebro no es capaz de comprender dónde se fue el azúcar; ¡quiere más, más,

más!). Con el tiempo, este círculo vicioso de antojos dulces seguido de subidones de energía, cansancio y más antojos provoca una resistencia a la insulina, que es la precursora de la diabetes de tipo 2, una enfermedad grave que puede provocar la muerte.

Además, cuando quemas azúcares principalmente, tus sistemas de estrés se vuelven más hiperactivos, y te estresarás más rápido. A tu cuerpo también le cuesta más volver a su peso inicial y gestionar la inflamación cuando estás quemando principalmente azúcar o cuando no quemas el exceso de azúcar y se almacena en forma de grasa. Y empezar a consumir alimentos bajos en grasas o sin grasa, que sustituyen el azúcar por grasa, no es la solución. Consumir alimentos muy azucarados no ayuda a nadie a perder peso. Es uno de los motivos por los que fracasan la mayoría de las dietas.

Los carbohidratos que necesitas

Como ya hemos comentado, la calidad de las calorías que consumes es mucho más importante que la cantidad, y ocurre lo mismo con la calidad de los carbohidratos. La mujer adulta media necesita, aproximadamente, 150 gramos de carbohidratos al día. Cuando estás embarazada deberías comer 175 gramos, y cuando estás dando el pecho deberías consumir 210 gramos. Piensa que estas cifras son aproximadas y que podrían fluctuar teniendo en cuenta variables como la altura, el peso y la edad. También hay mucho debate sobre estas cifras entre los profesionales médicos y de nutrición; un estudio reciente de la Commonwealth Scientific and Industrial Research Organization de Australia demostró que una dieta baja en carbohidratos, de entre 50 y 75 gramos diarios, es buena para personas con síndrome metabólico y diabetes, especialmente para mejorar y, en muchos casos, superar la diabetes.

Por mi experiencia, las mujeres con desgaste postnatal responden mejor si no comen o minimizan mucho el consumo de cereales hasta que sienten que tienen más energía y se encuentran mejor. Esta dieta a corto plazo suele ser menos inflamatoria, más nutritiva, y al final genera niveles de azúcar más estables. La mayoría de los carbohidratos que comes deberían proceder de verduras frescas de colores vivos; cuanto más brillantes sean, más nutrientes contienen.

En el capítulo 9 te explicaré qué debes comer y encontrarás planes alimentarios que te ayudarán. ¡Te prometo que no pasarás hambre!

Cómo tratar el déficit de carbohidratos

Como la clásica dieta estadounidense está basada en los carbohidratos, es muy raro encontrar personas con déficit. Sin embargo, debes tener presente que, aunque comer carbohidratos basura hechos con harina procesada y azúcar blanco te proporcionará un exceso de carbohidratos, eso también significa que no estás recibiendo los nutrientes buenos que necesitas. Suelo explicarles a mis pacientes que los mejores carbohidratos proceden de las verduras que crecen por encima de la tierra, como la col y el brócoli, o de verduras como el puerro o la cebolla. Los carbohidratos que podemos consumir con moderación proceden de los vegetales que crecen bajo tierra, la fruta, las legumbres, las judías y el arroz basmati o integral. Los carbohidratos malos suelen ser blancos, procesados y empaquetados. Si consumes alimentos frescos y verdes no te equivocarás.

6

Recuperar las hormonas

Una de las primeras cosas que aprendí cuando estudiaba es que las mujeres tienen sus hormonas y los hombres tienen las suyas. Desde entonces he descubierto que, mientras que las mujeres suelen tener muchos altibajos hormonales, y aunque los hombre suelen tener menos, las hormonas de los hombres van disminuyendo con el tiempo, provocando lo que se conoce como síndrome del anciano gruñón.

A decir verdad, a mí me parece que, a pesar de ser uno de los componentes más importantes, las hormonas son la parte más incomprendida de nuestro cuerpo. Y cuando tienes las hormonas revueltas, estás desgastada y te encuentras fatal, tienes todos los motivos del mundo para sufrir altibajos.

INFORMACIÓN BÁSICA SOBRE LAS HORMONAS

¿Qué son las hormonas? Según la definición clásica, una hormona es una sustancia química producida por el cuerpo que controla y regula la actividad de ciertas células u órganos. Básicamente, una hormona es una señal o un mensajero que se desplaza de una parte de tu cuerpo a otra gritando órdenes para que todo funcione como debe funcionar.

Las hormonas se producen en distintas glándulas de tu cuerpo. Las regula una parte del cerebro llamada hipotálamo, que envía señales a tu glándula pituitaria, que también se encuentra en el cerebro y, a su vez, envía señales a las glándulas encargadas de producir hormonas. Las hormonas que tienen diferentes efectos en tu desgaste postnatal son las tiroideas, las adrenales (el cortisol y el DHEA), la melatonina y las hormonas de los ovarios (los estrógenos y la progesterona). Cada hormona desempeña una función específica.

Cuando estás sana, tus distintas glándulas liberan hormonas que viajan hasta tu torrente sanguíneo y les dicen a los órganos lo que tienen que hacer y cómo. Pero cuando estás desgastada, estas señales hormonales pueden descontrolarse, cosa que provoca que se liberen demasiadas hormonas o muy pocas.

Por ejemplo, si estás siguiendo una dieta baja en grasas porque quieres perder el peso acumulado durante el embarazo, es probable que esta clase de alimentación envíe señales a tu cerebro de que estás pasando privaciones extrañas. Tu cuerpo reacciona poniéndose en modo inanición y envía señales para ralentizar el metabolismo. Esto, evidentemente, hace que necesites incluso menos calorías para funcionar, y por eso ganas peso incluso comiendo poco. (Este es uno de los motivos por los que las dietas basadas en una ingesta menor de calorías no funcionan a largo plazo.)

Qué ocurre con tus hormonas cuando estás embarazada

Cuando estás embarazada, hay un crecimiento de hormonas increíble: en rasgos generales, todos los síntomas del embarazo están relacionados con los estrógenos (que provocan gran parte de la hinchazón y la relajación de los tejidos corporales, cosa que puede provocar reflujo, hemorroides, estreñimiento, venas varicosas y agotamiento) y la progesterona (que puede potenciar la felicidad que sienten las mujeres embarazadas, aunque una de cada diez se deprime durante el embarazo).

- El estrógeno aumenta hasta *treinta veces* los niveles de antes del embarazo, porque se necesita para el aumento del útero y los pechos, así como para aumentar los fluidos de tu cuerpo. (La mitad de este aumento de estrógenos la genera la madre, y la otra mitad, la placenta.)

■ La progesterona aumenta diez veces los niveles de antes del embarazo durante el último trimestre de embarazo, estimulando el crecimiento de la placenta y permitiendo la maduración del tejido de los pechos para prepararlos para la producción de leche. La progesterona es lo que provoca esa sensación de bienestar que muchas madres experimentan durante el embarazo.

■ La producción de hormonas tiroideas aumenta un 50 por ciento durante el tercer trimestre, lo que permite un crecimiento adecuado del cerebro del feto en desarrollo, además de satisfacer las necesidades tiroideas de la madre.

■ La producción del cortisol la controla la madre durante la mayor parte del embarazo, pero en el ultimo trimestre ese cortisol se traslada a la placenta; el cortisol es tres veces superior a la cantidad que tenías antes de quedarte embarazada. Es muy probable que el bebé, a través de la placenta, esté intentando mantener a la madre sana, alerta y cargada de energía. Este subidón de cortisol puede manifestarse de muchas formas; quizá descubras que estás más activa, quizá quieras preparar la habitación del bebé, pintar u ordenar el garaje. También puede provocar irritabilidad, ansiedad y un sentimiento de «¡lo que quiero es que me saquen esto de aquí y dejar de estar embarazada!»

Cuando la mujer expulsa la placenta, sus niveles de estrógenos descienden entre un 90 y un 95 por ciento, mientras que los niveles de progesterona se quedan casi a cero en las cuarenta y ocho horas posteriores al parto. Los niveles de corticotropina, una hormona que facilita la producción de cortisol en tu cuerpo, también caerán en picado, y si no estás estable física y emocionalmente en las primeras semanas después de dar a luz, tus niveles de corticotropina no volverán a la normalidad. Un nivel bajo de cortisol provoca cansancio y una sensación de apatía, y también se asocia a la aparición de alergia; también se cree que contribuye a la aparición de enfermedades autoinmunes postparto.

Si estás dando el pecho, disminuye la producción de estrógenos y progesterona, y no deberías volver a tener el periodo. Pero si tienes los estrógenos y la progesterona bajos y a eso se suma un nivel bajo de cortisol, DHEA baja (lo que suele ocurrir después del parto) y desequilibrios de hormonas tiroideas, podrías tener la sensación de acabar de tener un accidente de coche. Si además no duermes bien, te sentirás más desgastada.

Por eso pienso que las madres deberían poder disfrutar de, por lo menos, un mes de una recuperación similar a la que disfrutan las madres en muchas culturas que ya expliqué en el capítulo 1. Estos cuidados y este apoyo proporcionan a la madre el tiempo necesario para que su sistema hormonal se recupere.

¡PIDE UN ANÁLISIS DE HORMONAS!

Además del estrógeno y la progesterona, los niveles de hormonas suelen ignorarse o se les resta importancia en madres con desgaste postnatal. ¿Te lo puedes creer? Seguro que sí. Es una de las cosas más fáciles de comprobar y, sin embargo, se pasa por alto tan a menudo que me siento muy frustrado en nombre de mis pacientes. Por eso es absolutamente necesario que sepas los problemas que pueden provocarte tus niveles de hormonas para que puedas reconducir cualquier desequilibrio.

Me he dado cuenta de la forma que tiene la medicina convencional de tratar a las mujeres con problemas hormonales, especialmente las que padecen desgaste postnatal, es darles más hormonas. Y aunque eso pueda proporcionar ciertos beneficios a corto plazo, no ataca la causa del problema y puede dificultar el tratamiento de los problemas de fondo.

Primero tienes que hacer cambios en tu estilo de vida

Para solucionar el desgaste hormonal, debes empezar por hacer cambios en tu forma de vida. Esto significa que tienes que dormir y descansar bien. También necesitas mejorar la dieta, moverte más y hacer todo lo que puedas para tener tiempo para relajarte. Pero antes de que decidas tirar este libro por la ventana déjame aclararte que no estoy sugiriendo que ocho horas

de sueño, hacer yoga y meditación diaria y consumir tres comidas saludables por día sea la única forma de recuperar niveles hormonales saludables.
Uno de los motivos por los que el desgaste postnatal es tan dañino es que
aparece justo cuando entras en un momento de la vida que probablemente
sea más agotador física y mentalmente que cualquier época anterior. Entonces, ¿cómo vas a poder cuidar de ti misma en unas circunstancias tan
complicadas?

Una de las cosas más difíciles para las madres es aceptar el cambio de
prioridades y habilidades que se produce cuando tienen un hijo. Puede sorprender darse cuenta de que tus horas de sueño ya no te pertenecen, que ya
no eres dueña de tu tiempo y que tu espacio ya no es solo tuyo. ¿Cuántas
mujeres conocerán el dolor que provoca tener que aguantarse para ir al
baño a orinar, o los pinchazos que puede provocar un brazo retorcido y
soportarlos para no despertar a un bebé? Cualquiera puede tener la sensación de que está reinventando la rueda cuando busca una forma de incorporar a su vida las cosas que tanto le gustaba hacer antes de tener un bebé. Es
un mundo nuevo de responsabilidades y necesidades, y es fácil acabar tan
concentrado en el bebé que acabas perdiéndote. Pero es crucial que cuides
de ti misma y que pidas toda la ayuda que necesites, porque restaurar tu
cuerpo es el primer paso para volver a sentirte tú misma.

Lo que quiero que hagas es que te lo pases bien primero y dejes el trabajo para después. En otras palabras, ahora que tienes un hijo, aprovecha
para incorporar a tu vida esa capacidad mágica para el asombro tan propia
de la infancia. No me refiero a que te rindas al escapismo, sino al juego.
Puedes hacerlo incorporando todas las canciones, la música, el baile, las
tonterías y las risas que puedas. Siempre habrá trabajo, tareas y responsabilidades, y puede resultar frustrante verlo todo desatendido. Pero asegúrate
de que también reservas un poco de tiempo para disfrutar de tu familia, incluso si eso a veces significa hacer las cosas que te gustaría hacer un poco
más despacio que de costumbre.

No te estoy pidiendo que bajes tus expectativas. Es muy beneficioso
dedicar un tiempo al juego. Si juegas más conseguirás bajar tus niveles de
estrés, y ahora ya sabes lo importante que es que tu nivel de estrés sea lo

más bajo posible. También es muy importante que tu familia y tus amigos te apoyen. Te ayudará mucho a bajar el nivel de estrés si otras personas te ayudan a limpiar, hacer la colada, comprar y preparar la comida. Veo muchas madres desgastadas que dedican la poca energía que tienen a atender a las visitas bienintencionadas que solo quieren hacerle carantoñas al bebé. Eso es perfectamente comprensible, claro, pero eso significa que tú sueles ser la que paga el precio de esas visitas. Si la gente quiere venir de visita, encuentra formas de pedirles ayuda, ya sea que traigan algo de comer o que hagan la colada. Si no te sientes cómoda poniendo a trabajar a tus invitados, aprovecha para sacar un poco de tiempo para ti en esos momentos en los que hay más manos en casa. Mientras ellos estén con el bebé, tú puedes ducharte, moverte un poco o echar una siesta.

Si una de mis pacientes cree que hacer estos cambios de vida no le ayuda, o si su necesidad de reabastecimiento y recuperación es más inmediata, suelo recetarle hormonas femeninas en forma bioactiva para que su cuerpo vuelva a estar en marcha. Las bioactivas son hormonas naturales (especialmente se encuentran en las plantas o en el tejido animal) y son idénticas a las que produce el cuerpo, por lo que tu cuerpo las reconocerá enseguida y sabrá cómo utilizarlas y metabolizarlas. He descubierto que a mis pacientes les van mejor que las hormonas sintéticas. (Coméntaselo a tu ginecólogo.) Las hormonas bioactivas suelen utilizarse combinadas con hierbas y otros elementos mencionados en el libro.

UNA GUÍA SOBRE LAS HORMONAS

T3 y T4, las hormonas tiroideas

La tiroides es una pequeña glándula que tenemos en el cuello y que se encarga de regular el metabolismo. La glándula pituitaria envía TSH (la glándula que estimula la tiroides, la tirotropina) a la tiroides para que produzca sus hormonas T3 y T4. La T4 es inactiva y actúa como una especie de reserva para que tu cuerpo pueda convertirla en T3, que es la hormona activa. Junto al cortisol (la hormona del estrés, sobre la que leerás en el siguiente apartado), la T3 les dice a las células cuánta energía deben producir. Si tu tiroides es demasiado activa se conoce como *hiper*tiroidismo, y puede hacer que el corazón lata demasiado rápido o de forma irregular. Otros síntomas son nerviosismo, irritabilidad y cambios de humor, pérdida de peso, intolerancia al calor, cansancio y trastornos del sueño, temblores en la mano, debilidad muscular y palpitaciones, y bocio (ensanchamiento de la tiroides que produce hinchazón del cuello y se te pongan los ojos saltones). El déficit de fabricación de hormonas tiroideas genera *hipo*tiroidismo, lo que puede provocar aumento de peso, depresión, ritmo cardiaco bajo, sequedad en la piel, en el pelo y en las uñas, insomnio, estreñimiento, irregularidades en el ciclo menstrual e infertilidad, y sensibilidad al frío. Si tu tiroides funciona por debajo del ritmo deseado, te costará mucho recuperarte del parto y puede convertirse en un problema no solo relacionado con el desgaste postnatal.

Cómo comprobar los niveles de T3 y T4

Medir los niveles de TSH, T3 y T4 en un análisis de sangre te dirá si tu tiroides goza de buena salud. Quizá también necesites un recuento de los anticuerpos tiroideos y una ecografía de la tiroides si crees que tienes el cuello hinchado o que la glándula tiroidea ha aumentado de tamaño.

Algo también muy útil y que se puede añadir a los análisis de sangre es medir la temperatura basal del cuerpo cuando te levantes por las mañanas durante dos semanas. El motivo por el que resulta tan útil es que el calor es un indicativo de la actividad / energía que está produciendo tu cuerpo. (Las personas que tienen pocas hormonas tiroideas suelen tener frío, y este es uno de los motivos.) Monitorizar la función de la tiroides con análisis de sangre y las mediciones de la temperatura basal es muy importante, aunque no suele recomendarse y se pasa por alto. Si tu temperatura media está en torno a los 37 °C y tu TSH está entre 1 y 2 mUI/l, entonces es poco probable que tengas problemas de tiroides. Sin embargo, si tu temperatura siempre está por debajo de 36,5 y tus niveles de TSH están por encima de 3 mUI/l, es probable que padezcas hipotiroidismo. Si estás preocupada, habla con tu médico y pídele que te haga un análisis de TSH y, si es posible, que mire las hormonas T3 y las T4.

Cómo tratar los déficits de hormonas tiroideas

Si tienes hipertiroidismo (normalmente en forma de enfermedades autoinmunes de la tiroiditis postparto o enfermedad de Graves), tu médico te recetará medicamentos antitiroideos o betabloqueadores.

Si tienes hipotiroidismo (normalmente en forma de enfermedades autoinmunes de la tiroiditis postparto o enfermedad de Hashimoto, o debido a bajos niveles de yodo o tirosina), entonces lo más normal será que empieces con un enfoque más conservador, que consiste en reabastecer los niveles de tirosina (en forma de pastilla) y de yodo (a través de gotas o de espray sublingual) en caso de tener los niveles bajos. Apoyar la recuperación aumentando las horas de sueño también ayuda. El funcionamiento de la tiroides es algo que hay que monitorizar con frecuencia —normalmente, cada cuatro semanas—, y si hay una pequeña mejora, se puede utilizar un suplemento de hormona tiroidea. No es una sentencia de por vida, y cuando los niveles vuelven a estar en su sitio suelo pedirles a las madres que dejen de tomarlas. Sin embargo, si has padecido una pequeña inflamación de la tiroides y/o daños en el tejido de la glándula, cosa que se comprueba mediante análisis de sangre, quizá necesites tomar estos suplementos durante más tiempo.

Hay cuatro opciones de suplemento tiroideo: levotiroxina (T4 sintética), extracto tiroideo (una combinación de T3 y T4), liberación lenta de T3 y Liotrix (T3 y T4 sintéticas). Suelo recomendar los dos primeros, pero una opción no tiene por qué ser mejor que las otras. Lo más importante es que un médico con experiencia en suplementos tiroideos te haga un seguimiento a largo plazo cada tres o seis meses. Esto es básico, no solo para tu sensación de bienestar, sino para asegurarte de que el tratamiento que recibes es correcto.

Cortisol, tu hormona adrenal

El cortisol es la hormona principal que se produce en las glándulas adrenales, situadas encima de los riñones. Es esencial para regular la energía del cuerpo y se libera en respuesta al estrés. Recuerda que un nivel de estrés normal no siempre es *malo*. Experimentamos una cantidad de estrés normal haciendo actividades básicas como hacer el amor o hacer deporte. Experimentamos una cantidad de estrés normal cuando llega la hora de levantarnos por la mañana. Como buen sargento que es, el cortisol (que aumenta sobre las ocho o las nueve de la mañana) te ayuda a levantarte y vestirte, te prepara para despertar al bebé y alimentarlo, y después te ayuda a cambiarte de ropa cuando el desayuno del bebé termina en la ropa que te habías puesto primero.

La liberación de cortisol se convierte en un problema cuando tu cuerpo se enfrenta a demasiada presión. Una liberación instantánea de cortisol te ayudará a manejar una situación de estrés en la que, por ejemplo, estés conduciendo el coche con el bebé en el asiento trasero, otro vehículo se salte una señal de *stop* y tú tengas que maniobrar para no chocar. No ha pasado nada y respiras hondo unas cuantas veces, pones un poco de música relajante, compruebas cómo está tu precioso bebé y sigues conduciendo tranquilamente. Pero si el bebé se despierta de golpe y empieza a gritar y tú te das cuenta de que todavía no has comido y que estás atrapada en un embotellamiento y llegas tarde a la guardería y al trabajo, entonces tus niveles de cortisol se ponen por las nubes. Este es uno de los motivos por los que quizá te cueste tanto perder la tripa después del parto, porque tener un nivel alto de cortisol alto durante mucho tiempo aumenta los niveles de las demás hormonas, y eso le dice a tu cuerpo que *se aferre* a esa grasa y te mantenga en modo quemar azúcares. ¿No te parece injusto? ¡Por supuesto!

Si esas situaciones se multiplican a lo largo del día, tu cuerpo te lo acabará haciendo saber. Sufrirás fluctuaciones de cortisol cuando tengas hambre o estés cansada. Por desgracia, esto suele pasar por la noche, cuando tu cuerpo exhausto está intentando dormir. Estos subidones de cortisol pueden conllevar descargas y subidones, que te provocarán pánico y ansiedad.

No deberíamos tener el cortisol alto en todo momento. Con el tiempo —y esto suele pasar después de años de estrés— tu cuerpo, básicamente, se cabrea y tu cerebro manda la orden de bajar los niveles de cortisol. Es como si tu cerebro fuera el acelerador y las adrenales el motor del coche. El motor va bien, pero el pedal del acelerador se ha quedado encallado a una velocidad baja. Da igual cuánto lo pises, no conseguirás que el coche funcione como debería. Así es como experimentan el cansancio las pacientes desgastadas: están corriendo con el depósito vacío.

Cómo comprobar los niveles de cortisol

La forma más sencilla y más exacta de medir los niveles de cortisol es mediante un test de saliva. Pídele a tu médico o naturópata un *kit* para hacerte el test. En casa podrás depositar saliva en los viales cuatro veces al día. Normalmente, a las 08.00, a las 12.00, a las 16.00 y a las 20.00, tras lo cual los llevarás a un laboratorio de análisis clínicos.

Cómo tratar el déficit y el exceso de cortisol

No es de extrañar que la mejor manera de equilibrar los niveles de cortisol sea durmiendo. Es la actividad de restauración más importante que puede haber, además de sesiones semanales de yoga y/o acupuntura.

También suelo prescribir una combinación de hierbas adrenales con vitamina C (entre 2 y 4 gramos por día) durante seis semanas, seguido de un nuevo análisis para comprobar los niveles. Se ha demostrado que estas hierbas ayudan a aumentar la resiliencia y la capacidad para gestionar el estrés y llevan utilizándose muchos años en otras culturas. Mis hierbas preferidas, debido tanto a su efectividad como a su seguridad durante el embarazo y la lactancia, son ashwagandha (1 gramo dos veces al día) y rodiola (100 miligramos dos veces al día).

Si una madre sigue cansada, si tiene bajos los niveles de cortisol y de ACTH (hormona adrenocorticotropa) y no responde bien a los tratamientos iniciales, entonces se le puede recetar cortisol en pequeñas dosis. Si se trata de una terapia a corto plazo de entre seis a doce semanas, es segura y efectiva para las madres que están dando el pecho, con una dosis de 4 miligramos a las ocho de la mañana, y 4 miligramos a las doce. No recomendaría tomar dosis altas, porque podría hacer que tu cuerpo dejara de fabricar su propio cortisol, que es lo contrario de lo que intentamos conseguir.

Si tus niveles de cortisol son demasiado altos también puedes probar el aminoácido no esencial fosfatidilserina, 200 miligramos dos veces al día durante seis semanas, y después repetir los análisis. La fosfatidilserina regula los niveles después del parto. Tendrás que repetir los análisis antes de seguir tomándola.

También puedes leer sobre las muchas formas que hay de reducir el estrés y los niveles de cortisol y recuperar la energía en el siguiente capítulo.

Estrógeno y progesterona, las hormonas de tus ovarios

Tus ovarios producen tres hormonas sexuales: las hormonas femeninas estrógeno y progesterona y, en pequeñas cantidades, la hormona masculina testosterona. Necesitas la testosterona para conservar la densidad de tus huesos y la calidad de la piel y para tener un buen equilibrio entre los músculos y la grasa en el cuerpo. La testosterona también tiene poderosos efectos antienvejecimiento, y ayuda a levantar el ánimo, a gestionar el estrés y a mejorar la función cognitiva.

Los estrógenos y la progesterona forman un equipo fantástico y regulan tus funciones reproductoras y la fertilidad. Cuando en tus ovarios se produce un óvulo cada mes, los estrógenos y la progesterona hacen que el revestimiento uterino espese y madure; si el ovulo no se fecunda, te deshaces de ese revestimiento cuando te viene el periodo. Si el óvulo se fertiliza, se liberan grandes cantidades de estrógenos y progesterona, además de HCG (gonadotropina coriónica humana), para evitar que se desarrollen óvulos nuevos y tu embarazo pueda continuar sin problemas.

Cuando nace el bebé, los niveles de estrógenos y progesterona de tu cuerpo caen en picado, como hemos explicado antes. Normalmente, no volverán a sus niveles normales hasta que te vuelva a venir el periodo con normalidad. La pérdida de esta sensación de bienestar que proporcionan los estrógenos y la progesterona puede sustituirse con la prolactina y la oxitocina, dos de las principales hormonas involucradas en el proceso de la lactancia y el contacto piel con piel. Pero esto no siempre ocurre, y eso puede provocar depresión postparto. Si las demás hormonas no vuelven a sus niveles normales, te sentirás cansada y ansiosa y te costará conservar la sensación de bienestar.

Incluso cuando vuelvas a tener el periodo, todavía puede haber problemas. Las funciones de los estrógenos y la progesterona pueden quedar mermadas por el estrés, cosa que puede provocar un desequilibrio en sus niveles y efectos. Este desequilibrio suele ser el responsable de la variación y, a menudo distintos síntomas, del ciclo menstrual de una mujer, tales como una duración mayor o menor, dolor pélvico o abdominal, cambios en el flujo de la sangre menstrual o duración de las pérdidas, así como otros síntomas psicológicos. En realidad, muchos de los síntomas que se atribuyen al SPM (síndrome premenstrual) están provocados y agravados por este desequilibrio. Si tienes problemas con el síndrome premenstrual, asegúrate de explicárselos a tu médico.

Cómo comprobar los niveles de estrógenos y progesterona

La mejor forma de comprobar los niveles de las hormonas de los ovarios es a través de un test de saliva, que se hace a la mitad de tu periodo de ovulación y el primer día en que empieza el sangrado. Eso suele ocurrir el día 21 del ciclo mensual, el punto en el que los niveles de estrógenos y progesterona están en su momento más álgido. Este análisis te facilitará la información más precisa sobre tus niveles hormonales, pero también sobre el equilibrio entre la progesterona y los estrógenos.

También existe un test nuevo que quizá te pida tu médico, el análisis de orina de esteroides, que va muy bien cuando una paciente tiene ciclos mensuales variables o problemas hormonales complejos. Este análisis hace un mapa de tus niveles de hormonas y se puede hacer en diferentes días del ciclo, dependiendo de la naturaleza de la información que se necesite.

Cómo tratar el exceso y el déficit de estrógenos y progesterona

Estrógenos

Tanto si están altos como bajos, los estrógenos pueden provocar síntomas como cansancio, insomnio, ansiedad, depresión, falta de libido y cambios de humor cuando llega la menstruación. Un nivel de estrógenos bajo suele asociarse a la sequedad de piel y vaginal, infecciones de orina, sofocos y sudores nocturnos, mientras que los niveles altos de estrógenos están asociados con la retención de líquido y la hinchazón, tejido fibroquístico en las mamas y fibroides.

El exceso de estrógeno es más común que el déficit de estrógenos. El exceso de estrógenos se trata mediante suplementos que ayudan a corregir el metabolismo. Estos suelen contener extractos de vegetales crucíferas como el brócoli o el apio, o de plantas como el lino. Tu médico podría recetarte suplementos como el DIM (diindolilmetano, un fitoquímico que se encuentra en los vegetales crucíferos), entre 200 y 400 miligramos diarios, o calcio D glucarato, entre 1.500 y 3.000 miligramos al día.

Si tienes carencia de estrógenos, se recomienda utilizar cremas con bajas dosis de estrógenos durante un periodo corto de tiempo. El estriol es la forma más suave y más segura, con una dosis de entre 2 y 4 miligramos diarios. En cuanto recuperes el nivel de estrógenos ya no es necesario el estriol.

Todos los suplementos deben ser recetados por un médico, y tienes que hacerte análisis cada seis semanas hasta que consigas volver a equilibrar tus hormonas. Los beneficios de la medicación pueden tardar dos semanas en aparecer, y el control y el seguimiento son cruciales para asegurar la seguridad, tanto después del parto (si estás dando el pecho) como a largo plazo.

Progesterona

Tanto si tus niveles son altos como bajos, la progesterona está relacionada con la hinchazón en los pechos. Los niveles bajos de progesterona se asocian a la ansiedad, los cambios de humor, el insomnio, la falta de libido, la retención de líquidos, la endometrosis, los calambres, el SPM y el acné, mientras que la progesterona alta se asocia a la hinchazón gastrointestinal y a la resistencia a la insulina.

Cuando los niveles de progesterona no son normales, suele estar baja, y mi tratamiento comienza con suplementos de extracto de árbol casto / perilla / perejil y quercetina. Deben tomarse seguidos de control médico y repitiendo los análisis cada seis semanas. Las pacientes suelen tardar entre tres y seis meses en encontrarse mejor.

Si se necesitan niveles más altos, suelo recomendar una crema transdermal de progesterona, entre 10 y 15 miligramos al día. Si estás menstruando, la progesterona solo se utiliza los dos últimos días del ciclo. Si no estás menstruando, la progesterona se suele utilizar durante tres semanas parando una semana para evitar que el cuerpo haga una resistencia a la progesterona. Pero vuelvo a repetir que debes visitar a tu médico para que te haga un seguimiento cada seis semanas hasta que tus niveles vuelvan a ser normales.

Si tus niveles de progesterona son altos, te recomiendo que lo hables con el médico, porque no suele ser común en casos de desgaste postnatal.

EL CASO DE AMANDA

Amanda (treinta y seis años) tenía un hijo de dos años y otro de cuatro. Se sentía perezosa y no tenía energía, había perdido la motivación y la vitalidad, no dormía bien y tenía la sensación de que su cerebro se había ido de vacaciones. También había empezado a tener dolores musculares y estaba ganando peso. Dirigía una empresa de ventas *online*, lo que le provocaba mucho estrés y mucho cansancio.

Los resultados de los análisis

La función tiroidea de Amanda era baja (TSH altas), el cortisol y la homocisteína eran bajos y estaba baja de vitamina D y DHEA.

El tratamiento de Amanda

Al principio Amanda no estaba muy convencida de empezar a tomar productos no naturales, entre los que se incluían suplementos tiroideos, así que le receté un régimen con adrenales y varias hierbas para la tiroides para mejorar su energía, y NAC para subir su homocisteína; además, le receté suplementos de vitamina D que, junto al NAC, reducirían su inflamación y mejorarían su cognición y su vitalidad. Para mejorar la calidad de su sueño le aconsejé que destinara bloques de tiempo específicos para trabajar y que evitara utilizar el ordenador pasadas las ocho de la tarde.

Seis semanas después, Amanda se encontraba mejor y también dormía mejor, pero seguía padeciendo muchos de los síntomas que tenía al principio. Repetimos los análisis y vimos que su tiroides continuaba funcionando muy lentamente, así que empezó a tomar levotiroxina (T4 sintética). Aquello supuso una gran diferencia, en especial en lo que respecta al peso y a esas vacaciones que se estaba tomando su cabeza.

Ahora veo a Amanda cada seis meses para controlar los niveles de su tiroides. Se encuentra muy bien y está encantada de poder dormir bien, de haber recuperado la energía que tenía antes y de poder dirigir su negocio.

EL CASO DE ISABELLE

Isabelle tenía treinta y cinco años y un bebé de dieciocho meses al que todavía estaba amamantando, y un niño de tres años. Le diagnosticaron enfermedad de Hashimoto después de dar a luz a su primer hijo, pero le habían recetado una dosis de medicación tiroidea incorrecta y no le estaban haciendo ningún seguimiento. De resultas de este tratamiento inadecuado, se le estaba cayendo el pelo (que no es un síntoma postnatal poco habitual, pero en el caso de Isabelle el desgaste no era la causa principal). También estaba aletargada, se sentía hinchada, le había salido acné —cosa que no había tenido nunca— y había desarrollado mucha sensibilidad a distintos productos químicos, y me dijo que se sentía como aquella canción de Led Zeppelin, *Dazed and confused*, «Aturdida y confusa». Le costaba mucho conciliar el sueño y, sin embargo, cada día se despertaba a las 4.30 de la madrugada. Cuando le pregunté por su libido, se rio y dijo que la tabla no tenía los números negativos suficientes para reflejar su nivel de deseo sexual. Estaba claro que seguía teniendo sentido del humor, pero admitía tener la sensación de estar, literalmente, derrumbándose.

Los resultados de los análisis

Las hormonas tiroideas de Isabelle estaban muy bajas, además del yodo, el hierro y la vitamina D. Su nivel de pirrol estaba muy alto, cosa que sugiere que perdía grandes cantidades de zinc a través de la orina, y tenía un parásito intestinal. Le explique que aunque aquellos síntomas no eran típicos del desgaste postnatal *per se*, son situaciones postnatales muy comunes. Isabelle también era sensible a las proteínas lácteas, así como a algunos cereales y legumbres.

El tratamiento de Isabelle

Le subí el suplemento tiroideo inmediatamente y le administré una infusión de hierro. También tomó unas hierbas para el parásito, un suplemento de DHA, micronutrientes con zinc y vitamina D, y oligoelementos para el desajuste de pirrol. También le sugerí que hiciera una dieta paleo con muy poco grano y legumbres durante los tres primeros meses, y empezó a consumir sucedáneos de productos lácteos. También le receté proteína en polvo con nutrientes mitocondriales, DHEA y rodiola.

Al principio a Isabelle le costó ceñirse a aquella dieta, pero se dio cuenta de que era importante que siguiera el tratamiento al pie de la letra. Y cuando empezó a tener más energía le resultaba mucho más sencillo seguir la dieta. Después de tres meses había mejorado mucho, pero tuvo que seguir con el régimen durante tres meses más para superar las pérdidas de memoria. Cuando empezó a encontrarse mejor (y a sentirse mejor consigo misma), también recuperó su libido. ¡Adiós a Led Zeppelin!

Recuperar la energía

Cuando sufres desgaste postnatal, levantarte de la cama para alimentar al bebé puede parecerte tan difícil como completar los últimos kilómetros de una maratón, pues estás exhausta.

Todas las técnicas para recuperar la energía que se describen en este capítulo se sustentan sobre los cimientos de reabastecimiento que hemos comentado en los capítulos anteriores. Después de tratar a muchísimas madres con desgaste postnatal, he descubierto que las terapias reconstituyentes son muy beneficiosas para acelerar el proceso de recuperación.

Los tratamientos pueden incluir la acupuntura, terapias ayurvédicas, yoga reconstituyente, meditación, biofeedback como el de HearthMath y técnicas de relajación; todos los cuales pueden mejorar tus niveles de energía si los empleas estratégicamente. Si los combinas con las estrategias para dormir mejor que planteo en el siguiente capítulo, además de incorporar los ejercicios suaves del capítulo 10, tus cimientos serán todavía más sólidos. Aunque al principio solo quieras probar una de estas estrategias, cuando experimentes los efectos, querrás probar más. No solo son geniales para recuperar la energía, también te ayudarán a mejorar todos los aspectos de tu salud y bienestar.

MEDICINA TRADICIONAL CHINA, RECUPERACIÓN *JING* Y ACUPUNTURA

Para quienes no estéis familiarizadas con los tres tesoros taoístas: *qi* (o *chi*), *jing* y *shen*, os haré un pequeño resumen:

■ *Qi* es tu fuerza vital y describe lo fuerte que es tu energía en un momento determinado.
■ El *jing* es tu esencia, la energía básica con la que naces.
■ Y *shen* es tu energía espiritual.

Piensa en estos tres tesoros de la siguiente forma: *qi* es la llama de una vela, *jing* es la cera de la vela y *shen* es la luz de la vela que ilumina la habitación.

En la medicina tradicional china (MTC), el desgaste *jing* es lo que provoca el envejecimiento. Afecta a tu forma de dormir y te predispone a envejecer de forma prematura. (Mira lo mucho que han envejecido los últimos presidentes americanos mientras ostentaban el cargo y tendrás una prueba tangible de lo que le puede hacer a alguien un desgaste acelerado del *jing*.) Para regenerar el *jing* lentamente se emplean prácticas como el *qigong* y el taichí, además de la acupuntura. También se prescribe tomar tés de hierbas y suplementos.

El embarazo y el parto también pueden provocar lo que los profesionales de la medicina china llaman *qi* profundo y deficiencias en la sangre. La lactancia, el enfriamiento (término que se usa en medicina china para describir lo que ocurre cuando alguien coge frío) y el estancamiento en la sangre (circulación lenta) lo empeoran todavía más. Según la medicina tradicional china, si una madre que se está recuperando coge frío y no recibe el tratamiento o la alimentación correctos durante este periodo tan vulnerable, podría entrar en este profundo estado de *qi* y déficit sanguíneo.

El desgaste *jing* es más difícil de describir porque no tenemos un equivalente occidental para designar esa enfermedad. Las madres que padecen este desgaste profundo de energía esencial están exhaustas y a veces se describen a si mismas con palabras como «consumida» o «quemada» o, como decimos en Australia, «totalmente molida». Ni siquiera tienen energía suficiente para explicar la poca energía que tienen.

Evidentemente, los niveles de desgaste energético varían según la persona y el día. Pero como el concepto de *jing* (desgaste) es tan ajeno a la medicina occidental y a nuestra forma de pensar, cuesta mucho encontrar un buen consejo sobre lo que se puede hacer al respecto o incluso contar con la solidaridad de nuestros seres queridos. Muchísimas madres han llorado en mi consulta mientras me explicaban lo quemadas y desesperadas que estaban. Y, sin embargo, los consejos que recibían estaban plagados de tópicos como: «Parece que necesitas un descanso» o «Quizá deberías tomarte unos días de vacaciones para recuperarte». Para una madre desgastada, cuando cada día se funde en el siguiente y no le ve el fin a esa rutina en la que tiene que cuidar de su hijo las veinticuatro horas del día los siete días de la semana, ese consejo no es de mucha ayuda.

Es mucho mejor escuchar: «¿Sabes qué? Entiendo perfectamente lo cansada que estás. Tu fatiga y tu falta de energía son muy reales y debilitan mucho, y sé que quieres recuperar tu vida. Vamos a idear un plan juntos que terminará con tu desgaste y te ayudará a que vuelvas a sentirte tú misma, pero mejor. Te voy a dar información sobre métodos de curación con los que podrás empezar a enmendar la situación ahora mismo».

Los tratamientos holísticos tradicionales como la acupuntura y la medicina ayurvédica se han utilizado durante miles de años porque son eficaces y seguros. Es una pena que se les siga considerando «alternativos», porque contienen gran sabiduría y pueden suponer una gran diferencia para tu salud y tu sanación. Así que, ¡adelante!

Sobre la acupuntura

La acupuntura se ha utilizado durante más de cinco mil años para tratar toda clase de enfermedades. Es muy eficaz para ayudar a tu cuerpo a sanar, mejorar los niveles de energía y resistencia, luchar contra los virus e infecciones y gestionar el dolor. La premisa básica detrás de este tratamiento es que el *qi* de tu cuerpo viaja por ciertos meridianos, y cuando estos meridianos se bloquean, tus niveles de energía también se bloquean. Estimular ciertos puntos con la inserción de agujas finas permite que el *qi* vuelva a fluir.

Un cuerpo con déficit de nutrientes, sangre, sueño y ejercicio se vuelve desorganizado e ineficaz. El estímulo energético que recibes después de un tratamiento de acupuntura no tiene nada que ver con el que se consigue con el café u otros estimulantes; en este caso lo sientes cuando tu cuerpo y sus sistemas de órganos empiezan a comunicarse mejor. Lo normal es que al principio los beneficios de la acupuntura solo duren uno o dos días, pero mediante progresivos tratamientos los beneficios pueden alargarse hasta tres semanas.

He visto cómo un tratamiento de acupuntura reducía el proceso de recuperación de una madre desgastada, que pasaba de los seis o nueve meses clásicos a tres meses. Los efectos de la acupuntura pueden ser muy efectivos con el desgaste postnatal, y ahora muchos médicos modernos recetan sesiones de acupuntura como complemento de sus tratamientos convencionales. A menos que tengas fobia a las agujas, la acupuntura no tiene ninguna desventaja.

Te animo a que busques un buen especialista en acupuntura cerca de tu casa. Muchos de ellos también están cualificados para utilizar hierbas chinas con los tratamientos, cosa que puede ayudar a acelerar el proceso.

AYURVEDA: EL SISTEMA DE MEDICINA INDIO

La medicina ayurvédica es un sistema de curación muy antiguo. Se desarrolló en la India hace más de cinco mil años y se basa en el concepto de que cada persona tiene una de las tres energías fundamentales o *doshas*: *vata* (viento), *pitta* (fuego) y *kapha* (tierra). Cuando la *dosha* está desequilibrada, la medicina ayurvédica trata ese desequilibrio con una combinación de dieta, ejercicio, suplementos y técnicas para reducir el estrés para equilibrar la *dosha*.

Una de las cosas más importantes es lo que comes, pues la medicina ayurvédica considera que tu *dosha* se puede reequilibrar cuando comes ciertas combinaciones de alimentos. Los alimentos se dividen en seis sabores: dulce, ácido, salado, picante, amargo y astringente, y cada uno tiene sus cualidades propias. Saberlo puede explicar por qué sueles tener preferencia por ciertos sabores o tener determinados antojos; hay quien gravita de forma natural hacia los sabores ácidos, como los encurtidos, mientras que a otras personas les gusta más lo dulce. Personalmente, prefiero los salados. Con la increíble variedad de hierbas, especies y combinaciones de alimentos que hay en la tradición culinaria ayurvédica, estos sabores se pueden utilizar para ayudar a restablecer y reequilibrar cualquier *dosha* en particular que esté descompensada.

Si decides probar algún tratamiento ayurvédico, encuentra un profesional cualificado. El sistema ayurvédico comprende la constitución de cada persona, así que las dietas personalizadas pueden ayudarte rápidamente a recuperar tu energía, la claridad mental y la motivación. He visto cómo la combinación de hierbas y suplementos ayurvédicos, junto a una dieta personalizada, puede hacer milagros, pero no es algo que puedas diagnosticarte y tratar tú sola.

LA MEDICINA AYURVÉDICA Y LAS NUEVAS MADRES

En la tradición ayurvédica llaman *prasuta* a las nuevas madres, y existe un periodo de recuperación especial llamado *sutika*, que dura, por lo menos, 42 días.

La *prasuta* atraviesa un estado delicado durante el que es muy probable que se produzca un desequilibrio de la *vata*, cosa que conlleva ansiedad, inseguridad, sequedad, problemas digestivos (como estreñimiento o gases) y trastornos del sueño. Las madres en proceso de recuperación requieren apoyo y reciben estos tratamientos:

- Un masaje diario con aceite de sésamo seguido de una siesta de una hora y un baño caliente con hojas de tamarindo, yaca, castor y neem.

Todas estas hojas tienen propiedades antimicrobianas y antivirales. Durante la primera semana postparto, después del masaje normal, se le proporciona un tratamiento especial en forma de cataplasma de hierbas, con hojas de castor, tamarindo, *vitex negundo*, lima y sal, que ayuda a aliviar los dolores corporales y mejora el tono muscular.

- La madre toma tónicos de hierba con mermelada de chyavanaprasha, shatavari y ashwagandha para recuperar la energía y la inmunidad y para ayudarla a generar leche de buena calidad.

- La dieta es sencilla y blanda, básicamente vegetariana, y consiste en sopas calientes y ligeras que se digieren con facilidad, especialmente durante las dos primeras semanas después del parto, y la comida principal se hace a mediodía. Se utiliza mucho el suero de mantequilla.

- Durante el día la madre toma grandes cantidades de líquidos calientes, incluyendo agua purificada y leche hervida caliente. Las toma independientemente de las comidas para ayudar a rehidratar y calentar el cuerpo.

- La idea es promover un estilo de vida apacible, con pocos estímulos, y descansar en casa como mínimo un mes, que es lo que se considera ideal. Esto incluye reducir el número de visitas y permanecer en un entorno calentito y tranquilo resguardada del frío y el viento. Se considera normal que sean otras personas quienes se encarguen de hacer las tareas domésticas como la compra, la colada, cocinar y limpiar, durante por lo menos un mes. Dos veces al día, la madre practica actividades reflexivas como el yoga nidra. El ejercicio es mínimo. La madre se va a dormir pronto, normalmente sobre las nueve de la noche.

YOGA RECONSTITUYENTE

Hay muchas formas de yoga distintas, y todas tienen beneficios como mejorar el estado de ánimo, fortalecer los músculos y proporcionar flexibilidad, incentivar el mindfulness y mejorar el funcionamiento del sistema nervioso y del sistema inmune y la regulación hormonal. Aunque no se considera una de las prácticas de yoga más tradicionales, practicar yoga reconstituyente es una forma fantástica de recuperar la energía.

Mediante el yoga reconstituyente se coloca el cuerpo en posturas estratégicas con la ayuda de cojines, mantas y otras formas de apoyo. Combinado con ejercicios de respiración y una buena predisposición, esta práctica produce un efecto reconstituyente en tus órganos, la circulación, el sistema inmune y casi todas las partes de tu cuerpo. El yoga reconstituyente ayuda a equilibrar el sistema nervioso autónomo (que rige los procesos corporales automáticos, como el funcionamiento del corazón o la respiración) y fomenta la activación de una respuesta de descanso y digestión. De hecho, los científicos han estudiado los efectos que tiene la relajación periódica en el cuerpo y han deducido que conlleva evidentes beneficios, entre los que se cuentan la reducción de la tensión muscular y la mejora de la circulación. Opino que el yoga reconstituyente también tiene importantes consecuencias en el equilibrio hormonal.

Aprendí este increíble estilo de yoga de las enseñanzas de Judith Lasater, que está considerada la reina del yoga reconstituyente. En sus libros ha escrito con mucha claridad sobre su propia lucha con la experiencia de la maternidad y lo importante que fue para ella la liberación, un periodo de luto por su vida anterior, que es esencial para todas las madres que quieren superar su desgaste y seguir adelante con confianza en sí mismas y plenitud en su nueva vida como madres.

Una sesión de yoga reconstituyente es muy suave. Te concentrarás en tu propia respiración, y ninguna de las posturas es complicada para las principiantes. Te sugiero que tomes algunas clases para aprender los movimientos básicos o incluso que veas algunos vídeos en YouTube, y después serás capaz de hacer este yoga tan poderoso en casa en cualquier momento que lo necesites. Es una forma extremadamente efectiva de reducir la tensión y el estrés.

CÓMO HACER LA POSTURA DE LAS PIERNAS EN ALTO APOYADAS EN UNA PARED

Según la doctora Lauren Tober, una psicóloga y maestra certificada para dar clases de yoga, la Viparita Karani (o la postura de las piernas en alto) está considerada como la más reconstituyente de todas. Sugiere utilizar varios soportes para hacer yoga, o cualquier alternativa que puedas tener por casa, pero si lo necesitas puedes hacer esta postura sin ayuda de ningún soporte.

- Empieza colocando una esterilla de yoga (o una manta) en el suelo, extendiéndola de forma perpendicular a la pared. Pon un cojín (o una manta doblada) pegado a la pared dejando un pequeño hueco entre la pared y el cojín. Experimenta con distintos huecos hasta encontrar el que te vaya mejor.

- Siéntate de lado en un extremo del cojín, con un lateral del cuerpo pegado a la pared. Después levanta las piernas por la pared girando las caderas hasta apoyarlas en el cojín y apoya los hombros y la cabeza en el suelo, de forma que tus piernas queden extendidas contra la pared y el cuerpo perpendicular a la pared. Esta postura suele parecer rara las primeras veces que la haces, pero mejora mucho con la práctica.

- Si tienes el trasero lejos de la pared, levanta las caderas y utiliza los hombros para acercarte lo máximo posible a la pared hasta pegar el trasero a la pared. Con práctica acabarás encontrando la postura que te va mejor.

- Si te apetece, puedes utilizar una cinta (o un pañuelo) para atártelo a los muslos, justo por debajo de las rodillas, para juntarte las piernas. Esto te proporcionará más apoyo y aumentará tu capacidad de relajación.

- Colócate un antifaz (o un calcetín limpio) en los ojos para descansar la vista y concentrarte en tu interior.

■ Apoya las palmas de las manos en el abdomen y concéntrate en tu respiración.

■ Quédate en esa postura mientras te sientas cómoda, hasta quince minutos. Quizá prefieras ponerte una alarma para poder relajarte y no tener que preocuparte por el tiempo.

■ Cuando termines, levántate despacio y con mucha suavidad llevándote las rodillas al pecho y rodando hacia un lado.

■ Si tienes dolor de espalda o estás menstruando, quizá prefieras hacer esta postura sin el cojín. Hay varias opiniones entre los profesores de yoga acerca de si es conveniente hacer la postura Viparita Karani mientras una mujer está menstruando, así que conecta con tu cuerpo y decide lo mejor para ti.

Cómo funciona el yoga reconstituyente

Los apoyos (como los antifaces para los ojos, los cojines, una silla robusta y un banco para estirarse) proporcionan un entorno perfectamente seguro durante la sesión de yoga. Son una parte esencial del yoga reconstituyente, porque nos ayudan a liberar a los músculos y los huesos de su clásica función de apoyo y/o acción; esto permite que el sistema nervioso de tu cuerpo pueda reducir la velocidad y estar en calma. También te ayuda a averiguar en qué zona del cuerpo acumulas la tensión y te permite concentrarte en tu respiración, lo que te permitirá estar centrada en el presente y en el momento.

Cuando practiques esta forma de yoga, moverás la columna muy despacio y con mucha delicadeza, cosa que te ayudará a fortalecer los músculos. Las posturas invertidas, como la postura del niño o la de las piernas en alto, son buenas para el corazón y la circulación. Las posturas alternan la estimulación y la relajación de tus órganos internos y te ayudan a equilibrar tu energía.

CONCIENCIA DE LA RESPIRACIÓN, MEDITACIÓN Y BIOFEEDBACK

Aprender a relajarse es una habilidad como cualquier otra, y espero que si lo ves así estarás deseando aprender qué puedes hacer para relajarte tú sola siempre que lo necesites. Paradójicamente, cuanto más sencillo te resulte relajarte, más mejorará tu energía. Esto es porque estar relajada mejora la circulación, especialmente si concentras tu flujo sanguíneo hacia el abdomen de forma que tus órganos digestivos y reproductores estén bien nutridos. También alivia gran parte del estrés que te roba la energía cuando más la necesitas.

El cardiólogo y profesor licenciado en Harvard Herbert Benson acuñó el término «respuesta de relajación» después de descubrir que una persona es capaz de relajarse cuando se libera de forma consciente de todos sus pensamientos concentrándose en una actividad repetitiva. Un estado de relajación es cuando tu sistema nervioso recupera la posición neutral. No hay anticipación al estrés, hay una tensión física mínima y se reducen los niveles de ansiedad y preocupación.

Y cuando te concentras en tu respiración al meditar, adoptas un estado de relajación. Utilizas técnicas específicas fáciles de seguir en las que te concentras en respirar y exhalar, y esta concentración tan intensa en un acto tan sencillo y profundo te relaja todo el cuerpo y ayuda a tu cerebro a bajar el ritmo y relajarse.

El estrés y la energía que nos roba son cosas inevitables, forman parte de la vida. En muchos sentidos necesitamos el estrés para levantarnos por las mañanas y sentirnos motivados para trabajar y cuidar de nuestras familias, ahora ya sabes que tus niveles de cortisol están en su punto álgido por la mañana, cuando tienes que empezar el día. Lo más importante no es tu reacción al estrés normal de cada día, sino al estrés extraordinario e intenso que sufres a causa del desgaste postnatal. Tienes que ser capaz de desconectar el estrés y adoptar el estado de relajación que tanto necesita tu cuerpo.

Esto es particularmente importante porque, en tu alocado mundo de maternidad y desgaste postnatal, el tiempo de relajación puede llegar a ser muy estresante. Puedes pasar mucho rato agobiada pensando en la lista interminable de cosas que te quedan por hacer, las facturas que quedan por pagar, las canguros que quieres encontrar, la ropa llena de vómito que hay que limpiar, los pañales que necesitas comprar, las comidas, la conversación pendiente con la pareja, los amigos y una vida anterior con la que te gustaría reconectar, y una madre que te mira mal cuando cree que no estás mirando. Si le sumas a la mezcla las pérdidas de memoria no es de extrañar que no puedas relajarte, sino que tampoco *quieras* hacerlo.

Y aquí es donde la respiración consciente, la meditación y el biofeedback pueden salvarte la vida. Cuando aprendas a relajarte adecuadamente, podrás entrar en modo relajación siempre que lo necesites (¡que es cada día!), y tu relación con el estrés cambiará radicalmente. Enseguida serás capaz de gestionar el estrés y pasar del abatimiento a una vida de malabares equilibrada y saludable.

Cómo concentrarte en tu respiración

Concentrarte en tu respiración te ayuda a proporcionarte una sensación de calma y reduce la tensión física y mental. Saber respirar es una forma muy sencilla pero poderosa de reducir el estrés, de desintoxicación, de mindfulness y de conciencia corporal. También te ayuda a conservar el equilibrio ácido/alcalino (o de pH) de tu cuerpo, elimina residuos y te ayuda a descansar mejor por las noches. También reinicia tu sistema para ponerte en marcha.

Respiramos unas 20.000 veces al día y, sin embargo, la mayoría de personas no conocen los mecanismos de la respiración. Y las prisas y el estrés hacen que la respiración sea más superficial. Las personas muy estresadas suelen respirar con el pecho, no respiran profundamente con el vientre. Respirar con el pecho es problemático porque genera mucha tensión en los músculos del cuello y la parte superior del pecho, porque se ven obligados a hacer una tarea que no les corresponde.

LA FORMA CORRECTA DE RESPIRAR

Para ser consciente de tu forma de respirar, colócate una mano en el pecho y otra en el abdomen. Esto se puede hacer sentada o estirada. A continuación responde estas preguntas:

- ¿Tienes la sensación de respirar con suavidad o te cuesta hacerlo?
- ¿Respiras por la nariz o por la boca?
- ¿Qué mano se mueve primero y más?
- ¿Mueves los hombros cuando respiras?
- ¿Dónde notas la tensión o la restricción de tu respiración (en la mandíbula, en la cara, en el vientre, etc.)?
- ¿Qué te resulta más fácil, inhalar o exhalar?
- ¿Cuando inhalas tienes la sensación de hacerlo hasta el final o se detiene en algún punto del cuerpo?

Para ver una forma de respirar con naturalidad, solo tienes que observar a tus hijos. Verás cómo sube y baja su vientre de forma natural. Esto ocurre porque el diafragma es el principal músculo de la respiración y distribuye el aire en lo más profundo del cuerpo, expande las costillas y la parte inferior de la espalda. El patrón debería ser dos tercios diafragmático, y el último tercio debería ser un movimiento de pecho:

Cuando inhalas, el vientre debería levantarse.

Al mismo tiempo deberías sentir cómo se expanden las costillas y la parte inferior de la espalda, casi como un cilindro redondo. Lo ideal sería que tus hombros permanecieran relajados.

Lo último en moverse es la parte superior del pecho.

Si eres crónicamente incapaz de respirar por la nariz, quizá debas investigar si padeces alguna alergia o intolerancia a algún alimento, como a la lactosa o al gluten. Estas alergias pueden provocar inflamación, y tu cuerpo podría reaccionar formando un exceso de mucosidad que bloquee las fosas nasales.

Recuerda, conforme vayas recargando energía y empieces a recuperar el movimiento y a practicar ejercicio de forma regular, que tu respiración siempre está ahí, disponible, para ayudarte a mover el *qi* por todas las partes de tu cuerpo. ¡Es una herramienta sencilla pero poderosa que siempre estará a tu alcance!

LA TÉCNICA DE RESPIRACIÓN 4 DENTRO 7 FUERA

Te voy a explicar mi ejercicio de respiración preferido, que aprendí de una conocida cardióloga de San Diego, la doctora Mimi Guarneri. Ella se la enseña a sus pacientes estresados como técnica de relajación. La mejor parte de esta técnica es que puedes hacerla en cualquier sitio y en cualquier momento, tanto si estás conduciendo en el coche como haciendo cola en el supermercado o meciendo a tu bebé para que se duerma. Practicar esta sencilla técnica durante treinta o sesenta segundos puede reducir mucho tu nivel de estrés.

Lo único que tienes que hacer es respirar por la nariz contando hasta cuatro y después soltar el aire contando hasta siete. Respira con suavidad, sin hacer fuerza. La suavidad al soltar el aire es lo que más te calmará y relajará, así que tendrás que alargar la exhalación para no soltar todo el aire durante la primera parte de la cuenta. Con un poco de práctica, conseguirás exhalar a la perfección contando hasta siete y experimentarás los beneficios enseguida.

- Túmbate con una mano en el pecho y otra en el vientre. Mantén las rodillas flexionadas o estira las piernas con un cojín debajo de las piernas.

- Mientras inhales por la nariz, comprueba si eres capaz de elevar el vientre utilizando el diafragma mientras mantienes el cuello y los hombros lo más relajados posible.

- Cuando lo tengas controlado, comprueba si eres consciente de que tus costillas inferiores se desplazan hacia los lados cuando respiras. Puedes sentirlo colocándote las manos en las costillas inferiores.

- Finalmente, visualiza tu aliento saliendo del abdomen, las costillas inferiores *y la parte inferior de la espalda*, casi como si fueras un cilindro. Lo ideal es que los hombros y el cuello permanezcan relajados durante todo el proceso. Hay que poner el énfasis en permitir, no en forzar.

Cuando tengas controlado este patrón, con el vientre subiendo al inhalar antes de que se eleve el pecho, puedes probar lo siguiente: comprueba si puedes sentir el punto de apoyo en el suelo, la esterilla o la cama que tienes debajo. Si puedes, ¿eres capaz de permitirte descansar sobre él y sentir el apoyo que tienes debajo? Pregúntate si te estás conteniendo en algún punto o si notas tensión. Después, permítete suavizar esas zonas empleando la tensión para deshacerte de la tensión, física o emocional. ¿Cómo te sientes? ¡Espero que muy bien!

CONSEJOS PARA CORREGIR LA RESPIRACIÓN SUPERFICIAL

Si tienes la sensación de que te cuesta respirar o de que lo haces de forma superficial, a continuación encontrarás un ejercicio que te pondrá las cosas más fáciles. Recuerda que integrar este nuevo hábito conllevará cierta práctica.

Cómo meditar

La meditación es algo maravilloso que podemos hacer a solas. Lo único que necesitas es una habitación donde reine la tranquilidad y disponer de algunos minutos; notarás los beneficios aunque solo puedas hacerlo durante uno o dos minutos. Básicamente, se trata de que te sientes en una posición cómoda y te concentres en la respiración. Cuando estés relajada o bien puedes seguir alguna visualización creativa —imaginar algo en tu mente, como un intenso rayo de luz, o concentrarte en algo que te gustaría crear en tu vida, como fuerza y bienestar—, o bien repetir un mantra que le ayude a tu cerebro a relajarse. Puedes encontrar ejercicios de meditación guiada en Internet o descargarte alguna aplicación al móvil que te guíe por los distintos ejercicios de meditación para cualquiera que sea tu intención o necesidad, y siempre te harán sentir mejor.

Sin embargo, cuando te conviertes en madre las normas de la meditación cambian, y de pronto te cuesta mucho más encontrar el tiempo y el entorno donde reine la tranquilidad para hacerlo. Aunque tu bebé pudiera hablar, dudo mucho que te sugiriese: «Mami, ¿por qué no te tomas cinco minutos para hacer una sesión de meditación?» Así que tendrás que ser un poco creativa para encontrar ese tiempo y el espacio para ti. Cuando estoy muy ocupado, acostumbro hacer mis respiraciones mientras estoy parado en algún embotellamiento o esperando en la cola del supermercado. Si puedo encontrar la forma, me tomo entre dos y cinco minutos, me siento o me tumbo en el suelo y pongo en práctica la meditación que encontrarás en la página siguiente. Se puede hacer con o sin el bebé. Si estás demasiado cansada y ves que te duermes, será mejor que hagas una microsiesta en lugar de la meditación.

Cómo utilizar el biofeedback

El biofeedback utiliza dispositivos para medir tus señales internas, como tu ritmo cardiaco, y muestra estas señales en la pantalla de un ordenador o en un móvil. Esto puede suponer una fuente fascinante e increíble de información valiosa, en especial para las madres que hacen malabares con mil responsabilidades a la vez. Quizá te encuentres bien, pero si notas que tu cuerpo está en plena reacción al estrés, puedes seguir ciertos pasos para cambiar lo que estás haciendo.

Una forma de relajarse es a través de la «coherencia cardiaca», que resulta particularmente útil si tienes ansiedad o la sobrecarga de estrés te roba la energía. Esto se hace con un dispositivo de información de biofeedback o alguna aplicación que analice los cambios en la variabilidad de tu frecuencia cardiaca para que puedas ver cómo reacciona tu cuerpo al entorno. Siempre animo a las madres a medir la variabilidad de la frecuencia cardiaca cuando están esperando algo —como a los niños en la salida del colegio—, durante alguna sesión de entrenamiento deportivo o en la clase de baile. Cuando te descargues una aplicación de biofeedback o alguno de estos programas en cualquiera de tus dispositivos electrónicos, podrás medir la variabilidad de tu frecuencia cardiaca y utilizar esa información para recuperar un estado de relajación.

MI MEDITACIÓN PREFERIDA

Siéntate cómodamente o túmbate, cierra los ojos y conecta con tu cuerpo muy suavemente. Toma conciencia de la tensión o la incomodidad que puedas sentir. También debes tomar conciencia de cualquier sentimiento de tristeza o vulnerabilidad. Acepta que esos sentimientos están presentes; y acepta también que, como todo en la vida, también pasarán.

Respira hondo lenta y profundamente, y después suelta el aire lenta y profundamente.

Un buen comienzo es tomar aire por la nariz mientras cuentas hasta cuatro. Si quieres alargar al patrón de respiración, mientras cuentas en silencio para ti, espacia cada número intercalando el número noventa y nueve entre cada uno de los números. Respira y piensa: «Uno noventa y nueve, dos noventa y nueve, tres noventa y nueve, cuatro noventa y nueve». Después suelta el aire pensando: «Uno noventa y nueve, dos noventa y nueve, tres noventa y nueve, cuatro noventa y nueve».

Cada vez que inspires imagina el color de un amanecer: rosa, rojo o naranja (pueden cambiar cada vez que tomes aire). Cada vez que sueltes el aire, imagina los rayos de sol tocando tu cuerpo y rodeándote de luz dorada. (Los colores de la inspiración pueden cambiar cada vez que respires, pero el color que entra en tu cuerpo siempre es luz dorada.)

Cada vez que inspires, siente cómo la relajación y la calma entran en tu cuerpo. Cuando sueltes el aire, siente cómo la ansiedad y el agobio salen de tu cuerpo.

Cuando termines, abre los ojos y respira lentamente unas cuantas veces más. Cada vez que respires, piensa: «La vida es bella». Cada vez que sueltes el aire, piensa: «Me siento en paz».

Cuando termines, dedica un momento a sentir gratitud por todo el amor y cuidado que te rodea en tu increíble viaje como madre.

Utilizar un dispositivo o una aplicación de biofeedback o de variabilidad de frecuencia cardiaca

La opción más fácil y más portátil de biofeedback que recomiendo es el Heart-Math, un dispositivo alucinante que se sincroniza con la aplicación del Entrenador de Equilibrio Interior (Inner Balance Trainer) de tu teléfono móvil. Es un sensor que se coloca en un dedo o en la oreja y mide tu variabilidad de frecuencia cardiaca. Y entonces, en caso de que lo necesites, te guía ofreciéndote algunas técnicas de relajación o visualizaciones que te ayudan a recuperar un estado más relajado y emocionalmente coherente. La aplicación proporciona sugerencias y guía, y la puedes utilizar todo el tiempo que quieras. A muchas madres les va bien utilizar esta aplicación durante cinco minutos un par de veces al día o cuando están en medio de alguna situación muy estresante.

EL CASO DE CHLOE

Chloe, veintinueve años, era madre de un niño de dieciocho meses y estaba embarazada de ocho semanas del segundo hijo. Había tenido un primer embarazo terrible, baja de energía y con depresión, y quería estar más contenta y sentirse mejor con este nuevo embarazo.

Los resultados de los análisis

Chloe tenía anemia y sus niveles de hierro y proteína eran muy bajos. Los niveles de cobre y zinc también estaban alterados, tenía la homocisteína y la DHEA bajas.

El tratamiento de Chloe

Como Chloe estaba embarazada, tenía ciertas limitaciones a la hora de elegir los suplementos y las intervenciones para ella. Ya estaba tomando un buen suplemento prenatal. Le prescribí DHA y zinc y le corregí la dosis de pirrol, n-acetilcisteína. Y le mandé caldos de hueso y proteína en polvo. La psicóloga de Chloe estaba especializada en yoga nidra, y una parte del tratamiento de Chloe consistía en una serie de ejercicios de meditación pregrabados para hacer durante cuarenta minutos al día.

Chloe comentó que al principio le costaba mucho encontrar el tiempo para hacerlos. Pero en cuanto adoptó el hábito fue capaz de hacerlos a diario, y pronto empezó a esperar a que llegara «ese momento». En el segundo trimestre del embarazo empezó a tomar ashwagandha como hierba medicinal adaptogénica. Cuando estaba de veinte semanas, se encontraba genial y disfrutó de un gran embarazo.

8

Recuperar el sueño

¿Cuándo fue la última vez que disfrutaste de una maravillosa y refrescante noche de sueño reparador?

Si te pareces a la mayoría de mis pacientes, dormir una noche entera es algo que forma parte del recuerdo. En realidad, como ya sabes, la falta de sueño tiene consecuencias terribles para tu vitalidad, salud y bienestar. No digieres bien la comida y no puedes apretar el botón para restablecer tu energía. Tu producción de cortisol, la hormona del estrés, está descontrolada. Y esta situación no se puede ignorar, porque cuanto menos duermas, peor te encontrarás en cualquier aspecto de tu vida.

Si tienes un hijo que todavía te despierta por las noches, te resultará muy difícil recuperarte de la falta de sueño. Créeme, sé muy bien lo difícil que puede resultar esta época, y hay muchos libros sobre cómo ayudarte a conseguir que tu hijo duerma toda la noche. Pero aunque no puedo pasar la noche atendiendo a tu hijo para que tú puedas descansar, lo que sí puedo hacer es darte algunos consejos para que puedas sacar más partido a las horas que duermes.

En el capítulo 2 aprendiste que cuando estás embarazada en tu cerebro ocurren muchos cambios físicos. Y aunque esos cambios te preparan para que sientas más apego hacia tu bebé y cuides de él convirtiéndote en una madre hipervigilante, la desventaja es el robo de sueño de calidad que eso conlleva. Si lo sumamos a los rituales nocturnos de alimentación que parecen interminables, tu ciclo del sueño queda patas arriba. El sueño profundo es el mecanismo que tiene la naturaleza para aliviar el estrés. El cerebro pasa por diferentes ciclos del sueño en un periodo de noventa minutos de duración, y va avanzando por etapas del sueño cada vez más profundas. Si alteramos el ciclo, lo poco que duermas no solo no te hará sentir más descansada, sino que te hará sentir como una zombi.

Si quieres volver loco a alguien, la mejor manera de hacerlo es despertarlo continuamente, en especial durante los periodos de sueño profundo. Pregúntale a cualquiera que se haya dedicado a torturar o a interrogar prisioneros. Es una técnica probada, con la que se consigue que una persona inocente confiese crímenes que no ha cometido con tal de poder dormir.

Lo normal es que, cuando empiezas a bostezar por la noche, tengas ganas de cepillarte los dientes y tumbarte en una cama bien cómoda convencida de que vas a dormir bien. Sin embargo, cuando estás desgastada y exhausta, experimentas un gran cambio en la arquitectura de tu sueño. Si estás tan cansada que empiezas a dar cabezadas cuando no deberías —en clase, viendo la tele, incluso mientras amamantas a tu bebé—, significa que no estás durmiendo bien, y aunque hayas podido cerrar los ojos durante determinado periodo de tiempo, te sigues sintiendo como si no hubieras dormido.

CÓMO CONSEGUIR EL SUEÑO REPARADOR QUE NECESITAS

He diseñado un sistema para que puedas disfrutar del sueño reparador que tanto necesitas. Estas recomendaciones están basadas tanto en mis observaciones clínicas como en la ciencia del sueño, una disciplina que cada vez está más desarrollada. Intenta aplicar todos los consejos que puedas de los que encontrarás a continuación. Para empezar, recomiendo a mis pacientes que lean toda la lista y elijan concentrarse en las sugerencias que les parezcan más accesibles. La calidad de tu sueño debería empezar a mejorar en pocos días, y notarás más beneficios a lo largo de las siguientes semanas. El sueño reparador engendra más sueño reparador. Te prometo que, incluso a pesar de que tengas que levantarte para atender a tu hijo una o más veces cada noche, estos cambios mejorarán la calidad de las horas de sueño que puedas arañar.

Limita la exposición a la luz azul una hora antes de irte a la cama

¿Qué tiene que ver la luz azul con la capacidad que tenemos para disfrutar de un sueño profundo? Pues está relacionado con la glándula pineal, que tiene mucho que decir en relación con tu sueño.

La glándula pineal es un órgano minúsculo localizado en el centro de tu cerebro. Su función principal es liberar melatonina, la hormona responsable de regular tu ritmo circadiano, tu reloj interno, que determina el ciclo de sueño y vigilia durante un periodo de veinticuatro horas. También ayuda a regular algunas de tus hormonas reproductoras, pero lo que nos interesa ahora es que veas la melatonina como la hormona del sueño.

¿De dónde vienen las instrucciones de la glándula pineal? La respuesta no la sabemos con certeza. Lo que *sí* sabemos es que la liberación de melatonina está relacionada con la exposición a la luz, en forma de luz solar o iluminación interior. Antes de que se descubriera la electricidad, los ciclos de la mayoría de personas los determinaba la naturaleza; los niveles de melatonina eran bajos durante el día y aumentaban en cuanto oscurecía. Pero en la vida moderna pasamos mucho más tiempo expuestos a la luz artificial que nunca.

¿Y qué tiene que ver todo esto con la luz azul y tu falta de sueño? Bueno, los científicos han descubierto hace poco que la glándula pineal, que recibe su información directamente del ojo, es muy sensible al espectro 472 nm de la luz azul. En los tiempos prehistóricos, la luz azul solo procedía del sol, y cuanto más se acercaba el reloj al mediodía, más azul era la luz. Esta longitud de onda informa a la glándula pineal de que es de día; tu cuerpo interpreta esta información como la señal para liberar cortisol, y no melatonina para dormir.

Pero ahora la luz azul procede de varias fuentes: bombillas (incluyendo muchas, pero no todas, las de bajo consumo), pantallas de ordenador, aparatos móviles y televisores. Estamos expuestos a la luz azul durante todo el día, y también bien entrada la noche. Esto confunde al cuerpo, rompe su ciclo día/noche y destruye tu ritmo circadiano.

Qué podemos hacer:

- Ponte unas gafas con los cristales tintados de color naranja y un filtro de luz azul durante una hora antes de irte a dormir. Inicialmente, este tipo de gafas se diseñaron para utilizarlas para trabajar con el ordenador. No son muy caras y se pueden encontrar en Internet. Quizá no sean las gafas más bonitas que vas a tener en tu vida, pero funcionan.

- Instala algún *software* en tu ordenador que vaya tiñendo de naranja la pantalla a medida que avanza el día. Sigue teniendo luz azul mientras es de día y va cambiando gradualmente a medida que se acerca la noche. Una de las compañías que ofrece esta descarga (gratis para quienes utilizan Mac/Linux/Windows) es F.lux. Hay otra llamada Iris.

- Coloca bombillas respetuosas con la noche con tonos amarillos o naranjas en tu dormitorio, por lo menos, pero también puedes ponerlas en las estancias en las que pases el rato antes de irte a la cama. Así no solo te irá bien a ti, también beneficiará a todos los miembros de la familia. Una lámpara de sal proporcionará el espectro de luz correcto para ayudar en el sueño.

- Asegúrate de que tu dormitorio está lo más oscuro posible. Instala cortinas para bloquear la luz que entra por las ventanas. Si necesitas dejar una lucecita que te ayude a ver algo cuando tengas que levantarte para las tomas nocturnas, utiliza un antifaz suave hecho de algodón, seda o fibra de bambú.

- Por la mañana, expón el cuerpo a todo el espectro de la luz o a la luz solar durante quince minutos, entre las ocho y las diez de la mañana sin ponerte las gafas. Lo mejor es el exterior; si estás dentro de casa, abre todas las ventanas que puedas, porque no se consigue todo el espectro de la luz a través del cristal. Tienes que conseguir que la luz llegue a tu glándula pineal, cosa que, como ya sabes, se logra a través de los ojos. No deberías ponerte crema de protección solar durante este periodo de tiempo a menos que seas muy propensa a quemarte.

Mejora la higiene de tu sueño

La higiene del sueño no tiene nada que ver con estar limpia o sucia. Es un concepto médico que se utiliza para describir la rutina que sigues habitualmente antes de irte a dormir. Piensa en esto como en una atenuación global de tus sentidos. La hora que precede al momento en que te vas a dormir es muy importante para regular tu ritmo circadiano; utiliza ese tiempo para colaborar con el proceso de inducción y mantener el sueño.

Los científicos y las personas que se dedican a investigar sobre el sueño suelen decir frases como «reducir la intensidad del entorno». Pero lo que quieren decir en realidad es que tienes que relajarte deliberadamente. Intenta establecer un ritual para antes de irte a la cama. Después de unos días empezará a resultarte fácil seguirlo, y así le estarás diciendo a tu cerebro que tienes toda la intención de irte a la cama. Además de desactivar la luz azul de tus aparatos electrónicos, ten en cuenta los siguientes consejos.

Qué hacer:

- Reduce el ruido de la casa. Si vives en una zona especialmente ruidosa, plantéate adquirir una máquina de ruido blanco o un ventilador viejo, que puede ayudarte a enmascarar el ruido irregular o molesto del exterior.
- Evita cualquier actividad física que te suba las pulsaciones durante un periodo de tiempo demasiado largo durante por lo menos dos horas antes de irte a dormir. La buena noticia es que el contacto íntimo y el sexo no se consideran deporte; en realidad, ayudan a dormir (pero hablaremos más sobre el tema en el capítulo 13).

- Intenta evitar las actividades emocionalmente estimulantes antes de irte a dormir. Esto incluye las redes sociales, las películas o series de televisión demasiado intensas y los telediarios. Un *post* absurdo o que te haga enfadar en Facebook basta para despertar tu cerebro cansado y evitar que disfrutes del sueño reparador que tanto necesitas. Esto también significa que deberías intentar evitar cualquier conversación importante con tu pareja mucho antes de irte a dormir, porque no queremos que las charlas te roben tiempo de sueño. Intenta no tener televisión en el dormitorio y apagar el ordenador, las *tablets* y el teléfono.

- Lee un buen libro, que no sea un libro excitante como una novela sobre asesinos en serie, claro, sino un libro que te produzca placer. Muchas de mis pacientes me dicen que solo consiguen leer algunas páginas antes de quedarse dormidas y que tardan meses en terminar sus libros, pero eso me gusta. ¡Significa que se quedan dormidas enseguida!

- Toma un baño caliente o un baño de pies. El calor nos ayuda a relajar el cuerpo. Puedes aumentar el efecto añadiendo sales de sulfato de magnesio al agua.

- La temperatura ideal para dormir es entre los 15 y los 20 °C. Es una temperatura mucho más baja de la que puedes estar acostumbrada, especialmente en casas con calefacción central. Si estás acostumbrado a dormir en una habitación cálida, baja el termostato de forma gradual, un grado o dos cada vez, hasta que te acostumbres al cambio. Es mucho mejor dormir en una habitación fresca con muchas mantas que en una caliente con una manta. Nuestra temperatura interior durante la fase más profunda del sueño baja 2 o 3 grados, por lo que, si tu habitación está demasiado caliente, a tu cuerpo le costará más bajar su temperatura interior para alcanzar este estado de sueño profundo, como te dirá cualquier persona que haya dormido en un dormitorio caliente.

▪ Tu dormitorio debería ser un refugio de comodidad para ti. Intenta mantenerlo lo más ordenado posible. Cierra las puertas del armario. Ventílalo bien, no es bueno que el aire esté cargado. Es importante que tengas un buen colchón. Utiliza sábanas de la mejor calidad que puedas permitirte, hechas con fibras naturales, que ayudarán a tu cuerpo a mantener su temperatura normal (las fibras sintéticas pueden hacerte sudar por las noches). Encuentra almohadas con el punto de firmeza que más te guste. Cada persona tiene sus gustos. También aconsejo utilizar fundas protectoras para las alergias o cambiar la funda de la almohada cada dieciocho meses debido a la acumulación de ácaros del polvo que pueden darse en las almohadas que no son de látex.

Prueba las terapias alternativas y la meditación

Soy un gran defensor de los métodos holísticos y alternativos para relajarse y dormir bien. Practicar estas técnicas no tiene ninguna desventaja. No solo mejorarán la calidad de tu sueño, sino también tu salud en general.

Qué hacer:

Acupuntura: la acupuntura no solo va bien para tratar el desgaste postnatal, como ya has descubierto, sino que también se puede utilizar para tratar trastornos específicos de insomnio y otros problemas del sueño.

Meditación: como ya vimos en el capítulo 7, la meditación es una forma maravillosa de relajar la mente y regular la respiración, por lo que puede serte de mucha ayuda cuando intentes liberarte de esos pensamientos y del estrés que te provoca pasarte la noche dando vueltas en la cama.

CÓMO PRACTICAR YOGA NIDRA

Esta secuencia la compartió conmigo la instructora de yoga y doctora Lauren Tober.

- Túmbate en una postura cómoda y colócate un cojín debajo de la cabeza. Si te has tumbado boca arriba, colócate un cojín cilíndrico para yoga o un cojín convencional debajo de las rodillas. Tápate el cuerpo con una manta y colócate un antifaz o un calcetín limpio en los ojos.

- Anuncia lo que pretendes hacer de una forma positiva y en presente, como por ejemplo: «Estoy muy relajada o estoy preparada para aceptar lo que surja».

- Dedica unos cuantos minutos a abrirte a cada uno de tus sentidos. Percibe los sonidos. Los olores. Los sabores. Los colores o las luces que veas por detrás de tus párpados. El contacto del aire en la piel.

- Pasea la atención por tu cuerpo, sintiendo y notando cualquier sensación presente, sin expectativas ni juicios. Siente tu cuerpo desde el interior en lugar de verlo con los ojos. Si no percibes ninguna sensación, limítate a sentir lo que sientes ante esa ausencia de sensaciones.

- Empieza percibiendo las sensaciones en tu boca. Después percibe las sensaciones en la oreja izquierda, en la derecha y en ambas zonas al mismo tiempo. Haz lo mismo con los ojos.

- Percibe las sensaciones en la frente, el cuero cabelludo, la parte posterior de la cabeza, el cuello y la garganta.

- Percibe las sensaciones en el brazo izquierdo, comenzando por el hombro y desplazándote hasta la mano, y después en el brazo izquierdo entero. Haz lo mismo con el brazo derecho; después, percibe ambos brazos a la vez.

- Percibe la parte frontal del torso, la parte posterior del torso y, después, el torso entero.

■ Percibe las sensaciones en la pierna izquierda, comenzando por la cadera y descendiendo hasta los dedos de los pies, y después en toda la pierna. Haz lo mismo con la pierna derecha; después, percibe ambas piernas al mismo tiempo.

■ Percibe todo tu cuerpo, de dentro hacia fuera.

■ Siente cómo sube y baja tu abdomen cuando respiras. Intenta contar las respiraciones; lenta y rítmicamente, ve descendiendo de nueve a uno.

■ Descansa cómoda y relajada durante todo el tiempo que puedas. Antes de terminar, imagínate en tu vida diaria, disfrutando la cualidad de esta relajación y tranquilidad en cada momento de tu día.

■ Vuelve a afirmar tu intención mentalmente y advierte si surge alguna más para tu próxima sesión o para el resto del día.

■ Exprésate gratitud por haber encontrado el tiempo para practicar yoga nidra.

Yoga nidra. El yoga nidra no es igual que el yoga reconstituyente. Es una meditación mindfulness muy reconstituyente de gran valor para las madres desgastadas y exhaustas. Para practicarlo tienes que estar tumbada, y tu instructor te guiará hasta conseguir que entres en un estado de relajación profunda: las ondas cerebrales deben estar lo más próximas posible al sueño. Si practicas sesiones regularmente, aprenderás a adoptar un estado de duermevela, a reducir la depresión, el estrés y las preocupaciones, a aliviar los dolores crónicos y agudos, y a potenciar tu sensación de paz interior, relajación y bienestar.

Estiramientos. Se ha demostrado que es muy beneficioso hacer estiramientos suaves durante diez o quince minutos. Ayuda a relajar el cuerpo y a prepararlo para dormir, y te ayuda a no despertarte. Pídele a algún terapeuta especializado o a algún instructor que te facilite una rutina que puedas hacer antes de irte a la cama.

Aromaterapia. La aromaterapia consiste en utilizar aceites esenciales extraídos de plantas y flores. Cada aceite tiene un propósito terapéutico específico. Lo han empleado diversas culturas durante siglos para ayudar a la madre en recuperación a relajarse y a dormir mejor. Los aceites esenciales son muy concentrados y se pueden utilizar de formas diferentes.

- Si los utilizas en un baño de cuerpo entero, añade 5 gotas de aceite esencial al agua caliente. Si es para un baño de pies, bastará con que viertas 2 o 3 gotas en el agua.
- Si es para un masaje, utiliza una disolución del 2,5 por ciento del aceite esencial en tu aceite base, que puede ser de almendras dulces, jojoba o argán. Esto se consigue haciendo una mezcla de unas 5 gotas de aceite esencial por cada 2 cucharadas de aceite base.
- Para inhalar, la mejor forma de utilizar los aceites esenciales es con ayuda de un difusor. Es muy fácil encontrar difusores en Internet, y solo tienes que añadir algunas gotas al agua cada vez que utilices el difusor.

Como los aceites esenciales son tan concentrados, nunca deberían utilizarse directamente sobre la piel, y te bastará con utilizar un poquito cada vez. Disfruta con ellos y sé creativa con las mezclas. Una fórmula personalizada podría ser un gran regalo para otras madres que estén pasando por su proceso de recuperación.

LOS MEJORES ACEITES DE AROMATERAPIA PARA DORMIR

- La lavanda se utiliza por sus efectos relajantes.
- Los aceites de bergamota, naranja dulce y mandarina ayudan a mejorar la calidad del sueño durante el periodo postparto.

■ El aceite esencial de fragonia —de la familia del eucalipto— es un aceite australiano que provoca una profunda sensación de calma y tranquilidad y una genuina sensación de serenidad. Combina muy bien con aceites como los de lavanda, salvia, neroli y sándalo, y proporciona ánimo y relajación.

■ Los aceites de pachuli, ylang ylang y geranio rosa se utilizan para relajar y equilibrar.

Cambia lo que comes y bebes antes de irte a dormir

Qué hacer:

■ Intenta no consumir comidas copiosas por lo menos dos horas antes de irte a la cama. Por mucho que pueda gustarte echar la siesta después de una buena comilona a mediodía, las comidas por la noche afectan al sueño. Tu cuerpo utiliza las horas de sueño para hacer el trabajo más duro de la digestión, pero si tienes mucha comida en el estómago, en especial carbohidratos, que alteran los niveles de azúcar en sangre, tu cuerpo necesitará mucha energía solo para digerir y gestionar esa comida, y eso puede impedirte dormir o hacerte despertar en plena noche.

■ Si tienes hambre antes de irte a la cama, lo mejor que puedes hacer es picar algo con proteínas. Los alimentos que solo contienen proteínas no hacen que el cuerpo reaccione liberando insulina, que regula el nivel de azúcar de tu sangre. Cuando los niveles de azúcar en sangre fluctúan pueden provocar la respuesta de estrés en muchas personas, y eso puede despertarlos con más facilidad y hacer que les cueste más volver a dormirse.

■ Intenta tomar ácido caprílico (triglicéridos de cadena media, o MCT, aceite de coco). Esto tiene un efecto estabilizante en tu nivel de azúcar en sangre, que mejora mucho la relajación de tu cerebro mientras estás dormida. Empieza con una cucharadita de café y ve aumentando la dosis poco a poco hasta llegar a una cucharada sopera.

- Las bebidas con cafeína, solo por las mañanas, no las tomes después de mediodía. Comprueba los niveles de cafeína que contienen las bebidas descafeinadas que tomas. Podrías llevarte una sorpresa desagradable al descubrir que ciertas marcas de té o de café descafeinado contienen mucha más cafeína de la que piensas.

- Una bebida caliente sin calorías, como una infusión de hierbas, es ideal antes de irse a dormir. Hierbas como la manzanilla, la valeriana, la lavanda, la melisa, la menta y la hierba de San Juan son relajantes muy conocidos que ayudan a conciliar el sueño. En nuestra clínica también recomendamos la infusión de manzanilla para bebés con más de dos meses. Para prepararla deja infusionar la manzanilla durante cinco minutos, déjala enfriar hasta que esté a temperatura ambiente, o un poco más fría, y después vierte entre 30 y 60 mililitros en un biberón. Dáselo una vez al día, y cuando empiece a tolerarla, podrás dársela más a menudo.

- Evita tomar alcohol por lo menos dos horas antes de irte a la cama. Aunque pienses que una copa puede ayudarte a relajarte y a dormirte más rápido, en ciertas partes del cerebro puede actuar como estimulante e interferir en el sueño profundo; cuanto más alcohol tengas en el cuerpo, más afectará la calidad de tu sueño, que es justo lo contrario de lo que necesitan las madres en ese delicado estado de recuperación postnatal.

- Intenta no beber demasiada agua antes de irte a la cama para no tener que levantarte a orinar. Si tienes que ir al servicio, utiliza una bombilla incandescente o una luz nocturna que proyecte una suave luz amarilla, naranja o incluso roja para que tu glándula pineal no confunda la noche con el día.

Toma suplementos con la supervisión de tu médico

Los suplementos pueden ser de mucha utilidad cuando se toman correctamente. Es evidente que no tienes que tomarlos todos al mismo tiempo. También es evidente que no debes autodiagnosticarte ni determinar tú la cantidad de suplementos que debes tomar. Te aconsejo que encuentres un especialista holístico, como un naturópata o un especialista en hierbas, que pueda ayudarte, en especial para asegurar que tu leche materna no se verá afectada por nada de lo que tomes, y siempre debes informar a tu ginecólogo de lo que estás tomando. Algunos médicos convencionales se muestran hostiles o están mal informados acerca de estos suplementos, pero llevo recetándolos durante más de diez años y sé que pueden ayudar mucho con los trastornos del sueño.

Qué hacer:

Si te sientes tensa, si no puedes dejar de pensar o preocuparte, si tienes problemas para descomprimir o relajarte antes de irte a dormir, plantéate la posibilidad de tomar nutracéuticos:

- Tomar 10 mililitros de magnesio liposomado de Seeking Health antes de ir a dormir va muy bien para relajar los músculos y, a su vez, para relajar la mente.
- 4 rociadas de GABA limposomal con L-teanina de Quicksilver antes de irse a la cama ayudan a relajar esos pensamientos negativos y relajar el cerebro.
- 1 miligramo de melatonina treinta minutos antes de irse a dormir puede ayudar con el insomnio, pero debes consultar con un especialista antes de tomarla.

Si tus glándulas suprarrenales necesitan ayuda, plantéate tomar hierbas para estimularlas:

- 800 miligramos de ashwagandha orgánica dos veces al día. Tomarla durante el día ayuda a dormir por la noche. A mí me gusta mucho esta hierba, porque se tolera muy bien y en la cultura tradicional india se utiliza desde hace miles de años.

- 5-HTP de cualquier marca, entre 50 y 100 miligramos antes de irse a la cama. Este es el aminoácido precursor de la serotonina y la melatonina. No lo tomes si estás tomando antidepresivos.

Los remedios de hierbas para dormir se han utilizado durante generaciones, pero es sorprendente lo poco que se ha investigado al respecto de su seguridad para las mujeres embarazadas y las madres que están dando el pecho. Mi combinación preferida en términos de efectividad y seguridad a largo plazo incluye la valeriana (300 miligramos), la pasiflora (80 miligramos) y el lúpulo (30 miligramos). Si esto no funciona, entonces suelo recetar una dosis un poco más alta, como la que se encuentra en el ReDormin de Flordis. O también puedes probar estas:

- Valeriana, entre 0,75 y 1,25 gramos por dosis, treinta minutos antes de irte a la cama. Se ha demostrado que la valeriana ayuda a reducir la ansiedad y es relajante. Lúpulo, 360 miligramos por dosis oral, treinta minutos antes de irte a la cama. El lúpulo tiene una historia muy larga y se puede utilizar de muchas formas: un baño de lúpulo con algunas gotas de extracto concentrado en el agua. También se puede tomar por vía oral o en forma de infusión.

- La pasiflora y la verbena se suelen utilizar cuando se preparan fórmulas para dormir para las madres, igual que la manzanilla (aunque la manzanilla provoca más relajación que inducción al sueño).

- Ashwagandha, 800 miligramos dos veces al día. Esta hierba, que ya hemos mencionado, es una de mis hierbas preferidas para tratar la fatiga, y también ayuda al cuerpo a tolerar las consecuencias negativas de la falta de sueño.

Toma decisiones sobre la lactancia

Tanto si duermes con tu bebé como si no, es importante cuántas veces te vas a despertar. Una de las cosas importantes sobre las que muchas madres no quieren hablar pero deben hacerlo, en especial si están muy desgastadas, es el momento de retirar el pecho al bebé. Este es un tema muy comentado, incluso se han escrito libros enteros sobre el tema.

La Organización Mundial de la Salud recomienda dar el pecho hasta los 2 años, pero para una madre con desgaste postnatal basta con que le dé el pecho a su hijo de 6 a 12 meses. Si necesitas dejar de darle el pecho a tu hijo porque estás desgastada (o por cualquier otro motivo), en especial si el bebé ya tiene más de un año, ¡deberías dejar de hacerlo!

Ya sé que es un tema complicado. Dar el pecho puede ser una de las experiencias de conexión más maravillosas e íntimas que una madre y un bebé pueden tener, y ponerle fin puede ser doloroso a nivel emocional. Intento no decirles a mis pacientes cómo deben hacer las cosas, sino apoyarlas en las decisiones que tomen. Creo que es importante que las madres establezcan una conexión entre la lactancia y su falta de sueño. En la clínica afronto este tema tratando de mejorar el sueño de las madres. Las apoyo durante el proceso o les recomiendo un especialista en lactancia y sueño, en especial si el bebé tiene menos de nueve meses.

Es muy común que las madres que vienen a verme en un estado de desgaste horrible admitan que sus bebés tienen más de un año y, sin embargo, siguen dándoles el pecho por la noche, a veces por nutrición y otras porque se relajan mamando, no porque estén comiendo de verdad. A veces el bebé ni siquiera se despierta del todo y se trata casi de una especie de piloto automático en busca de ese pezón tranquilizador, y esto, evidentemente, despierta a mamá de su sueño reparador. No hay nada inherentemente malo en que un bebé mame para relajarse, pero si tú estás agotada es algo que a largo plazo no será bueno para nadie, incluido el bebé. Hay otras formas en que los bebés pueden aprender a relajarse:

Qué hacer:

■   Si tienes problemas con este tema, consulta con tu médico y pídele consejo. Quizá te cueste cambiar tu rutina incluso a sabiendas de que esos despertares nocturnos pueden empeorar tu desgaste, pero un buen consejo profesional puede ayudarte.

■   También deberías saber que, cuando dejas de dar el pecho, en tu cuerpo se dan una serie de cambios hormonales que pueden provocarte un bajón emocional durante varios días hasta que el cuerpo se ajuste al cambio. Esto es muy normal y pasa rápidamente. Si estás esperando esos cambios, te resultará más sencillo acostumbrarte a ellos. Suelo recomendar a las madres que cuando dejen de dar el pecho intenten hacer actividades sin importancia y reducir un poco su vida social para tener el espacio que necesitan.

Reduce los campos electromagnéticos del entorno

Cada vez se habla más sobre la contaminación electromagnética, tanto en la comunidad científica como en los medios de comunicación. La contaminación electromagnética es una combinación de los efectos producidos por todos los campos eléctricos y magnéticos del entorno moderno. No incluye solo los teléfonos móviles, las conexiones inalámbricas de Internet y los aparatos electrónicos; también tiene en cuenta la cantidad de electricidad que entra en nuestras casas y la calidad del cableado que hay fuera de nuestras casas, que produce la más dañina de todas las señales de campos electromagnéticos: la electricidad sucia.

Puede resultar complicado entender el concepto de campos electromagnéticos, en especial porque son invisibles. Prefiero el término *contaminación electromagnética*, porque evoca imágenes de polución. Si vives en una casa de campo aislada es muy probable que tu aire esté limpio y libre de contaminación; si vives en una ciudad abarrotada, es muy probable que el aire que respiras esté muy contaminado. Lo mismo ocurre con la contaminación electromagnética. Si vives en el campo alejada de otras casas, es probable que tengas menos problemas con los campos electromagnéticos de los que tendrías si vivieras en una zona urbana superpoblada, donde no solo estarás expuesta a tus propios campos electromagnéticos, sino también a los que genere el estilo de vida de las personas que te rodean.

Cada vez hay más pruebas de que los campos electromagnéticos provocan más inflamación porque generan un exceso de calcio en las células. Este calcio intercelular, que no debería estar ahí, precisa de energía para poder eliminarlo y ese proceso provoca inflamación. Como se presupone que los campos electromagnéticos son seguros, la gente da por hecho que lo son. Y, sin embargo, con el aumento de las enfermedades de todas clases, es prácticamente imposible saber cómo afectan a nuestros cuerpos esos campos electromagnéticos. Después de hablar sobre este tema con mis pacientes durante años, he llegado a la conclusión de que, en los casos de aquellas personas que son particularmente susceptibles, los campos electromagnéticos pueden afectar a sus ciclos de sueño. Y unos sencillos cambios pueden suponer una gran diferencia.

Qué hacer:

- Apaga el módem antes de irte a la cama, y apaga también los demás aparatos electrónicos, incluyendo móviles y *tablets*, o ponlos en modo avión.
- Apaga y desconecta cualquier cosa que no sea necesaria para el funcionamiento de la casa durante la noche.
- Prueba si tu sueño mejora cuando apagas toda la electricidad de la casa durante la noche. Tengo unas cuantas pacientes que consiguieron volver a dormir bien mágicamente con solo hacer eso. (Deja una linterna junto a la cama y enciende la nevera en cuanto te levantes; unas cuantas horas sin luz no deberían afectar a los alimentos que tengas en la nevera siempre que dejes la puerta cerrada. Por seguridad, saca todas las cosas que tengas en el congelador, en especial la preciada leche materna, y pídele a algún vecino que te deje meterlas en el suyo durante la noche, para que no tengas que preocuparte.) Si descubres que te va bien hacer

esto, puedes pedirle a algún electricista que te instale un interruptor separado para la nevera y el congelador con respecto al resto de los demás aparatos eléctricos de la casa para que puedas apagar la electricidad por las noches.

¡Airéate!

Estoy convencido de que el principal motivo por el que las personas se sienten bien cuando van a la playa no es por las preciosas vistas ni el calor del sol, sino por la gran densidad de electrones que hay. En la superficie del agua, en especial cuando el agua impacta contra la tierra —como en un río o las olas del mar—, la densidad de electrones es mucho mayor. Todos los procesos de nuestro cuerpo necesitan electrones, y si no tenemos los suficientes, esto afecta nuestra capacidad de gestionar la inflamación con rapidez y contribuye, en parte, al cansancio, a los trastornos del sueño o a nuestra incapacidad para concentrarnos y pensar con claridad. Cuando estás en contacto con la naturaleza tu cuerpo tiene acceso a más electrones, porque nuestra única fuente de electrones es el contacto físico con el campo eléctrico de la tierra. Como nuestros cuerpos están cargados de electricidad, respondemos de forma positiva a los electrones naturales que fluyen sin descanso en el planeta que habitamos.

A pesar de la evolución humana, siempre hemos estado en contacto con el campo eléctrico de la tierra. Al principio íbamos descalzos, pero a pesar de la aparición del calzado seguíamos pasando tiempo en el exterior. En estos tiempos modernos en los que llevamos zapatos con las suelas de goma, vivimos en casas aisladas de los elementos, caminamos por caminos de hormigón y nos pasamos el día interactuando con dispositivos electrónicos, podemos pasarnos un montón de días sin estar en contacto con el campo eléctrico de la tierra. Y en consecuencia, pienso que podemos sufrir un déficit de electrones.

Esta no es una teoría loca, sino un nuevo campo de investigación que cuenta con muy poca financiación. Tengo muchas pacientes que me han dicho que duermen mejor y tienen más energía cuando empiezan a salir más. Pienso que no se trata de que el exterior les dé más energía, sino que gracias a ello sus células funcionan mejor.

Para hacer tu propio test extraoficial sobre el déficit de electrones, ve a la playa y pasea por la tierra húmeda o por la orilla durante unos treinta minutos. Es el tiempo que tarda tu cuerpo en recargarse de electrones de pies a cabeza. Si te sientes mejor, con más energía y vitalidad, más alerta, entonces tienes que salir más.

Qué hacer:

- Pasea descalza o con zapatos de piel por la tierra durante la mayor cantidad de tiempo posible.
- Pasa todo el tiempo que puedas en la playa (o en un lago o un río, en cualquier sitio donde el agua entre en contacto con la tierra). Exacto: ¡el médico te ha recetado un día en la playa!
- Utiliza una sábana earthing (earthing sheet). Creo que una sábana earthing es una de las inversiones más sencillas y baratas que se pueden hacer por la salud a largo plazo. Se trata de una sábana de algodón de cuatro puntos de ajuste que en su interior tiene un cable de plata y que hay que enchufar a la corriente.
- Utiliza una alfombrilla earthing (earthing mat) para la mesa del ordenador, ponla debajo del teclado o en el suelo, debajo de los pies. Es la misma técnica que utilizar una toma tierra sábana.

EL CASO DE APRIL

Visité a April, que tenía treinta y cinco años, cuando su hijo mayor tenía dos años y el pequeño era un bebé de siete meses.

Tenía una lista de síntomas larguísima y lo estaba pasando muy mal. Tenía la sensación de que se despertaba muchísimas veces por la noche y después le costaba mucho volver a dormirse. Su marido pasaba mucho tiempo fuera por trabajo, los dos niños dormían en la cama con ella y tenía la sensación de que nunca se había recuperado del parto, y estaba aturdida. «Estoy muy cansada y no tengo energía. Me escuecen los ojos todo el día, estoy aturdida y tengo ganas de comer dulces todo el día», me dijo. «No tengo fuerzas. Pero quiero un plan realista. Ya he tomado suplementos en otras ocasiones y me costaba mucho recordar que debía tomarlos, porque no tenía la sensación de que me estuvieran haciendo nada.»

Los resultados de los análisis

April tenía bajos niveles de vitamina B_{12}, el cobre alto y la DHEA baja.

El tratamiento de April

El plan de April duraba seis semanas. Le administré vitamina C intravenosa, tomaba DHEA cada día, una gran dosis de ashwagandha y una única dosis intramuscular de vitamina B_{12}. La convencí para que cambiara la disposición de su dormitorio para que las tres camas estuvieran al mismo nivel, cosa que le facilitaba mucho poder dar el pecho por la noche (después podía volver a poner el bebé en la cuna). También le pedí que apagara el wifi por la noche y que dejara de conectarse a las redes sociales, que se comprara una toma tierra sábana para la cama y que intentara poner en practica una sesión de aromaterapia de lavanda antes de irse a dormir. También la convencí para que siguiera tomando los suplementos, aunque fuera unas semanas más, ¡y estaba tan cansada que ni protestó!

Seis semanas después, April era una persona diferente. Se había espabilado del todo y me contó muy contenta lo mucho que la habían ayudado los suplementos. Además, ahora que estaba descansando mejor gracias a todos aquellos cambios había recuperado la cabeza, como decía ella, y se había dado cuenta de que necesitaba ayuda. Empezó a reunirse con otras madres, contrató una señora de la limpieza, empezó a pedirles a su suegra y a sus canguros que se quedaran más a menudo con los niños y empezó a hacer actividades que le apetecían cuando su marido no estaba en casa, todo ello cosas que nunca se había planteado.

PARTE III

El segundo y el tercer trimestre: recuperación física absoluta

9

El plan alimentario energético óptimo

Ahora que ya has aprendido a tratar tu desgaste postnatal con micronutrientes y macronutrientes, hormonas y tratamientos alternativos y durmiendo mejor, permíteme que te enseñe cómo comer. En este capítulo encontrarás las dietas que receto a mis pacientes, y sé que funcionan. He trabajado codo con codo con nutricionistas y naturópatas durante muchos años para desarrollar estas pautas, y puedes encontrar más información en mi página web sobre listas de la compra y planificación de comidas.

Mientras lees este capítulo quiero que pienses en los problemas a los que te enfrentas cuando buscas la forma de llenar tu casa y tu cuerpo de buenos alimentos. Es muy difícil cocinar cuando estás desgastada y exhausta, y mucho más si primero tienes que ir a la tienda cargada con el bebé.

En la consulta hablo con mis pacientes sobre las pautas básicas que encontrarás en este capítulo, busco la manera de satisfacer sus necesidades personales, y después les doy hora con nuestro nutricionista, que elabora planes alimentarios con ellas y las ayuda a hacer listas de la compra. (He descubierto que victushealth.com, por ejemplo, es una página muy útil para planificar comidas.) No existe una única forma de enfocar el problema, pues cada mujer tiene un nivel de desgaste diferente, pero sí que es posible que todo el mundo prepare comidas buenas y nutritivas con ingredientes rápidos y sencillos. También te informo sobre ingredientes que potencian automáticamente el valor nutricional de tu dieta. Deberías empezar a sentirte mejor en solo una semana, y te darás cuenta de las ventajas a largo plazo después de seis semanas.

COMER COMO UN SAPIEN

En un mundo lleno de comida basura, todos necesitamos ayuda para comer mejor. Utilizo un acrónimo que es fácil de recordar por cómo quiero que pienses en la comida: SAPIEN. En latín, *sapien* significa sabio o inteligente.

S de Suplementos y Superalimentos

Ya sabes que cuando estás desgastada es probable que necesites suplementos de micronutrientes que te ayudarán a recuperarte. Cuando hayas empezado a recuperarte, la S se referirá a los Superalimentos. Son alimentos particularmente altos en nutrientes, cosa que los convierte casi en los suplementos de la naturaleza. Consulta la página 211 para ver la lista de sugerencias.

A de Antropológicamente Apropiado

Hay ciertos alimentos y combinaciones de alimentos con una base cultural, que pueden ser platos que comes desde niña y que te gustan especialmente. En parte, esto está relacionado con nuestra constitución genética y étnica. Pero los alimentos que comimos durante la infancia también tuvieron un papel importante estableciendo nuestros microbiomas, la población de bacterias que viven en nuestro intestino grueso. Esto es lo que explica que los asiáticos, por ejemplo, tengan menor capacidad para tolerar dietas altas en lactosa, mientras que los franceses, los italianos y los griegos gestionan mejor la dieta mediterránea (verdura fresca, pocas proteínas y aceite de oliva). Una parte importante de la alimentación cultural se basa en las reuniones familiares para compartir la comida y disfrutar de la compañía de los otros. Debería ser un momento de conexión. Siempre he intentado hacer esto con mis hijos, compartir la comida, compartir anécdotas y preocuparnos los unos por los otros. Sin embargo, es muy difícil permanecer en un estado de alegría y conexión cuando los niños se comportan como, bueno, como niños; a menudo no quieren comer y dejan la comida en el plato o, peor aún, la tiran al suelo. A veces las comidas pueden parecer actuaciones circenses más que reuniones familiares plenas de amor y respeto mutuo.

P de Paleolítica

La alimentación paleolítica implica una forma de preparar los alimentos más tradicional. Esta dieta describe una forma de comer que utiliza alimentos derivados de tiempos anteriores a la agricultura, cuando los humanos eran básicamente cazadores-recolectores. Lo que sí sabemos es que nuestros ancestros del paleolítico no comían grano, productos lácteos o legumbres, así que una dieta paleolítica estricta evita estos grupos de alimentos. No soy tan rígido con el consumo de productos lácteos y legumbres; aunque estos alimentos pueden provocar inflamación a algunas personas, no creo que sea una regla inamovible. Considero que cada persona tiene que descubrir qué clase de productos lácteos y legumbres puede sentarle bien y abrirse a explorar una dieta nueva que pueda ofrecer lo que necesita un cuerpo desgastado.

Utilizo las ideas y los principios del paleolítico como una forma inspiradora de comer alimentos sencillos que nuestros ancestros conocían muy bien y que se preparan de una forma saludable y sencilla. La dieta paleolítica prohíbe el grano y, en su lugar, favorece el consumo de proteínas y de grasas saludables.

I de Individualizado

La idea de las dietas individualizadas se basa en el concepto de que no existe una dieta o filosofía alimentaria que vaya bien a todo el mundo. Muchos de los consejos dietéticos que uno encuentra por ahí, como probablemente ya sepas, parten de un enfoque generalizado. He descubierto que muchas personas se sienten desempoderadas ante las prohibiciones dietéticas. Quizá se sientan bien comiendo algo que «no deberían», o quizá no se sientan bien alimentados comiendo algo que se supone que les conviene. Individualizar la dieta, en especial con ayuda profesional de un nutricionista, es encontrar los alimentos que afectan a tu salud —de formas que ni siquiera conoces— y adaptar tus comidas en función de lo que es mejor para tu cuerpo.

E de Ecológico

Consumir alimentos ecológicos significa ser consciente de su procedencia, y de cómo se obtienen, se cultivan, se almacenan y tratan. Cuando consumimos alimentos de proveedores locales, promovemos el acceso a alimentos frescos saludables. Lo ideal sería que mejorásemos el entorno en lugar de destruirlo en busca de buenos alimentos.

Si tienes un espacio donde hacerlo, intenta cultivar tus propios alimentos. Si vives en un apartamento, también puedes cultivar especias y verduras junto a alguna ventana soleada, y a tus hijos les encantará ayudarte a plantar y cuidar de la cosecha (¡especialmente si pueden ponerlo todo perdido de tierra!). Cultivar alimentos propios tiene los beneficios añadidos de tener una meta y pasar más tiempo fuera.

N de Nutritivo

Tomé prestado este concepto del doctor Joel Fuhrman, un médico de cabecera e investigador nutricional que escribió un superventas titulado *Comer para vivir*. Una dieta nutritiva solo significa comer alimentos ricos en nutrientes. Este concepto está ligado con las preocupaciones ecológicas que he comentado antes, porque la forma en que se cultiva un alimento y, a veces, cómo lo cocinamos afecta a su nivel de nutrientes. Un estudio particularmente memorable que leí hace tiempo analizaba el contenido mineral de las espinacas. Las mejores y las peores espinacas, cocidas o crudas, mostraban una diferencia de 1.500 veces en su contenido en hierro. ¡Prefiero comerme las espinacas con alto contenido en hierro que las que no tienen nada! Parte del problema es que no podemos saber, solo mirando las espinacas, si se trata de un cultivo de proximidad en un terreno denso y con fertilizantes naturales a menos que hables con el agricultor. Cuanto más frescos son los alimentos, más nutrientes contiene.

EL PLAN ALIMENTARIO ENERGÉTICO

Como ya vimos en el capítulo 5, la mejor forma de comer para afrontar el desgaste postnatal es consumir una dieta alta en grasas, proteínas y carbohidratos en una proporción que será muy diferente a la que utilizabas hasta ahora. Esto significa aumentar la cantidad de grasas, moderar los niveles de proteínas y bajar el nivel de carbohidratos.

> Tu dieta debería basarse en la siguiente proporción: entre el 20 y el 25 por ciento de la ingesta calórica debería proceder de las proteínas, entre el 50 y el 60 por ciento de la ingesta calórica debería proceder de las grasas y entre el 20 y el 30 por ciento de la ingesta calórica debería proceder de los carbohidratos. No, los números no están mal, ¡es solo una forma diferente de comer cuando estás desgastada! Pero nos ayuda a comprender que los alimentos pueden contener mucha más grasa de la que creíamos, y la grasa es mucho más densa que los carbohidratos, y se encuentra en alimentos como el pescado, los frutos secos y las semillas. Un gramo de grasa tiene más o menos la misma energía que 3 gramos de carbohidratos.

Para reducir de verdad la inflamación y aprovechar los beneficios de esta proporción diaria, deberías seguir esta dieta durante, por lo menos, seis semanas. Muchas madres notan las ventajas en una semana, pero nuestra meta no es solo *sentirse* mejor, sino *estar* mejor. Y eso conlleva un poco de tiempo.

Una vez hayas cambiado tu forma de alimentarte, tendrás una idea mucho más clara, después de seis semanas, de los alimentos que te convienen y los que no. Tu cuerpo estará mucho más limpio y habrás eliminado muchos desencadenantes, de forma que, cuando vuelvas a introducir diferentes alimentos, enseguida sabrás qué te hace sentir especialmente cansada, aturdida o hinchada. Me he dado cuenta de que muchas de las madres que visito se sienten tan bien después de seis semanas comiendo de esta forma que no tienen ningunas ganas de volver a comer grano como lo hacían antes. Muchas madres tienen dudas cuando les enseño esta planificación, pero enseguida se acostumbran y están encantadas con los resultados.

Con qué frecuencia hay que comer

La mayoría de las madres desgastadas necesitan comer tres veces al día, pero cuando superan el desgaste postnatal, muchas pueden funcionar bien comiendo solo dos veces al día. No existe ninguna regla de oro al respecto, solo algunas directrices. El desayuno es la comida más importante del día, así que hay que elegir los alimentos estratégicamente. Cuando vayas cogiendo ritmo con la dieta y tu cuerpo se esté recuperando, te darás cuenta de que tienes menos ganas de picar, y que ya no tienes tantas ganas de comer cosas dulces y saladas.

Algunos de los mejores alimentos para comer en el desayuno

- **Quinua:** añade a la quinua algunas frutas frescas y ponle algunos dátiles, frutos secos, aceite de coco y sirope de arce.
- **Huevos:** fríe unos huevos con una salsa de tomate casera y espinacas y añádele dukkah (una cucharadita de semillas de sésamo, 2 cucharadas de avellanas tostadas, sal y pimienta, todo triturado en una picadora).
- **El cuenco del desayuno:** mezcla bayas congeladas, un plátano congelado, 2 cucharaditas de semillas de chía, canela, jengibre en polvo, extracto de vainilla, el yogur que más te guste (los de leche de oveja, cabra, búfala y coco son mejores que los de vaca) y una

cucharada de maca en polvo. Añádele unas virutas de cacao, polen de abeja, frutos secos tostados y bayas de goji.

■ **Tortitas duces o saladas:** mezcla una taza de harina de almendra, una cucharadita de extracto de vainilla, canela y una pizca de sal con dos huevos batidos, remueve y viértele a la mezcla un poco de leche. Haz las tortitas en una sartén y sírvelas con bayas calientes y sirope de arce o salmón ahumado, queso de cabra y hierbas frescas.

■ **Huevos revueltos:** prepara unos huevos revueltos con pesto y sírvelos con beicon, jamón o salmón ahumado, tomate fresco y chucrut.

■ **Batido verde reconstituyente:** mezcla dos tazas de agua de coco, una cucharada de manteca de frutos secos, un plátano fresco o congelado, una cucharada de maca en polvo, una cucharada de espirulina, un buen puñado de hojas verdes (espinacas, col kale, menta, perejil), y media cucharada de polen de abeja.

■ **Huevos escalfados:** acompaña unos huevos escalfados de calabacín frito, queso de cabra y pesto.

■ **Gachas:** prepara unas gachas con quinua, mijo o amaranto, y sírvelo con semillas de linaza, almendras, nueces de macadamia, canela, leche de coco y bayas frescas.

La proporción diaria

Cuando sigas esta dieta estarás ingiriendo menos carbohidratos y azúcares que de costumbre. Las listas que encontrarás a continuación te darán muchas opciones sobre los alimentos que es mejor consumir y cuáles es mejor evitar. Pero tu meta será consumir entre un 20 y un 25 por ciento de proteínas, entre un 50 y un 60 por ciento de grasas y entre el 20 y el 30 por ciento de carbohidratos. Tendrás que ir modificándolo en función de lo que mejor le siente a tu cuerpo, pero es importante comenzar con este equilibrio y elegir los alimentos que más te convengan.

¡Cocinar no tiene por qué ser pesado!

Para la mayoría de madres que vienen a mi consulta, cocinar es una tarea temida e indeseada, y se castigan mucho cuando tienen la sensación de que están «fracasando» en ese sentido. En un mundo ideal conseguiríamos nuestros alimentos frescos de fuentes locales, disfrutando de la experiencia de comprar por el pueblo, y enfocaríamos la creación de nuestras comidas con inspiración y placer. Sin embargo, la realidad suele ser muy distinta, y muchas madres desgastadas me describen con frustración y cansancio su interminable ciclo de compras, cocina y limpieza.

Mi consejo es *que dejes de castigarte*. No te compares con otras personas. Lo estás haciendo lo mejor que puedes. Si te cuesta, recuerda que la situación solo es temporal y que cuando empieces a mejorar tus niveles de micronutrientes y macronutrientes te sentirás menos aturdida y con más energía. Cuanta más energía, más motivación e inspiración. Además, debes tener en cuenta que una comida buena o elaborada no tiene por qué ser complicada de preparar para ser deliciosa y nutritiva.

Las mujeres que acaban de ser madres y que tienen poca energía tienen pérdidas de memoria y/o antojos. A veces tienden a priorizar otras tareas, en apariencia más urgentes, en detrimento de la nutrición correcta, lo que puede conllevar una serie de elecciones menos saludables y «fáciles». Si te sientes identificada con esta situación, debes saber que es muy común y que puedes empezar de nuevo al día siguiente. Cuando empieces a comer mas grasas tendrás más energía, es como poner un tronco gordo en el fuego que dure varias horas, al contrario que comer carbohidratos, que es como meter ramitas que se queman enseguida.

Apóyate en tus relaciones personales. Plantéate la idea de juntarte con otros padres y sus hijos para cocinar juntos en comunidad. Toma clases de cocina. Organiza reuniones con conocidos para poder intercambiar comidas y recetas. No todo el mundo tiene facilidad para cocinar, y no pasa nada.

BIENVENIDA AL MUNDO DE LOS BATIDOS

Soy el encargado de hacer batidos para mi familia. Es un ritual diario. Tanto Caroline como yo tomamos un batido para desayunar cada mañana, y los niños suelen tomar uno como acompañamiento de lo que sea que coman. Preparo bastante, y lo que no nos acabamos durante el desayuno, nos lo bebemos a lo largo de la jornada.

Para nosotros, los batidos son una forma fácil y deliciosa de ingerir algunos alimentos que fortalecen nuestro sistema inmunológico. Caroline está convencida de que este ritual diario es la explicación de que, en los últimos años, nuestra familia no parezca tan susceptible a enfermar durante la temporada de constipados y gripe.

Los ingredientes del batido de Oscar

No mido las cantidades exactas y voy cambiando los ingredientes con regularidad. Preparo una cantidad lo bastante grande para toda la familia. ¡Diviértete experimentando!

- Agua de coco o de manantial

- Proteína en polvo

- Virutas de cacao, manteca de cacao o cacao en polvo

- Semillas de chía

- Bayas orgánicas congeladas

- Plátano o cualquier fruta de temporada

- Maca en polvo o algún otro superalimento

No seas dura contigo misma y prepara comidas sencillas que sepas que tú y tus hijos vais a disfrutar. Encuentra entre cuatro y seis comidas nutritivas que puedas preparar con facilidad y ve rotándolas. Come lo mismo que tus hijos, si cocinas cosas diferentes y más sofisticadas para ti tendrás mucho más trabajo. Los niño suelen preferir las comidas frescas y coloridas, lo que es perfecto para que puedas ofrecer comidas nutritivas para toda la familia. Intenta tener la despensa siempre llena, así podrás añadir toques de energía, crujientes y sabrosos a tus comidas, como salsa de soja, aceite de oliva, limones, frutos secos y semillas, tahini, pesto y mostazas. De momento intenta comer en casa todo lo que puedas, y disfruta de comidas en restaurantes cuando salgas con tu pareja.

Acostúmbrate a acompañar las comidas de una ensalada con ingredientes sencillos. Utiliza una base de hojas verdes, brotes y vegetales crudos rallados o verduras asadas frías que te hayan sobrado de otras comidas, y añádele alguna grasa bien sabrosa, proteínas y algún ingrediente extra: aguacate, piñones, queso de cabra, un huevo hervido, alcaparras, aceitunas, anacardos, tempeh, pollo frío y trocitos de beicon, todo regado con un chorro de aceite de oliva y limón y una pizca de sal y pimienta al gusto. Esta receta puede ser una comida rápida y fácil de preparar de la que echar mano cuando tienes hambre o estás cansada.

Algunos de los mejores alimentos para tomar durante la comida o la cena

Los alimentos que encontrarás en la lista siguiente son ricos en todos los micronutrientes y macronutrientes que he mencionado en capítulos anteriores, además de ser una gran fuente de antioxidantes y bioflavonoides. Los bioflavonoides son los pigmentos coloridos de los alimentos que ayudan a reducir la inflamación del cuerpo.

Si estás acostumbrada a comer sándwiches, sustitúyelos por grandes ensaladas con vegetales diferentes y alguna proteína caliente como pechuga de pollo o pescado. ¡Te quedarás tan llena que no echarás de menos el pan en todo el día! También me gustan los revueltos con arroz integral, verduras y proteínas.

■ Cuenco mexicano de la alegría: chips de maíz orgánicas, alubias, salsa de tomate deliciosa (ver página 190), lechuga picada, aguacate y un buen chorro de zumo de lima.

- Pescado escalfado o una lata de sardinas o atún calientes, servidas con huevo duro y boniato al horno y verdura. Ponle un chorrito de aceite, limón y especias frescas o semillas de sésamo.

- Brochetas de cordero frito (cordero picado, jengibre fresco, paprika, comino molido y un huevo batido), servido con una ensalada de vegetales, pepino y salsa de tomate deliciosa (ver página 190) o yogur.

- Lonchas de pollo asado acompañado de una ensalada de pimiento rojo, zanahoria, judías, menta y papaya; aliño para la ensalada: vinagre de manzana, miel, lima y aceite de coco.

- Hígado frito en aceite de oliva o de sésamo con jengibre, ajo, espinacas, pimiento rojo y una buena cucharada de salsa tamari.

- Boniato asado con unas gotas de aceite de sésamo y servido con aguacate y manteca de frutos secos.

- Fideos de trigo sarraceno hervidos y después fritos con jengibre, ajo y aceite de sésamo, servidos con brócoli al vapor y salmón. Aliñar con salsa tamari o un buen aliño de limón y piñones: ¼ de taza de piñones tostados, 1 cebolleta, 2 cucharadas de zumo de limón recién exprimido, 2 cucharadas de aceite de oliva virgen, pimienta y sal.

- Arroz integral (remojado durante cinco horas en agua filtrada, escurrido y hervido). Se sirve con pescado salteado, limón, espinacas, ajo, jengibre y aceite de coco. Alíñalo con una cucharada de pasta de miso rebajada con un poco de agua hirviendo.

- Rollitos de pollo: pollo asado, vegetales, tomate, zanahoria rallada, remolacha, aguacate y mayonesa de coco, todo envuelto en una tortita de espelta/integral/sin gluten. Para hacer la mayonesa de coco mezcla la carne de un coco con ajo, limón, sal marina, hierbas frescas; añádele poco a poco una cucharada y media de agua de coco.

- Pierna de cordero hecha a fuego lento acompañada de un puré de coliflor con frutos secos. Para hacer el puré, mezcla en una picadora la coliflor al vapor, nueces de macadamia, ajo y sal, y añádele una taza de leche de almendra o agua de coco. También queda bien con pescado al horno o pollo.

- Sopa de pollo: 1 pollo entero crudo, cebolla roja sofrita, ajo, jengibre, caldo de verdura/hueso, las verduras que más te gusten y una taza de alga kombu. Cocinarlo todo junto a fuego lento durante dos horas.

- Filetes de salmón a la plancha con lechuga, huevo duro, tomatitos Cherry y espárragos; aliño: limón, aceite de linaza y vinagre de manzana.

- Lentejas verdes de Puy hervidas o lentejas de bote (asegúrate de que no contengan bisfenol) salteadas en aceite de oliva con cebolla roja, especias, las verduras que más te gusten y un poco de caldo de hueso, servidas con queso de cabra y hierbas frescas.

- Espagueti de calabacín: haz tiras largas de calabacín con un pelapatatas, córtalas en tiras más finas y alíñalas con un poco de aceite de oliva y hierbas frescas. Sírvelas acompañadas de salsa de tomate deliciosa y queso de cabra.

Para preparar la salsa de tomate deliciosa, si tienes la suerte de vivir cerca de algún mercado, compra tomates muy maduros. Lávalos, quítales las semillas, córtalos en rebanadas y cocínalos en una sartén a fuego medio durante unas dos horas con un poco de aceite de oliva. Si quieres puedes añadirle especias como albahaca, orégano, tomillo, cebollino o perejil. (A mí me gusta preparar mucha cantidad y congelar pequeñas cantidades para poder ir utilizándola cuando la necesito.)

Algunos de los mejores alimentos para comer o picar

Quizá necesites picar algo entre comidas si estás dando el pecho o si tus niveles de azúcar en sangre fluctúan (te mareas cuando te levantas, te sientes decaída cuando tienes hambre, tienes cambios de humor cuando tienes hambre). Para algunas personas, comer pequeñas cantidades con más regularidad es ideal; para otras es mejor ceñirse a las tres comidas al día, particularmente si ya no estás dando el pecho y estás intentando perder peso. No hay una forma correcta o incorrecta de hacer esto, dependerá de lo que prefiera tu cuerpo. (Recuerda que nunca es recomendable intentar perder peso minimizando las calorías que ingieres mientras estás dando el pecho, podrías estar privando al bebé y a ti de los nutrientes que necesitáis.)

Los mejores tentempiés saludables

- Huevos hervidos con una pizca de sal. Hierve media docena de huevos a principios de semana y guárdalos en la nevera para poder utilizarlos como potente tentempié de proteínas.
- Caldo de hueso.
- Sopa de pollo.
- Palitos de verduras o de verduras asadas que hayan sobrado con humus casero. Para hacer el hummus, mezcla un bote de garbanzos sin bisfenol (o una taza de garbanzos hidratados en casa), ¼ de taza de tahini, el zumo de medio limón, ¼ de taza de aceite de oliva, un diente de ajo, sal y pimienta. Añádele un poco de agua para darle la consistencia que quieras y rectifica el punto de limón, ajo y sal al gusto. Sírvelo con unas tiras de zanahoria, pepino, pimiento y apio.
- Un puñado de frutos secos sin sal.
- Semillas al horno con salsa tamari. Coge una mezcla de semillas, como pipas de girasol y de calabaza, mézclalas con un poco de salsa de tamari y aceite de coco, y ásalas lentamente a 160 °C durante diez minutos. Remuévelas y ásalas durante otros cinco o diez minutos, hasta que estén doradas. Guárdalas en un recipiente hermético.

Qué beber

Lo mejor que puedes beber es agua, preferiblemente de manantial o filtrada. Si estás desgastada, asegúrate de que bebés unos 8 vasos de agua al día.

Si estás dando el pecho deberías beber, por lo menos, 10 tazas al día.

Otras bebidas beneficiosas

■ Infusiones. Son una buena fuente de hidratación con muchas propiedades para la salud. Algunas de las más nutritivas para las madres son la ortiga, la manzanilla, la albahaca india, la avena y la hoja de frambuesa. El té de escaramujo y el de ortiga proporcionan mucha energía y son ricos en minerales y vitamina C; si le añades jengibre fresco estará todavía más rico. Los tés de menta y limón ayudan a hacer la digestión.

■ Café y té negro. El café puede venirles bien a algunas mujeres, pero a otras puede desgastarlas. Si el café te pone nerviosa y si dependes de él para que te dé energía, quizá sea probable que dejes de tomarlo y te pases al descafeinado o a los tés. El té negro es una alternativa más suave, pero para algunas personas puede seguir teniendo mucha cafeína.

■ Batidos. Son preferibles a los zumos, porque contienen la fibra que reduce el ritmo al que absorbemos los azúcares naturales y alarga la energía. Si le añades proteínas y grasas buenas a un batido, tendrás una comida o un tentempié rápido y fácil de preparar.

■ Agua de coco. Rica en electrolitos e hidratante.

■ Chocolate caliente. Mezcla cacao, canela, maca en polvo y un poco de cayena molida y vainilla en polvo. Disuelve la mezcla en agua caliente y añade la leche hervida que más te guste. Endúlzalo con un poco de miel o con azúcar de coco. Esta bebida es energética y rica en minerales, y da fuerzas.

■ Una tacita de caldo de huesos. Rico en colágeno en su forma desnaturalizada, cosa que lo hace muy fácil de digerir y absorber. El caldo de huesos es muy bueno para ti. Aproximadamente un cuarto de toda la proteína de tu cuerpo es colágeno, es como el andamiaje que necesitan todos nuestros tendones, ligamentos, huesos y dientes para mantenerse fuertes y en forma. Es vital para la salud de nuestro esqueleto y los músculos, así como para la salud de nuestro sistema digestivo. Una buena parte del envejecimiento prematuro (piel arrugada y caída del cabello) por el que tanto se preocupan las madres se debe, en realidad, a la falta de colágeno. El cuerpo puede fabricar colágeno con proteínas vegetales, pero va más rápido con caldo de hueso, ¡así que a tomar caldo! Si preparas el caldo, te darás cuenta de que está bien cocinado si ves que se convierte en una gelatina cuando lo dejes en la nevera por la noche. A mí me gusta añadirle anís estrellado o jengibre para que tenga más sabor.

■ Raíz asada de diente de león. Hierve una o dos cucharadas de raíz de diente de león, jengibre fresco o rallado y anís estrellado, en una o dos tazas de agua. Hierve a fuego lento durante unos cinco minutos. Sírvelo con la leche que más te guste y miel. Esta bebida es rica en minerales, es alcalinizante, va bien para el hígado y es una buena alternativa al café.

LAS MEJORES FORMAS DE COCINAR PARA CONSERVAR LOS NUTRIENTES

Cocinar al vapor y al horno es la mejor forma de conservar los nutrientes de los alimentos. Cocina al vapor durante la menor cantidad de tiempo posible para que las verduras sigan teniendo una textura saludable y un color vivo. Evito hervir los alimentos en agua porque muchos nutrientes acaban en el agua.

En cuanto a los microondas, hay mucha información contradictoria referente a la seguridad, así que recomiendo utilizarlos solo para calentar cosas en recipientes de cristal. De esta forma conservas los nutrientes y las enzimas en los alimentos, en especial cuando se trata de la leche materna, y no corremos el riesgo de que los plásticos se degraden. Si, por otra parte, estás acostumbrada a utilizar el microondas para cocinar tus comidas de principio a fin en recipientes que no son de cristal, te arriesgas a perder nutrientes, a destruir enzimas y a introducir residuos plásticos dañinos en la comida. Es mejor utilizar un horno de vapor.

Dos días de comidas familiares

Día 1

Desayuno

Gachas (ver página 185)

Comida

Lonchas de pollo asado (ver página 189)

Cena

Fideos de trigo sarraceno (ver página 189)

Tentempiés

Batido verde reconstituyente (ver página 185)
Una onza de chocolate negro
Frutos secos variados sin sal
Fruta
Chocolate con canela

Día 2

Desayuno

Huevos revueltos con pesto (ver página 185)

Comida

Cuenco mexicano de la alegría (ver página 188)

Cena

Pierna de cordero a fuego lento (ver página 189)

Tentempiés

Té de jengibre fresco con bálsamo de limón, ortiga e hibisco
Sopa de miso con fideos de arroz

Palitos de verduras con hummus (ver página 191)

Bayas con yogur de cabra / oveja y semillas de linaza

Muestra de planificación de comidas para siete días

Desayunos para siete días

- Batido de bayas y manteca de cacao
- Gran desayuno: huevos con beicon, espinacas, calabacín, champiñones y aguacate
- Pudin de chía con yogur de coco y fruta
- Tortilla de champiñones acompañada de salmón ahumado
- Muesli estilo paleo con yogur de coco y bayas
- Tortitas (ver página 185)
- Gachas (ver página 185)

Comidas para siete días

- Sashimi o sushi
- Pechuga de pollo con ensalada de anacardos
- Salmón ahumado y huevos y aguacate
- Gado-gado: huevos, tempeh, ensalada, salsa satay
- Rollitos de arroz con huevo y tempeh
- Sopa de pollo (ver página 190)
- Frittata
- Ensalada niçoise

Cenas para siete días

- Pollo estilo paleo con ensalada
- Hamburguesas y ensalada
- Pescado al horno con mantequilla de limón y verduras o ensalada
- Espagueti de calabacín (ver página 190)

- Filete y verdura
- Chips de verduras con guacamole y alubias con pollo o ternera
- Pollo o cordero o ternera asado con verduras asadas

Lista de la compra

Siempre que puedas, compra alimentos orgánicos

Grasas:	
✓ Aceite de coco	✓ Aceite de nuez prensado en frío
✓ Aceite de oliva prensado en frío	✓ Ghee
Proteínas:	
✓ Alubias (de bote o secas): negras, blancas; garbanzos	✓ Hummus
✓ Pollo ecológico	✓ Cordero picado o ternera ecológica
✓ Huevos ecológicos	✓ Frutos secos variados: almendras, nueces de macadamia, nueces
✓ Pescado fresco	✓ Mantecas de frutos secos
✓ Jamón o beicon	✓ Pescados ahumados
Cereales:	
✓ Fideos de trigo sarraceno	✓ Quinua
✓ Mijo	✓ Fideos de arroz
✓ Copos de avena	
Lácteos:	
✓ Mantequilla	✓ Yogur de oveja o de cabra
✓ Queso de cabra	
Verduras:	
✓ Aguacate	✓ Lechugas de diferentes clases
✓ Coliflor	✓ Pimiento rojo
✓ Pepino	✓ Tomate
✓ Hierbas frescas (menta, perejil, cilantro, etc.)	✓ Calabacín

---

Frutas:

....

- ✓ Manzanas
- ✓ Plátanos
- ✓ Bayas, frescas o congeladas

- ✓ Cítricos
- ✓ Otras frutas de temporada

....

Otros ingredientes:

....

- ✓ Leche de almendras
- ✓ Vinagre de manzana
- ✓ Cacao prensado en frío
- ✓ Leche de coco
- ✓ Agua de coco
- ✓ Colágeno o proteína en polvo
- ✓ Chips de maíz
- ✓ Raíz de diente de león, asada
- ✓ Chocolate negro
- ✓ Bayas de goji

- ✓ Semillas de linaza molidas (también puedes comprarla fresca y molerla tú misma en una trituradora; guárdala en la nevera)
- ✓ Sal del Himalaya
- ✓ Miel
- ✓ Paquetes de sopa de miso
- ✓ Pesto
- ✓ Arroz o pastelillos de maíz
- ✓ Chucrut
- ✓ Espirulina, seca
- ✓ Tés: ortiga seca, hibisco, bálsamos de limón

ELIGE FRUTAS Y VERDURAS ALTAS EN NUTRIENTES

Las investigaciones de Jo Robinson, autora de *Eating on the Wild Side*, y muchos otros, han demostrado que el contenido nutritivo difiere en distintos tipos de plantas y que los métodos de rociado, maduración, cosecha y almacenaje también puede afectar a los nutrientes. Cuantos menos nutrientes pierdas en tus comidas, mejor serán esos alimentos para tu cuerpo y mejor te encontrarás.

Una de las consecuencias de cultivar las plantas más dulces y con los sabores más suaves durante generaciones ha sido una dramática pérdida de nutrientes. Las antiguas variedades de frutas y vegetales son más nutritivas que sus equivalentes híbridos. La producción moderna está ideada para que sea más resistente al transporte y a las plagas y, generalmente, contiene altas cantidades de azúcar. Muchos de los antioxidantes y los nutrientes más beneficiosos para el cuerpo tienen un sabor ácido, astringente o amargo, pero cada vez los utilizamos menos.

Además, se piensa que el principal motivo de que los seres humanos veamos los colores como lo hacemos es para poder identificar correctamente las frutas y los vegetales más maduros y con mayor cantidad de nutrientes y antioxidantes. Los mejores antioxidantes son, en realidad, pigmentos que les confieren a las plantas su aspecto brillante y colorido. No es casualidad que nos sintamos atraídos por los alimentos más coloridos.

La familia *allium*

Entre los *allium* se encuentran los ajos, las cebollas, las chalotas, el puerro, la cebolleta y el cebollino.

¿Sabías que tres dientes de ajo contienen la misma actividad antibacteriana que una dosis estándar de penicilina? ¡Pues sí! El ajo es un superalimento. Pica, tritura o corta ajos y déjalos reposar diez minutos. Durante este tiempo se formará la máxima cantidad de alicina, el agente antibacteriano activo.

Cuando compres cebollas, elige las que estén firmes y tengan la piel externa intacta. En la piel de la cebolla hay una gran concentración de nutrientes, así que guárdalas y utilízalas para hacer caldo. Si viertes una gota de vinagre en la superficie de la tabla de picar antes de empezar a picar cebolla, no llorarás tanto.

Las chalotas son las superestrellas de la familia *allium*, porque contienen seis veces más nutrientes que las cebollas.

En el caso de los puerros, la mayoría de nutrientes están en los tallos. Compra los más pequeños, con los tallos tiernos, y cocínalos lo antes posible porque pierden muy rápidamente los antioxidantes.

Manzanas

La mayor concentración de antioxidantes y nutrientes se encuentra en la piel, ¡así que cómetela siempre! Pero como la piel de las manzanas también es las que contiene la mayor cantidad de residuos de pesticidas que otra fruta o verdura, cómpralas siempre orgánicas. Las manzanas se conservan mejor en la nevera.

Alcachofas, espárragos y aguacates

Las alcachofas, los espárragos y los aguacates son ricos en antioxidantes, nutrientes y fibra, y contienen poco azúcar. Si comes estos alimentos no puedes equivocarte.

Las alcachofas tienen un alto contenido de antioxidantes, por lo que tienen que ser lo más frescas posible. Consúmelas rápidamente porque los niveles pueden bajar en cuestión de siete o diez días. Paradójicamente, hervir las alcachofas aumenta sus niveles de antioxidantes, pero cocerlas al vapor es mejor. Aunque es mejor comerlas frescas, las congeladas o de lata todavía contienen considerables cantidades de antioxidantes.

Como ocurre con las alcachofas, los espárragos son mejores frescos, y los espárragos cocidos tienen más antioxidantes que crudos. Lo mejor es cocinarlos al vapor.

Los aguacates son una fuente excelente de fibra soluble y grasas buenas, y la variedad Hass es la más rica en nutrientes.

Bayas

Todas las bayas contienen muchos antioxidantes, vitamina C y antiocianinas (las últimas tienen un poderoso efecto antiinflamatorio). Tienen un índice glucémico bajo (azúcar), y también son ricas en fibra. Como las bayas se echan a perder muy rápidamente, deben consumirse inmediatamente o conservarse en la nevera durante un máximo de tres días.

Las bayas congeladas son casi tan nutritivas como las frescas. La mejor forma de retener los niveles de nutrientes es descongelarlas en el microondas. Los arándanos cocinados o de lata pueden contener más antioxidantes que los frescos.

Zanahorias

Las zanahorias moradas son más nutritivas que las naranjas debido a su alto contenido en antocianinas y bioflavonoides. Las zanahorias cocidas son más nutritivas que las crudas. Incluye algunas grasas o aceite en la comida. Cocer las zanahorias al vapor u hornear las zanahorias enteras conserva mejor sus nutrientes.

Cítricos

Cuanto más coloridos son, más antioxidantes y nutrientes contienen. Las frutas cítricas se pueden tener en la cocina durante una semana, pero deberían conservarse en la nevera si vas a esperar más tiempo para consumirlas.

Las naranjas son muy populares y nutritivas. Elige las más grandes que tengan un color naranja intenso uniforme y con más zumo.

Los pomelos rojos y rosas son más dulces que los blancos.

Maíz

Compra maíz no transgénico o las variedades antiguas y cocínalo con la cáscara. Evita el maíz superdulce, porque tiene muy pocas proteínas y mucho azúcar.

Vegetales crucíferos

Los vegetales crucíferos —el brócoli, la col, la coliflor y las coles de Bruselas— son ricos en glucosinolatos, que contienen nutrientes con azufre que apoyan la función inmunológica. Los crucíferos también son ricos en antioxidantes.

Consume el brócoli lo más fresco posible. Diez días después de recogerlo, el brócoli pierde más del 80 por ciento de sus glucosinolatos, el 75 por ciento de los flavonoides y el 50 por ciento de la vitamina C. Para conservar los nutrientes hay que refrigerar el brócoli en cuanto se recoge, mantenerlo frío y después comerlo en los dos o tres días siguientes. Consérvalo en una bolsa microperforada; mete tus verduras o los vegetales crucíferos en una bolsa de plástico con cierre hermético, sácale todo el aire, cierra la bolsa y utiliza una aguja para hacerle entre diez y veinte agujeritos. Mete la bolsa en el cajón de las verduras de la nevera para duplicar la actividad de los antioxidantes. Cocerlo al vapor durante cuatro minutos es la mejor forma de conservar los nutrientes y evita la formación de olores y sabores desagradables.

La col se puede guardar durante mucho más tiempo que otros vegetales crucíferos sin que pierda los nutrientes.

La mejor forma de cocinar la coliflor blanca para que conserve los nutrientes es al vapor o salteada.

Pasas/uvas

Las uvas rojas, moradas y negras son las mejores para la salud. Las mejores variedades son las rojas y las negras sin semilla. Elige las que sean orgánicas.

Legumbres

Las legumbres son ricas en proteínas pero tienen poca cantidad del amonio ácido metionina, que es necesario para formar una proteína compleja de mayor calidad. Hay muchos cereales ricos en metionina, pero les faltan otros aminoácidos que las legumbres tienen en grandes cantides. Cuando comemos cereales y legumbres al mismo tiempo, se forma una proteína completa de la misma calidad que la que encontramos en la carne, los huevos y los productos lácteos.

Los guisantes y las alubias secas son ricos en fibra soluble, antioxidantes y nutrientes. Si pones las alubias en remojo toda la noche, reducirás los efectos gaseosos intestinales; asegúrate de tirar el agua en la que las has remojado, acláralas bien y cocínalas con agua limpia. Las alubias secas también se pueden cocinar en una olla a presión, lo que es una gran forma de conservar la mayor parte de los antioxidantes.

Los guisantes y las alubias de bote pierden la mayor parte del sabor y valor nutritivo; hay estudios que han demostrado que los guisantes de lata han perdido el 50 por ciento de sus antioxidantes. Sin embargo, congelar las alubias y los guisantes solo destruye el 25 por ciento. Es interesante saber que los frijoles y las judías pintas en lata conservan más nutrientes y antioxidantes que otras legumbres en conserva.

Patatas

Las patatas nuevas no suben tanto el azúcar como las maduras, y las orgánicas siempre son mejores. Además de comer la piel, puedes bajar el índice glucémico de las patatas comiéndolas acompañadas de alguna grasa. Si refrigeras las patatas durante veinticuatro horas después de haberlas cocido, alterarás su almidón y tendrá una composición más beneficiosa para la salud de las bacterias intestinales.

Verduras de hoja ancha

Las lechugas más nutritivas son las que tienen un intenso color rojo, morado y marrón rojizo, porque son las que contienen niveles más altos de antioxidantes y antocianinas antiinflamatorias. Cuando las hojas están sueltas y abiertas producen más antioxidantes y nutrientes, como parte de la propia protección solar de la planta. Cuanto más apretadas estén las hojas de una verdura de hoja ancha (como la col o la lechuga iceberg), menos nutrientes tendrá.

Cuanto más frescas mejor, así que compra siempre la lechuga entera en lugar de elegir las que ya vienen cortadas. Para conservarla, arráncale las hojas, acláralas y ponlas en remojo durante diez minutos en agua muy fría. El agua fría reduce el proceso de maduración aumentando la humedad interior. Sécala con un trapo o escúrrela utilizando un centrifugador de lechuga.

Si le arrancas las hojas a la lechuga antes de guardarla, duplicarás su cantidad de antioxidantes. La planta viva reacciona protegiéndose, como si algún insecto la estuviera mordisqueando o algún animal se la estuviera comiendo, y produce un montón de antioxidantes y nutrientes para defenderse de los atacantes. Sin embargo, solo puedes guardar la lechuga durante un día o dos, porque al arrancarle las hojas también aceleras el proceso de descomposición.

Otros consejos para su conservación: guarda las hojas en una bolsa de plástico con cierre hermético, sácale el aire, cierra la bolsa y utiliza una aguja o un alfiler para hacerle entre diez y veinte agujeros separados. Mete la bolsa en el cajón de las verduras de la nevera. De esta forma permitirás que salga el gas y la humedad. ¡Hay que dejar respirar a las verduras!

Elige las variedades con las hojas de colores más intensos y las hojas más anchas de estos nutritivos vegetales:

- Rúcula: este miembro de la familia de la col es rica en antioxidantes como los glucosinolatos y también contiene más calcio, magnesio, ácido fólico y vitamina E que la mayoría de las verduras de hoja ancha.
- Radicchio: la mejor variedad de este miembro de la familia de la achicoria es la variedad italiana Rosso di Chioggia, que tiene las hojas sueltas, rojas y un sabor amargo. El radicchio contiene muchas vitaminas del grupo B y vitamina C, además de minerales, polifenoles (entre los que hay antioxidantes muy saludables) y probióticos.
- Espinacas: la mejor forma de cocinar las espinacas es al vapor; no las hiervas, porque los nutrientes se quedarán en el agua.
- Las hojas de diente de león y la remolacha contienen muchos nutrientes, entre ellos calcio.

Asegúrate de que aliñas la ensalada con alguna grasa saludable, como el aceite de oliva virgen extra, porque facilita la absorción de los nutrientes.

Enriquece tu selección de lechugas con otras variedades de verduras. Puedes compensar el sabor de algunas verduras amargas añadiendo fruta o aguacate a la ensalada o miel al aliño.

Frutas con hueso

Los melocotones y las nectarinas son idénticos a excepción de un gen, que es el responsable de la pelusa de la piel y otros rasgos menores. La piel es la parte más nutritiva, pero también es más susceptible de contener residuos de pesticidas, así que siempre que puedas es mejor que compres frutas orgánicas.

La congelación conserva más antioxidantes que el envasado. Para conservar la mayor parte posible de antioxidantes al congelarlas, corta primero la fruta y espolvoréale por encima un poco de vitamina C en polvo.

La reina de las frutas secas es la ciruela, o sea, las ciruelas pasas. Cómpralas sin sulfitos (los sulfitos son conservantes que los humanos no necesitamos). Son ricas en antioxidantes, en fibra soluble y no soluble y en sorbitol, un prebiótico que promueve la aparición de microbios intestinales buenos y regula la actividad intestinal.

Tomates

Los tomates producen licopenos para protegerse de los rayos UV. Los licopenos son un antioxidante especialmente útil en ayudar al cuerpo a reparar los tejidos dañados. Los tomates procesados son sorprendentemente nutritivos. Cómpralos en lata sin bisfenol o en tarros de cristal.

La pasta de tomate, la forma más concentrada de tomate procesado, tiene hasta diez veces más licopenos que los tomates crudos.

Frutas tropicales

Los plátanos tienen relativamente pocos nutrientes y un índice glucémico alto, así que no deberíamos comerlos muy a menudo.

Las guabas tienen una densidad de nutrientes superior a la de la mayoría de frutas tropicales.

Los mangos tienen cinco veces más vitamina C que las naranjas, cinco veces más fibra que las piñas y un índice glucémico moderado. Las variedades oscuras son las que tienen más fitonutrientes.

La papaya tiene un índice glucémico muy bajo y es una fuente excelente de vitamina C. Las que tienen la carne roja son más nutritivas que las amarillas. En el caso de las piñas, cuanto más dulces mejor, porque esas variedades contienen más beta-carotenos y vitamina C.

LOS MEJORES ALIMENTOS Y SUPERALIMENTOS

A continuación encontrarás una lista de alimentos que suelen ser ricos en nutrientes y antioxidantes, y menos proteínas susceptibles de provocar inflamación.

Carbohidratos

- Amaranto
- Trigo sarraceno
- Freekeh o trigo zorollo
- Frutas
- Kamut
- Legumbres (lentejas, alubias y garbanzos)
- Mijo
- Avena
- Quinua, semillas de chía y semillas de cáñamo
- Arroz (integral, rojo, negro, basmati, jazmín)
- Verduras

Grasas

- Aguacate y aceite de aguacate
- Mantequilla
- Aceite de coco
- Aceite de semilla de cáñamo
- Ghee

- Frutos secos, mantequillas de frutos secos y aceites de frutos secos
- Aceite de oliva

Proteínas

De origen animal (preferiblemente orgánicas y de cultivo ecológico)

- Ternera
- Pollo
- Huevos
- Pescado
- Lácteos con toda la grasa de cabra, oveja o vaca (leche, queso, yogur sin azúcar, nata)
- Cordero
- Marisco

De origen vegetal

- Semillas de chía
- Semillas de cáñamo
- Legumbres (lentejas, alubias y garbanzos)
- Quinua

Otros

- Hierbas: albahaca, cilantro, perejil, romero, estragón y tomillo
- Aromáticas: chiles, ajo, galangal y jengibre
- Especias: anís, cardamomo, alcaravea, canela, cilantro, comino, pimentón, pimienta, zumaque y cúrcuma

Superalimentos

- Bayas: ricas en antioxidantes, vitamina C y fibra; índice glucémico bajo

- Cacao y chocolate negro: rico en magnesio, hierro, manganeso y antioxidantes (elige los que contengan más del 75 por ciento de cacao)
- Chía: rica en omega-3, antioxidantes, fibra y calcio; es una buena fuente de carbohidratos y proteínas
- Té de raíz de diente de león o café: van bien para el hígado y ayudan a desintoxicar hormonas
- Té verde: rico en antioxidantes
- Maca: ayuda a producir energía, equilibra las hormonas, va bien para la salud de la tiroides y ayuda al cuerpo en tiempos de estrés
- Semillas (calabaza, girasol, cáñamo): ricas en fibra y en grasas saludables; también son ricas en nutrientes

Alternativas al azúcar

Todos los edulcorantes deberían emplearse en pequeñas cantidades. Intenta evitar todos los edulcorantes que aparecen en la lista de las páginas 209-212 y sustitúyelos por pequeñas cantidades de los que encontrarás a continuación. En las tiendas de alimentación saludable deberías encontrar todos estos productos:

- Sirope de alcachofa
- Azúcar de coco
- Lúcuma en polvo
- Sirope de arce puro
- Melaza
- Miel sin refinar
- Estevia

Puedes endulzar tus comidas de forma natural con frutos secos como dátiles, o con compota de manzana.

Alimentos ricos en micronutrientes

Cobre

Vísceras, cacao, semillas y frutos secos

Hierro

Carne roja, verduras de hoja ancha de color verde oscuro, alubias y legumbres, marisco, aves

Magnesio

Verduras de hoja ancha y verde, cacao, semillas, frutos secos y legumbres

Oligoelementos, incluyendo el yodo y el selenio

Todos los alimentos, en especial las algas y los superalimentos

Vitamina B_{12}

Alimentos fermentados como el kéfir, el chucrut y el miso; algas, huevos, champiñones, carne roja, marisco y lácteos

Otras vitaminas B

Todos los alimentos, en especial las verduras verdes de hoja ancha y la mayoría de frutas (la cantidad dependerá de la calidad de la fruta, de la clase de cultivo y de lo fresca que esté)

Vitamina C

Cítricos, todas las bayas

Vitamina D

Leche enriquecida, vísceras, aceite de hígado de bacalao; también se encuentra en pequeñas cantidades en los champiñones, y en los huevos

Vitaminas solubles en grasa, en especial las vitaminas K_2 y A

Para la vitamina A: vegetales coloridos como las zanahorias, aceite de hígado de bacalao, lácteos, huevos

Para la vitamina E: grasas animales como la mantequilla, el aguacate, los frutos secos, algunas semillas

Para la vitamina K_2: quesos curados, huevos, en especial los orgánicos y de cultivo ecológico (dos huevos al día es suficiente para mantener los niveles de vitamina K_2), lácteos fermentados como el kéfir, alimentos fermentados como el miso, el *nattō* (alubias japonesas fermentadas), tempeh

Zinc

Crustáceos, carne roja, pollo, huevos, lácteos, legumbres, frutos secos, semillas y cereales

QUÉ ALIMENTOS Y BEBIDAS HAY QUE EVITAR

En general

Hay muchos grupos de alimentos que las mujeres con desgaste postnatal tienen que reducir o evitar mientras se estén recuperando. Básicamente, los únicos alimentos que tu cuerpo sabe digerir son los alimentos reales que no están procesados. Comer alimentos «falsos» como patatas fritas de bolsa, pizza congelada o bebidas edulcoradas, que han sido elaboradas en laboratorios para engañar a tus papilas gustativas, es como llenar el depósito de gasolina del coche con agua. No te ayudará a funcionar y solo conseguirás confundir a tu organismo.

Pero si comes alimentos ricos en nutrientes, tendrás más energía y gozarás de mayor salud física y mental. ¡Ha llegado la hora de sacar los alimentos falsos de tu despensa!

Carbohidratos

Los carbohidratos se encuentran de forma natural en las verduras, la fruta, las legumbres y los cereales integrales, y tienen que descomponerse lentamente para que la energía se vaya liberando de forma gradual y el cuerpo pueda ir absorbiendo los nutrientes. A los carbohidratos procesados les han quitado los nutrientes y pueden hacer que te suba el azúcar rápidamente y, además, a nuestro sistema digestivo le cuesta procesarlos.

Dónde se encuentran los carbohidratos procesados

- Productos de bollería hechos con harina blanca, azúcar y/o grasas saturadas
- Panes, incluyendo el pan blanco y los que no tienen gluten hechos con cereales procesados sin gluten
- Caramelos
- Glaseado industrial
- Pasta hecha con harina blanca
- Patatas fritas de bolsa y galletas industriales
- Pasteles de arroz
- Azúcar
- Harinas blancas

Grasas

Las grasas sintéticas transgénicas se encuentran en los aceites vegetales parcialmente hidrogenados que se suelen emplear para hacer los productos de bollería y los fritos. Provocan inflamación, deprimen el sistema inmune y se han relacionado con los desórdenes reproductivos, las enfermedades cardiovasculares y las apoplejías, el cáncer y la diabetes. Evita los siguientes alimentos (y sustitúyelos por opciones más saludables que encuentres en la sección de *Los mejores alimentos y superalimentos* de la página 205).

- Aceite de colza
- Patatas fritas de bolsa
- Aceite de maíz
- Galletitas saladas
- Alimentos fritos
- Patatas fritas
- Margarina
- Aceite de cacahuete

Proteínas

Las carnes, los mariscos y los lácteos procesados suelen contener muchos ingredientes que no son buenos para la salud. Los productos de charcutería como el jamón, el beicon y el pollo suelen contener conservantes para hacerlos más duraderos, y las carnes y los huevos que no son orgánicos pueden contener hormonas sintéticas y antibióticos que les han dado a los animales al criarlos o residuos de lo que les dan para alimentarlos, que, en ocasiones contienen derivados animales, urea y arsénico. El Departamento de Agricultura de Estados Unidos ha impuesto severas restricciones al ganado y los huevos orgánicos para asegurar que no contienen estos factores potencialmente dañinos para la salud. Evita los siguientes alimentos:

- Productos de charcutería y beicon conservados en nitrógeno. Es muy posible que en los mercados de proximidad y en las carnicerías encuentres otras opciones.

- Huevos de gallinas enjauladas. Intenta comprar huevos en los mercados locales y elige las variedades de gallinas libres u orgánicos siempre que sea posible.
- El queso y los lácteos procesados en que los ingredientes no se limitan a la leche, la nata, la sal, cuajo y enzimas naturales. Evita comer productos lácteos con conservantes, colorantes y saborizantes añadidos, concentrados o ácidos. El yogur no debe ser azucarado ni contener edulcorantes artificiales. Evita los productos lácteos desnatados.
- Las carnes y las aves que no sean orgánicas. También puedes comprar carnes de animales que sepas que han sido alimentados con hierba.
- Pescado de piscifactoría. El pescado debería ser fresco y de proximidad, pescado en aguas limpias. El pescado de piscifactoría, aunque cada vez es mejor, puede estar tratado con los mismos antibióticos y hormonas de crecimiento y estar tan mal alimentado como la carne de granja convencional.

EVITA LOS PESCADOS QUE CONTENGAN MUCHO MERCURIO

El mercurio afecta a las personas de distintas formas, y hay distintas clases de mercurio que se encuentran en distintas partes del cuerpo y provocan diferentes efectos. Y eso es muy preocupante. La clase de mercurio más peligrosa es el mercurio inorgánico, que procede de fuentes industriales y las amalgamas que se utilizaban para rellenar los agujeros de las caries, y el metilmercurio, que se encuentra en los productos animales y en ciertos pescados.

Tu cuerpo tiene una capacidad limitada para excretar metales pesados como el mercurio, y necesita grandes cantidades de zinc y de selenio para ir haciéndolo poco a poco. De los muchos efectos del mercurio, lo que más me preocupa es el impacto en el desarrollo neuronal de los niños. Si el mercurio fuera el único problema al que se tuvieran que enfrentar esos jóvenes cerebros sería menos alarmante, pero cuando combinamos la exposición al mercurio con los altos niveles de contaminación en las ciudades, una dieta baja en ácidos grasos omega-3 y alta en ácidos grasos omega-6 de origen vegetal oxidados, los resultados pueden ser alarmantes. Para evitar los alimentos que puedan contener mercurio, nunca como pescado con un alto contenido en mercurio (los pescados muy grandes como el pez espada, todas las especies de tiburón, los marlines y el atún blanco), y tú tampoco deberías comerlos. También debes evitar los pescados que tengan un contenido moderado de mercurio y que contienen poco selenio (como las especies de tiburones pequeñas o el lenguado), porque eso potencia los efectos del mercurio. Tómate una pastilla de 200 mcg de selenio cada vez que comas algún pescado con niveles moderados de mercurio para reducir la cantidad de mercurio que absorbe tu cuerpo.

ADITIVOS, POTENCIADORES, CONSERVANTES E INGREDIENTES NO ALIMENTARIOS

En los alimentos elaborados es muy difícil no ver un montón de números y palabras en las etiquetas que solo puedes descifrar si eres químico de profesión. Son productos químicos artificiales que tu cuerpo no es capaz de reconocer; para funcionar correctamente estamos diseñados para consumir, digerir y utilizar alimentos en su forma natural. Todo lo demás solo sirve para generar confusión y caos en nuestras células. En realidad, creo que estos aditivos tienen un efecto negativo en el funcionamiento mental, en especial en relación con la motivación y la claridad mental debido a la inflamación. Si estás intentando superar el desgaste postnatal, deberías saber que consumir demasiadas cantidades de estos alimentos supone un enorme paso atrás en tu camino al bienestar. Esto es lo que debes evitar:

- Los aditivos, los conservantes y los colorantes. Si el nombre de un ingrediente contiene números (por ejemplo, el conservante E211, el colorante E104), se trata de un producto químico o de un alimento falso que tu cuerpo no va a reconocer.

- El glutamato de monosodio y los potenciadores de sabor. Busca y evita los potenciadores de sabor, el glutamato de monosodio y los número de aditivos como el 627, el 631 y el 635.
- Los edulcorantes artificiales. Cualquier cosa etiquetada como «dietética» o «sin azúcar» contendrá aspartamo, acesulfame potásico, sucralosa o sacarina, que son edulcorantes artificiales que son peores para la salud que el azúcar.
- Cualquier cosa falsa, como la nata montada de bote, por ejemplo, o el queso falso que contiene aceites modificados y almidones. El queso debería estar hecho con leche, nata, sal, cuajo, enzimas naturales y fermentos. Punto.
- La comida basura y la comida rápida. Ya sabes a qué me refiero.
- Comidas precocinadas. Si consumes algún plato precocinado de vez en cuando, comprueba siempre los ingredientes y evita los ingredientes falsos mencionados en esta lista.
- Alimentos dietéticos bajos en grasa. Esta clase de alimentos suelen contener saborizantes artificiales, rellenos y azúcares que enmascaran la falta de sabor y textura después de haberles extraído la grasa.

Colorantes y saborizantes artificiales

Los colorantes artificiales están hechos con productos químicos derivados del petróleo y pueden ser neuroexcitantes que sobreestimulan los receptores de ciertas zonas de nuestro cerebro. En 2007, se publicó en *Lancet* un estudio muy importante que demostró que había relación entre el aumento de la hiperactividad en los niños y muchos de los alimentos que aparecen en la lista siguiente. En Inglaterra, muchos de estos colorantes artificiales están prohibidos, pero las mismas compañías que venden los mismos productos en Australia dejan esos aditivos. A veces también los dejan en Estados Unidos.

Los saborizantes artificiales también se hacen con productos químicos, pero como las fórmulas son patentes que pertenecen a las compañías de alimentación que los crean y los utilizan, no revelan a los consumidores los productos químicos que utilizan. Los sabores falsos, igual que los colores falsos, pueden afectar de formas negativas a nuestro cerebro, y actúan directamente sobre el sistema glutamatérgico (el glutamato es un neurotransmisor) que hace que tu cerebro se agite o entre en un estado de alerta. No es de sorprender que uno de los efectos secundarios del consumo de glutamato monosódico sea el insomnio. También son preocupantes los posibles daños neuronales que parecen estar relacionados con la repetida exposición al glutamato monosódico. Por suerte, debido a las quejas de los consumidores, que han afirmado padecer dolores de cabeza, sofocos, sudores e insomnio, el glutamato monosódico cada vez se utiliza menos en los alimentos envasados de Estados Unidos.

Cuando cocines, utiliza sabores naturales siempre que puedas. El extracto de vainilla de verdad sabe mucho mejor que la vainilla falsa, y se necesita mucha menos cantidad. El sirope de arce sintético no es más que un montón de azúcar de la peor calidad —sirope de maíz con muchísima fructosa— lleno de productos químicos, así que es mejor que compres sirope de arce puro. Y si la salsa de soja que has comprado no está hecha con soja de verdad, devuélvela.

Aditivos alimenticios que es mejor evitar

Colorantes: 102, 104, 110, 122, 124 y 129

Conservantes: 211, 220, 250, 280, 281, 282

Saborizantes (incluyendo el glutamato monosódico): 621, 627, 631, 635

Edulcorantes artificiales (incluyendo todos los productos «dietéticos»): 951, 952, 954, 1201

Bebidas

Nuestra fuente de líquido principal debería ser siempre el agua. Evita las siguientes bebidas:

- Bebidas de café. Normalmente contienen mucha leche y azúcar.

- Bebidas energéticas. Tienen un contenido muy alto en azúcar, cafeína y aditivos.
- Zumos. Si están hechos con concentrados o con azúcares añadidos u otros aditivos, mejor no los tomes. Puedes acompañar cualquier comida de un zumo de frutas o verduras prensadas en frío o recién exprimidas.
- Batidos energéticos. Contienen muchos azúcares y otros aditivos.
- Bebidas y batidos proteicos hechos con proteína de suero de leche. Suelen provocar inflamación.
- Refrescos normales y *light*. La mayoría de las madres que vienen a mi consulta son adictas a los refrescos, tanto los *light* como los normales. Los refrescos son terribles: una lata de un refresco normal contiene hasta 12 cucharadas de azúcar basura. Y los refrescos normales quizá no contengan calorías, pero tu cuerpo reaccionará a la ingesta de azúcar artificial liberando insulina. Por eso hay tantas personas que beben refrescos *light* que no consiguen perder peso. Además, muchos refrescos contienen mucha cafeína, sodio, ácido (que te pudre los dientes) y conservantes. Una forma ideal de minimizar el consumo de refrescos es tomar agua con rodajas de limón o algún té helado sin edulcorantes. También puedes comprar uno de esos aparatos para carbonatar el agua como el SodaStream, pero no utilices los paquetes de sabores, porque están llenos de azúcar y productos químicos.
- Bebidas enriquecidas con vitaminas. Estas bebidas no contienen una cantidad de vitaminas que pueda mejorar tu salud. Todos los nutrientes y las vitaminas que ingieres deberían proceder de los alimentos de verdad.

Alimentos modificados genéticamente

Las siglas OMG significan organismo modificado genéticamente, y la seguridad de estos alimentos es un tema muy controvertido. La Academia Americana de Medicina Medioambiental afirmó en mayo del 2009 que «varios estudios con animales han indicado graves problemas de salud relacionados con los OMG», incluyendo infertilidad, problemas inmunológicos, envejecimiento prematuro, regulación de la insulina y cambios en los órganos principales y los intestinos. Los alimentos orgánicos no deberían contener OMG. Para saber más, entra en http://www.nongmoshoppingguide.com.

Agua del grifo sin filtrar

Lo mejor que puedes beber es agua de manantial de una fuente fidedigna y embotellada en cristal reciclable. El agua del grifo puede contener cloro y podría interferir con el uso que tu cuerpo hace del yodo, cosa que puede causarte problemas de tiroides. Puedes llamar a algún técnico de tu zona para que te diga qué contiene el agua que sale de tu grifo.

INTOLERANCIAS ALIMENTARIAS

Si tienes poca energía, si siempre has tenido problemas para perder peso y mantenerlo y te estás preguntando si lo que estás comiendo podría ser el problema, quizá seas intolerante o alérgica a algún alimento; los culpables más habituales son el gluten y la lactosa.

ALIMENTOS KRIPTONITA QUE TÚ CREES QUE SON BUENOS PARA TI PERO NO LO SON

Hay tres categorías de alimentos que algunos cuerpos no toleran de una forma u otra. En honor de mis hijos, a quienes les encantan los superhéroes, podemos llamar a estos ladrones de energía alimentos kriptonita.

- Los alimentos kriptonita del tipo 1 se manifiestan en forma de reacción alérgica. Si comes alguno de estos alimentos sufrirás una reacción inmunológica automática.
- Los alimentos kriptonita del tipo 2 provocan sensibilidad. Los alimentos de este grupo provocan reacciones del sistema inmunológico menos

extremas y a menudo más lentas que suelen ocurrir después de comer, por eso acostumbra a ser tan difícil diagnosticarlos. Entre las reacciones puedes experimentar dolor en las articulaciones, aletargamiento o dolores de cabeza varias horas o incluso días después de haber comido el alimento ofensivo.

■ Los alimentos kriptonita del tipo 3 se manifiestan en forma de intolerancia alimenticia, y quien las padece no puede digerir ciertas clases de alimentos. Estos alimentos te afectarán de forma negativa, aunque no provocarán ninguna reacción del sistema inmunológico. Un buen ejemplo de esto es la intolerancia a la lactosa.

■ Aunque a veces puede costar descubrir cuáles son tus alimentos kriptonita, la búsqueda siempre vale la pena. Aprender a evitar tus reacciones alimenticias es como quitar un freno de mano invisible que tuvieras en el cuerpo. Cuando eso ocurre, de pronto te sientes tan bien que no puedes creer que no comer un alimento determinado pueda tener un efecto tan potente en tu energía y bienestar.

Gluten

¿Sabías que los únicos mamíferos que pueden digerir el gluten con facilidad son los roedores? La intolerancia al gluten es la más común y el problema alimentario menos comprendido. El gluten es un conservante y protector natural y en realidad está clasificado como una toxina vegetal. Los humanos no extraen ningún valor nutricional de comer gluten, que es como la caja de porexpan en la que viene la parte nutritiva del cereal. Como nos cuesta tanto digerir el gluten (¡a las bacterias también les cuesta mucho digerirlo!) se utiliza como conservante, de relleno o para dar textura (por ejemplo, en las salchichas) e incluso está presente en las pastillas que tomas.

Tal como sugiere la palabra, el gluten es una proteína glutinosa y pegajosa difícil de digerir producida por el trigo (u otros cereales) como forma de protegerse de los daños medioambientales del sol, la humedad excesiva o la sequedad, el calor o el frío, o el ataque de algún insecto o bacteria. Cuanto más grande sea el grano del trigo, más gluten deberá producir la planta para mantenerlo estable. Las formas de trigo más antiguas como la espelta o el kamut tienen granos más pequeños y, por lo tanto, menores cantidades de gluten. En las sociedades tradicionales se fermenta el trigo —utilizando masas fermentadas, por ejemplo— durante días e incluso semanas, cosa que elimina la mayor parte del gluten de la masa. Por otra parte, el trigo moderno de Australia y Estados Unidos ha sido creado para que contenga mucho gluten.

La celiaquía es una enfermedad autoinmune desencadenada por el gluten en personas genéticamente susceptibles. Puede provocar problemas de salud graves, como trastornos digestivos, inflamación, problemas de crecimiento, aletargamiento y pérdidas de memoria o tumores. Por otra parte, la auténtica intolerancia al gluten es una reacción al gluten que no tiene nada que ver con el sistema inmune. Normalmente provoca dolores abdominales, náuseas y diarrea.

Lo más importante es comprender cómo reacciona el cuerpo cuando comes gluten. Comer cantidades pequeñas o moderadas de trigo u otros cereales cada día podría no afectarte de la misma forma que si comieras grandes cantidades. Si crees que deberías eliminar el gluten del trigo de tu dieta, deberías saber que los sustitutos suelen tener harina de arroz, fécula de tapioca y otros carbohidratos simples que pueden disparar tus niveles de azúcar en sangre. En general tienen más calorías y, normalmente, son mucho más caros. ¡Es muy importante leer las etiquetas!

Lactosa

La lactosa es lo que yo llamo un alimento polifacético, que puede ir desde la comida basura (yogur dietético edulcorado) hasta el superalimento (mantequilla orgánica). Lo que suele provocar los síntomas abdominales después de comer lactosa es la intolerancia, a la propia lactosa o al azúcar de la leche. Eso se debe a un nivel insuficiente de lactasa, la enzima que descompone la lactosa. Los niveles de lactosa pueden disminuir durante el embarazo, y los síntomas leves se pueden convertir en síntomas moderados. Las madres suelen adquirir conciencia de que padecen alguna intolerancia a la lactosa subyacente durante y después del embarazo, y experimentarán hinchazón, gases y dolores de estómago después de ingerir lactosa. Es la proteína caseína de la lactosa la que suele ser responsable de provocar estos problemas, que pueden ir desde afecciones en la piel como eccemas hasta apatía, irritabilidad y pérdidas de memoria.

La forma más fácil y práctica de comprobar si tienes intolerancia a algún alimento es proponerse eliminarlo de la dieta durante un periodo de dos semanas. Se puede hacer con cualquier alimento, pero hay que eliminarlos de uno en uno, y no puede haber ni un solo desliz porque entonces tendrás que volver a empezar de cero. He descubierto que cuando una persona se cansa mucho o tiene problemas intestinales, eliminar el gluten de la dieta es un buen punto de partida; si también te preocupan las alergias y los problemas de la piel, primero deberías eliminar la lactosa.

Puedes notar mejoría en los síntomas o no, pero esa no es tu meta. Lo que te interesa es lo que ocurre durante las veinticuatro horas siguientes al alimento problemático. Cuando reintroduzcas el alimento, debes ingerir una cantidad muy pequeña; cuando pongas a prueba tu tolerancia al gluten, por ejemplo, come solo dos tostadas de pan, no más. E intenta hacerlo algún día que sepas que no te verás expuesta a otros factores estresantes, porque muchas personas experimentan una reacción exagerada que nunca padecerían si ingiriesen ese alimento todos los días. Presta atención a cómo te sientes: los síntomas que puedes experimentar pueden ser dolores de cabeza, dolores en distintas partes del cuerpo, problemas cutáneos, molestias en las articulaciones y cambios de humor. No te preocupes, estos síntomas desaparecerán rápido.

Esta prueba suele ser bastante precisa después del primer intento, pero si sigues sin estar segura, puedes repetirla dos o tres veces más hasta estar convencida. Para notar los beneficios completos, te recomiendo que hagas la prueba durante seis semanas. Si tienes una reacción positiva, deberás evitar ese alimento por completo hasta que lleves sintiéndote estupendamente durante un buen tiempo. Es importante saber que una intolerancia alimenticia no es una sentencia de por vida. Normalmente, después de un periodo de entre seis y dieciocho meses podrías volver a consumir el alimento sin padecer ninguna de las reacciones que sufrías la primera vez que decidiste eliminarlo. Según mi propia experiencia con mis pacientes, casi nunca he visto que nadie vuelva a consumir el alimento problemático; ni siquiera tienen ganas de hacerlo, en especial cuando saben lo mal que las hace sentir. Lo que más cuesta son las seis primeras semanas, mientras se acostumbran a leer las etiquetas de los alimentos, buscan nuevos sitios donde ir a comprar y lo que quieren comprar y encuentran la motivación. Pero estas experiencias pueden ser tan profundas que son una forma positiva y duradera de cambiar la relación que tienes con la comida.

A las madres que quieran seguir informándose sobre este tema, les recomiendo leer *El método CLEAN para el intestino*, del cardiólogo Alejandro Junger, y *Cerebro de pan*, del neurólogo David Perlmutter.

El caso de Serena

Serena vino a mi consulta unas cuantas veces cuando tenía treinta y siete años y era madre de un bebé de ocho meses. Siempre había sido una mujer muy activa y le preocupaba sentirse con tan poca energía desde el nacimiento de su hijo, y la situación no dejaba de empeorar. Se despertaba como una zombi y le costaba afrontar el día. A las nueve de la noche se dormía como un tronco. Se moría por tomar café a todas horas, estaba muy sensible a la luz y a los ruidos fuertes y se mareaba a menudo al levantarse. Tenía los dientes translúcidos y las encías habían empezado a encogerle, y su dentista estaba muy preocupado. Serena estaba pensando en tener otro hijo, pero no imaginaba cómo conseguiría afrontar el embarazo en ese estado de agotamiento permanente.

Al principio los síntomas de Serena parecían un caso claro de desgaste suprarrenal, pero había un factor que complicaba las cosas: llevaba años sufriendo problemas digestivos. Las comidas con mucha grasa la hinchaban, le provocaban dolores abdominales y náuseas. Y notaba que solía comer ciertos carbohidratos. Solía picar patatas de bolsa, tortitas de maíz y galletas de arroz, y le gustaba acompañar sus comidas con arroz, patatas, boniatos y zanahorias. No solía desayunar, pero cuando lo hacía optaba por cereales «saludables» sin gluten o tortitas de arroz con alguna cosa encima.

Los resultados de los análisis

Los análisis de sangre de Serena demostraron que tenía los niveles de cortisol y de DHEA muy bajos, tal como yo esperaba. Y sus problemas de digestión y la potencial mala absorción a largo plazo eran el resultado de los bajos niveles de hierro y vitamina B_{12}, incluso a pesar de que comía carne roja con regularidad. También estaba baja de homocisteína, zinc y proteínas.

El tratamiento de Serena

Me di cuenta de que, si quería que mejorase la función adrenal de Serena, primero tenía que arreglar su provisión de nutrientes y mejorar su capacidad digestiva. Su tratamiento inicial constó de dos perfusiones intravenosas de hierro, una en cada visita; inyecciones mensuales de vitamina B_{12} durante tres meses; suplementos de zinc, oligoelementos, multivitaminas B, DHA y NAC; y también le recomendé que se diera baños de pies con sales de Epsom antes de irse a dormir. Para los problemas de digestión le pedí que tomara enzimas digestivas con cada comida.

Tardó tres meses, pero estos cambios supusieron una gran diferencia en los problemas digestivos de Serena y en su energía, cosa que la ayudó a tolerar mejor las proteínas de la grasa y animales. Le costó mucho bajar la ingesta de carbohidratos, pero se sintió muy orgullosa de sí misma cuando vio que había sido capaz de dejar de comer las tortitas de maíz y de arroz y de sustituirlas por «ensaladas calientes» cargadas de vegetales y una pequeña cantidad de proteína caliente, como pescado o tempeh. ¡Incluso descubrió la pasta de judía mungo! Serena se quedó embarazada enseguida, dio a luz sin problemas a su segundo hijo y ha vuelto a rendir como antes en el trabajo.

El plan óptimo de ejercicio

Todos sabemos que el ejercicio es bueno, pero se ha investigado muy poco para saber qué impacto tiene durante el periodo postparto. Lo que sí está claro es que la combinación de mucha actividad, los movimientos y las posturas correctas y los ejercicios y estiramientos suaves no solo te ayudarán a recuperar la fuerza después del parto; también te proporcionarán más energía, te ayudarán a dormir mejor, reactivarán tu libido y te harán sentir mucho mejor.

BUSCAR EL EQUILIBRIO

No necesitas hacer un deporte intenso que te acelere mucho el corazón, que además puede resultar dañino si te pasas, para estar fuerte y en forma. Cuando estás desgastada, e incluso cuando ya estás recuperada, lo cierto es que menos es más.

La «carga psicológica total», es decir, nuestro estado de equilibrio general, es particularmente importante por lo que se refiere al ejercicio. La mayoría de los ejercicios tienen un efecto catabólico en el organismo (destruye los tejidos), pero también necesitamos la capacidad anabólica (construcción de tejidos) si queremos estar bien equilibrados, felices y sanos. Lo ideal es que esta construcción y destrucción de tejidos funcione como una sierra, y se desplace arriba y abajo, hasta retomar un estado ideal justo en medio. Pero durante el periodo postparto, cuando tu cuerpo todavía se está ajustando y recuperando de cambios importantes, practicar mucho tiempo el ejercicio equivocado, demasiado y de forma excesivamente intensa, puede provocar más desgaste.

Piensa en el ejercicio como en una cuenta bancaria equilibrada en la que la armonía entre los gastos (gasto de energía/ejercitarse) y los ahorros (descanso/recuperación) cambia constantemente. Por desgracia, algunas personas gastamos sin ahorrar, y si no hacemos depósitos regulares podemos acabar arruinados. Pasar del gasto energético al descanso y la recuperación no solo afecta a tu capacidad para ejercitarte sin hacerte daño y disfrutarlo, sino para también tonificarte, ponerte fuerte y deshacerte del exceso del peso del embarazo a su debido tiempo.

Todos los sistemas de nuestro cuerpo —hormonal, digestivo, circulatorio, desintoxicación— interactúan entre ellos constantemente. Y tu cuerpo no distingue fácilmente entre el estrés físico y bioquímico de la cirugía (como una cesárea), la falta de sueño, o una espalda dolorida y el estrés emocional de los problemas personales, tanto si son con la pareja como con un jefe malhumorado. ¡Para tu cuerpo, todo es estrés! Si pasas demasiado tiempo en un estado catabólico, podría costarte más recuperarte de una herida, sentirte más dolorida o sufrir cambios de humor y otras dolencias. Y si es el caso, lo último que deberías decir es: «Estoy en tan baja forma que debería hacer más ejercicio». ¡En realidad, se trata más bien de *lo contrario*!

CÓMO Y CUÁNDO EMPEZAR A EJERCITARSE DESPUÉS DEL EMBARAZO

El Congreso Americano de Obstetras y Ginecólogos recomienda varias clases de ejercicios y movimientos. Estos ejercicios de bajo impacto evitan los movimientos de aceleración explosiva/rápida con repentinos cambios de dirección, por lo que corres menos riesgo de lesionarte, particularmente las articulaciones y los ligamentos. También tienden a mejorar la circulación, la salud cardiovascular y la capacidad de movimiento de las articulaciones. Los ejercicios recomendados incluyen las siguientes categorías:

- Caminar con energía
- Nadar
- Aquaeróbic
- Yoga
- Bicicleta
- Pilates
- Ejercicios aeróbicos de bajo impacto
- Pesas suaves

Preparación física

Normalmente se recomienda que practiques por lo menos ciento cincuenta minutos de actividad aeróbica moderada cada semana seis semanas después del parto, cuando tu cuerpo postparto está recuperando la normalidad. Propongo algunas pautas para que mis pacientes estén preparadas físicamente, dependiendo del estado de salud general y del momento de recuperación postparto en el que estén.

Si tuviste un embarazo saludable y un parto vaginal normal, deberías ser capaz de empezar a caminar poco después de que nazca el bebé. Cíñete a una rutina de paseo lenta y gradual. Por ejemplo, empieza con un paseo de quince minutos y después ve alargando la duración de los paseos o practica alguna actividad de forma más habitual. Durante la primera semana después del parto es importante que estés atenta a cualquier sangrado vaginal, cansancio extraño, dolor, hinchazón de cualquier tipo y falta de aliento. Si notas cualquiera de estos síntomas, busca consejo médico enseguida. Si dudas, pide consejo a algún médico antes de realizar cualquier actividad.

Si el parto fue por cesárea u ocurrió alguna otra complicación, pregúntale al médico cuándo puedes volver a hacer deporte. Siempre debes consultar a un médico antes de empezar a ejercitarte.

Cuando empieces a practicar ejercicio después del parto, intenta hacer algunos ejercicios postparto sencillos como ejercicios de inclinación pélvica y ejercicios abdominales suaves, como los que se describen en la página 245. Estos ejercicios te ayudarán a fortalecer el suelo pélvico y los grupos de músculos más importantes, incluyendo los abdominales y los músculos de la espalda. A partir de ahí podrás ir pasando a otras actividades de impacto moderado, como nadar, yoga o Pilates.

Controla tu nivel de cansancio, porque cuando te sientas cansada tendrás que ajustar la intensidad de los ejercicios, la duración o la frecuencia. Y sé paciente con los progresos. Muchas mujeres, incluidas las atletas, tardan dos años en recuperarse del embarazo, y no pasa nada.

Disposición emocional

Todo el mundo es diferente, por lo que tendrás que sintonizar con tu propio nivel de disposición emocional antes de volver a practicar ejercicio. Si tienes la sensación de que motivarte, prepararte o recuperarte de una sesión deportiva te está provocando incomodidad y estrés, entonces me parece que quizá no estés preparada.

Ilse, la maravillosa terapeuta del movimiento que trabaja en mi clínica, me dijo que antes de que naciera su bebé ella jugaba en un equipo de rugby (¡era buenísima!), hacía competiciones de *snowboard*, era profesora de *windsurf* y casi todas las amistades que tenía las había hecho practicando deporte. Sin embargo, cuando nació su hija ya no estaba tan interesada en el deporte.

«En lo último en que pensaba era en volver a practicar deporte —me dijo—. Durante mucho tiempo, lo que más me preocupaba era dormir y estar bien y, para ser sincera, todavía es así. Si no hubiera sido por mi amiga Kim, que necesitaba desesperadamente alumnas para su clase de yoga, podría haber tardado mucho más en volver a practicar ejercicio. En ese momento mi hija Inde tenía cuatro años. Cuando fui madre, lo que más me llenaba era practicar ejercicios suaves como pasear, ir en bicicleta con mi hija sentada detrás y alguna sesión de yoga suave.»

Evitar las lesiones

Además de valorar si estás preparada para practicar ejercicio, también deberías pensar en qué clase de ejercicio te ayudará a conseguir tu meta, tanto si es encontrarte mejor físicamente o mentalmente como tener más energía, aumentar la fuerza, tonificarte y/o perder peso, siempre sin lesionarte.

Desde una perspectiva ortopédica, las mujeres son más proclives a lesionarse que los hombres. Esto se debe a que las mujeres tienen la cadera más ancha, tienen los ligamentos de las piernas y las rodillas diferentes (el denominado ángulo Q) e incluso el ángulo de la pelvis (inclinación pélvica anterior) es un poco más grande. Si a eso le sumamos una mayor incidencia de la laxitud de las articulaciones, que además aumenta durante el embarazo y el parto, resulta que las mujeres son más propensas a sufrir distintas clases de lesiones.

Afrontar las sesiones de ejercicios de forma gradual puede ayudarte a evitar las lesiones y el dolor innecesarios. El siguiente diagrama explica en detalle los pasos a seguir para practicar ejercicio de forma inteligente.

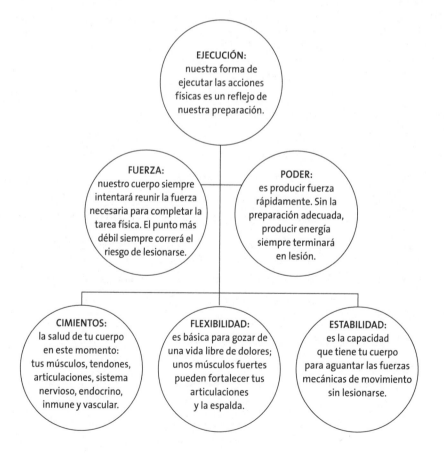

PONTE DERECHA PARA MEJORAR TU POSTURA

La postura no solo está relacionada con estar de pie y sentarse derecho. También tiene que ver con moverse de una forma adecuada y, cuando estás descansando, tener una postura que permita que se ejecuten con más facilidad algunos procesos orgánicos como la digestión. Una postura y un movimiento correctos pueden contribuir a mejorar la salud y el bienestar. Por eso es importante trabajar la postura antes de empezar a hacer ejercicio, ¡y debes prestarle atención las veinticuatro horas del día los siete días de la semana!

Además de darte una apariencia más alta y delgada, una buena postura mejora:

- Tu estado de ánimo (es más difícil sentirse mal cuando una levanta el pecho).
- Los niveles de energía.
- Las articulaciones, como las del cuello y los hombros (las articulaciones alineadas son más felices).
- Tu capacidad para respirar, que afecta a toda tu salud.
- La calidad de movimiento.

Pocos hemos sido bendecidos con una buena postura de forma natural, y la maternidad es una forma segura de acentuar las debilidades posturales y los desequilibrios que puedas tener. Muchas madres adoptan la costumbre de cargar a sus pequeños sobre una cadera (que suele ser siempre la misma) mientras utilizan el brazo que les queda libre para hacer las tareas del día a día. Y cargar un niño con una mano mientras en la otra llevas las bolsas de la compra es una forma segura de acabar con dolor de cuello y espalda. Si a esto le sumas la falta de energía y las posturas que adoptas para dar de comer a tu hijo, terminarás con algún desequilibrio muscular.

Los desequilibrios musculares son producto de la tendencia de diferentes músculos de reaccionar al estrés de formas distintas; algunos se acortarán y se tensarán mientras que otros se alargarán y tendrán más tendencia a la debilidad. Esto afecta a las articulaciones, porque las desalinea y provoca dolor y disfunciones.

Algunos ejercicios pueden empeorar la postura. Los abdominales, por ejemplo, pueden acortar el músculo mayor del abdomen, y cuando eso ocurre baja la caja torácica, cosa que provoca un encorvamiento de la columna. Y esta postura encorvada no solo puede desequilibrarte la postura, también te costará más respirar bien. Puedes comprobarlo tú misma sentándote bien derecha y respirando hondo unas cuantas veces; después, encórvate e intenta volver a respirar. ¿Te has dado cuenta de lo mucho más que te ha costado? ¡Pues ahí es donde pierdes la energía! Además, como los músculos del cuello ahora tienen que esforzarse más para ayudarte a respirar, pueden tensarse demasiado, cosa que provoca dolor, y eso añade otra carga a tu cuerpo desgastado.

Si te esfuerzas para llevar la cabeza bien alineada —imagina que tienes una línea dibujada en un costado del cuerpo, pasando por el lóbulo de la oreja, la mitad del hombro y la articulación de la cadera— y por mucho que te esfuerces tienes la sensación de que tu cabeza está más hacia delante de lo que debería estar, por favor, comprueba si estás respirando bien. Quizá respires por la boca, una causa muy común de las malas posturas que, sin embargo, suele ignorarse.

Normalmente solo respiramos por la boca cuando hacemos ejercicio, pero si lo haces mientras duermes quizá deberías consultarlo con un médico, porque resulta muy estresante para el cuerpo. Roncar, despertarse con la boca seca y encontrar babas en la almohada son señales de haber dormido con la boca abierta. Sin embargo, la mala respiración puede ser la causa de una gran variedad de síntomas como cansancio, jaquecas, ansiedad, vista cansada, confusión, dolores musculares y dolores, y muchas cosas más. Si ya sabes que no respiras muy bien, sigue las recomendaciones alimenticias de los capítulos anteriores para comprobar si cambiando tu forma de comer te resulta más fácil respirar por la nariz, y practica los ejercicios de respiración que encontrarás en el capítulo 7. Si sigues roncando o respirando por la boca, ve a ver a un médico. La buena noticia es que hay formas muy sencillas de corregir los desequilibrios musculares y la postura.

Una buena postura

En una postura ideal hay una línea imaginaria que recorre el lateral del cuerpo, pasa por el lóbulo de la oreja, la mitad del hombro, la cadera y las articulaciones de las rodillas y termina justo por delante del hueso del tobillo.

¿Es tu postura cuando estás de pie? Comprueba tu postura ahora que estás leyendo esto. ¿Te encorvas para darle de comer al bebé o cuando empujas el carrito? ¿Te encorvas cuando estás sentada al escritorio? ¿Tus muebles son ergonómicos?

Muchas personas no somos conscientes de la postura que adoptamos. Hasta que no nos miramos al espejo o nos vemos en una fotografía no tomamos consciencia de nuestra postura. Y tomar conciencia de nuestra postura nos ayudará a mejorarla. No subestimes los movimientos accidentales como sentarse, estar de pie, llevar al bebé o levantarse. Todo son oportunidades para mejorar la postura y moverse correctamente. Aún mejor, estos «ejercicios» accidentales se pueden hacer en cualquier momento y en cualquier sitio. No se necesita ningún equipamiento. ¡Solo ser consciente de ello!

Cómo conseguir una buena postura

En primer lugar, tienes que tomar conciencia de tu postura. Párate un momento a sentir lo que te parece normal. Inténtalo sentada y también cuando estés de pie.

- Apóyate en una pared y coloca las nalgas pegadas a la pared, al igual que los hombros, y separa los pies de la pared unos cuantos centímetros. Relaja las rodillas a la vez que estiras el cuello.
- Cierra los ojos y siente cómo te encuentras en esa postura. Cerrar los ojos ayuda a conectar con el sistema interno de navegación del cuerpo, que se llama propiocepción. Esta capacidad nos permite saber dónde están nuestras extremidades en el espacio sin tener que mirarlas. Es muy importante para todos los movimientos que realizamos durante el día, pero es especialmente importante en

movimientos más complicados donde la coordinación precisa es esencial, como sacar a un niño de la sillita del coche por cuarta vez en un día. Toma conciencia de tu cabeza, del pecho, de los hombros, etcétera. Comprueba si tienes el peso bien distribuido. ¿Y qué hay de las vértebras? ¿Hay alguna diferencia entre el lazo izquierdo y el derecho de la parte baja de la espalda? Compruébalo colocando la mano izquierda entre la pared y la parte izquierda de la espalda y repítelo con el lado derecho. Apoya la espalda y las nalgas con naturalidad.

■ Se considera que la parte inferior de la espalda y la pelvis están *bien* alineadas cuando solo cabe una mano (tomando como referencia los nudillos) entre el cuerpo y la pared. Si la separación es superior, tu espalda y tu cuerpo estarán soportando más tensión de la necesaria.

■ Si existe algún desequilibrio, debes corregirlo haciendo estiramientos y fortaleciendo la espina dorsal *antes* de cargar la espalda. Es mejor evitar los ejercicios de impactos (saltar, correr, levantar pesos, etc.).

■ Si te sientes cómoda (y no tienes juguetes en el suelo ni otros obstáculos), da un pequeño paso adelante para separarte de la pared, con los ojos cerrados. Hazlo solo si te sientes segura. Intenta conservar la postura lo mejor que puedas y percibe la nueva sensación. Puedes visualizar una imagen o pensar en alguna palabra que te parezca relacionada con esta nueva postura.

ESTIRAMIENTOS

Los estiramientos son geniales y una forma estupenda de aumentar tu conciencia corporal y notar las zonas que necesiten más cuidados antes de dar problemas. Tienes que ser consciente de que en las cuatro semanas posteriores al nacimiento de tu bebé seguirás teniendo en el cuerpo altas dosis de relaxina, la hormona que ayuda a relajar la pelvis para el parto. Por eso no es recomendable hacer estiramientos en esa época.

Las ventajas de hacer estiramientos

■ Disminuye el riesgo de lesión reduciendo los desequilibrios musculares.

■ Ayuda a recuperar la postura.

■ Mejora la capacidad para hacer cosas del día a día, como alargar la mano hacia el asiento de atrás del coche para coger un juguete.

■ Mejora la capacidad del cuerpo para bombear fluidos y desintoxicarse.

■ Nos ayuda a respirar mejor, cosa que nos aporta más energía.

Cómo maximizar los estiramientos

■ Estírate tras un calentamiento, nunca en frío, para evitar estirar en exceso y lastimar algún músculo.

■ Ponte ropa cómoda que no apriete.

■ Si hay algún músculo que no está tenso, *no lo estires*. Todos tenemos un nivel de flexibilidad distinto, y es muy fácil pasarse y lastimarse las articulaciones y las estructuras que las rodean.

■ Hidrátate bien tomando agua de buena calidad.

■ Empieza a estirarte desde arriba y ve bajando. Si dispones de poco tiempo, haz los estiramientos de cuello y espalda antes de los de las piernas.

■ Cierra los ojos para sintonizar mejor con cualquier zona tensa. No solo serás capaz de concentrarte, sino que también relajarás mejor el cuerpo y la mente.

■ Para facilitar este proceso y la relajación interior, intenta relajar la mandíbula, la boca y los músculos faciales.

■ Respira por la nariz. Esto no solo filtra y calienta el aire que respiramos, también ayuda a relajar el sistema nervioso (pasar de una reacción de lucha o huida a un estado de restauración y cuidado).

■ Si quieres hacer estiramientos por la noche para relajar los músculos que tengas cargados después de haber estado todo el día con el bebé descansando sobre una cadera o sentada dándole el pecho, ve a la página 255.

LOS MEJORES EJERCICIOS POSTNATALES

En este mundo tan acelerado parece que pasemos mucho tiempo en nuestras mentes mientras ignoramos nuestro cuerpo y los muchos mensajes que nos manda. Esto significa que nuestros cuerpos no solo se pierden información sobre *dónde* están (por eso chocamos contra cosas, arrastramos los pies, tropezamos y pisamos con demasiada fuerza y nos lastimamos los tobillos, las rodillas y las caderas), también lo que deben hacer (como bañarse, declinar alguna invitación o tumbarse a descansar). Cuanto más conectada estés con tu cuerpo y más lo escuches, más capaz serás de recuperarte del desgaste postnatal y más partido le sacarás a tu potencial. Las prácticas de movimientos lentos como el yoga reconstituyente, el *qigong* y ejercicios de equilibrio son estupendos para acelerar la conciencia corporal. La natación, el baile y la meditación en movimiento también son grandes formas de conectarnos con nuestro cuerpo.

Natación

La belleza de la natación es que la puedes practicar al ritmo que más te guste. Para muchas personas, la natación es una forma muy placentera de ejercitarse gracias a la sensación de ingravidez en el agua, además de la experiencia sensorial que produce la sensación del agua contra la piel. Se dice que el agua es un entorno muy curativo.

La natación es un deporte suave y de bajo impacto. Es estupenda para trabajar la respiración y resulta relativamente sencillo establecer un ritmo propio en el agua. Nadar de espaldas es particularmente bueno para abrir el pecho, la braza es más relajante y el crol es perfecto para mejorar tu forma física. Todos los estilos ayudan a fortalecer los músculos y a liberar tensión acumulada en la espalda y el cuello.

Lo mejor es nadar en algún entorno no tóxico, como el océano o un lago, pero no siempre es práctico. Y siempre es mejor nadar en una piscina con cloro que no nadar.

Para ayudar a reducir la absorción del cloro a través de la piel, recomiendo a las madres que tomen entre 2 y 4 gramos de vitamina C por vía oral, entre treinta y sesenta minutos antes de empezar a nadar. Mantener los niveles adecuados de yodo, de nutrientes solubles en grasa como las vitaminas D y E, y ALA, y de ácido alfa linoleico —un antioxidante que ayuda con el metabolismo de las células— también te protegerá. La arcilla de bentonita va muy bien para eliminar el olor a cloro que queda en la piel después de bañarse en la piscina.

Caminar

Esta es la forma de ejercitarse que eligen la mayoría de madres, porque pueden llevar al bebé con ellas. Muchos fisioterapeutas recomiendan caminar porque es un ejercicio de bajo impacto y respeta las articulaciones. Un estudio sobre las ventajas de pasear con carrito reveló que las madres valoraban la posibilidad de poder salir de casa (el 26 por ciento) y poder interactuar con otras madres (51 por ciento), y la mayoría (el 93 por ciento) sentían que de esa forma aumentaba su bienestar físico y mental. ¡Y es cierto! Las madres que salían a pasear con el carrito mejoraron su forma física y redujeron los síntomas depresivos de forma significativa respecto al grupo de madres que no lo hicieron.

Intenta encontrar otras madres con las que salir a pasear. Si cuentas con el apoyo de otras madres, te resultará más fácil salir de casa, moverte y sentirte mejor. El aire fresco os vendrá bien a ti y al bebé.

A mí me encantan las experiencias terrenales, así que te recomiendo que camines descalza siempre que te sea posible. Para mí, no hay nada mejor que pasear descalzo por la orilla de la playa, respirando la brisa marina, pero si vives en la ciudad o cerca de una, invierte en un buen par de zapatillas deportivas bien cómodas y disfruta poniéndotelas cuando salgas a pasear. Intenta encontrar un entorno verde, como un parque, que te animará más y te vendrá mejor para tu bienestar psicológico.

Cuando empieces a recuperar la energía, podrás alternar la velocidad a la que caminas: empieza despacio, después acelera unos minutos y a continuación vuelve a adoptar un paso relajado. Intenta respirar por la nariz y ejercítate siempre sin hacerte daño. Si además subes una pequeña colina o escalones variarás el ritmo del paseo, pero hazlo solo cuando estés preparada; o sea, cuando tengas la energía suficiente y no notes ninguna molestia. Si ves que no te duele nada, siempre puedes añadir algunos pequeños ejercicios de piernas al paseo flexionando la rodilla delantera hasta dibujar un ángulo de entre 20 o 30 grados. Basta con que hagas algunos para mejorar el equilibrio y la fuerza de las piernas. Para proteger las articulaciones, asegúrate de que el peso recae sobre el segundo dedo del pie y que no metes las rodillas para adentro.

Si estás estresada, te puede venir muy bien meditar mientras paseas. Desplázate lentamente de tu cabeza a tu cuerpo sensible y en movimiento. Esfuérzate por ver, sentir, escuchar y oler el mundo que te rodea a través de la conciencia.

Yoga

Hay muchas formas de practicar yoga, y todas te irán muy bien para aumentar la conciencia que tienes de tu respiración y la flexibilidad. Sin embargo, algunos estilos de yoga, como el vinyasa o el hot yoga (clases que se centran en una secuencia de posturas dinámicas) no te convendrán cuando estés desgastada. Quizá prefieras practicar formas de yoga más suaves durante un tiempo, incluso durante años. No te sientas presionada a hacer más de lo que puedas. Encuentra la clase de yoga que más te convenga.

Me he dado cuenta de que hay muchas personas que se resisten a la idea de practicar yoga sin siquiera haberlo probado. Y eso es una lástima, porque puede ser una herramienta de curación muy poderosa. Tanto Ilse como yo pensamos que cuantas más herramientas tenga una persona en su caja de herramientas, más fácil le resultará encontrar *algo* que le guste y pueda convertir en un hábito saludable.

Dar a luz y la transición que conlleva abre a las madres a un nuevo mundo de posibilidades, porque no pueden evitar ver la vida con otros ojos. Y esto puede desbloquear su potencial de convertirse en personas más poderosas y potentes. La experiencia del yoga —mediante la cual volvemos nuestra conciencia hacia nosotros mismos a través de la respiración y reconectamos con nuestro cuerpo en el presente— es un regalo precioso que puedes hacerte tú misma. ¡Espero que lo pruebes!

Fortalece los músculos

Necesitas un torso fuerte para hacer las tareas esenciales relacionadas con el bebé. Levantar al bebé mil veces al día, cargarlo y empujar el cochecito significa que estás utilizando los músculos de la parte superior del cuerpo continuamente. Cuanto más fuertes estén, más fácil (y más seguro) será para ti. También necesitas una musculatura central fuerte, que es la base de toda la fuerza de tu cuerpo, para apoyar el trabajo de la columna vertebral. Los músculos de la parte central de tu cuerpo sufrieron mucho durante el embarazo, y tendrás que ayudarlos a recuperar la fuerza.

Pesas

Desde un punto de vista funcional, utilizar pesas sueltas para tonificar y aumentar la fuerza del cuerpo es mucho mejor que utilizar las máquinas de *fitness* que hay en los gimnasios. Cuando utilizas tu propio cuerpo, sin estar pegado a una máquina, mejoras el equilibrio, la coordinación y la integración de la mente en el cuerpo. Y esto se traducirá en tu vida diaria cuando tengas que ponerte en cuclillas para vaciar el cesto de la colada o para levantar a un niño que corre por un aparcamiento. Será más difícil que pierdas el equilibrio o que te hagas daño si tienes más fuerza.

Si estás pensando en perder peso, por favor, ten en cuenta que levantar pesas es mucho más efectivo que correr en una cinta, porque estarás utilizando muchos grupos de músculos a la vez. Si lo haces bien, levantar pesas es menos estresante para el sistema nervioso que correr en una cinta. También ayuda a mejorar la densidad de los huesos y el equilibrio, y aumenta la masa muscular que te acelerará el metabolismo.

No te preocupes por la posibilidad de muscularte demasiado, porque las mujeres no tienen el mismo nivel de testosterona que los hombres. Pero sí que deberías buscar un buen profesional que pueda asesorarte sobre la mejor forma de entrenar. Es primordial corregir la postura antes de cargar peso sobre la espalda y las articulaciones. Si sientes dolor, en especial en las muñecas, en la espalda o en el cuello, haz los ejercicios postparto que encontrarás en la página 241 antes de empezar a levantar pesos.

Los balones de gimnasia pueden ser una gran herramienta para conseguir el mismo propósito y te permitirán practicar varios ejercicios funcionales cómodamente en tu casa.

Si te gustan los ejercicios cardiovasculares, lo mejor es que los hagas *después* de los ejercicios de fuerza. Así será más difícil que te lesiones.

Trabajar los músculos centrales

Ilse es fisioterapeuta, entrenadora personal y profesora de Pilates, y me ha dicho muchas veces lo mucho que le sorprende ver que haya tantas personas que se lesionan o que sufren de problemas de espalda, piernas o brazos debido al mal funcionamiento de los músculos centrales. No importa dónde se ejerciten —en el gimnasio, en casa, incluso en clases de Pilates o yoga—, se lesionan igualmente.

Hay varios motivos para explicarlo. Para empezar, hay muchas personas que no saben lo que son los músculos centrales, cómo trabajarlos y la técnica adecuada para trabajarlos. Además, si tienes problemas digestivos (hinchazón, gases, diarrea, etc.) es muy probable que tu cuerpo haga espacio para acomodar a estos órganos con problemas, cerrando los músculos centrales durante el proceso.

Los músculos centrales más importantes (a los que a veces nos referimos como la unidad interior) son los abdominales transversales, el músculo multífido, el suelo pélvico y el diafragma. La unidad interior funciona en un círculo neurológico distinto al de otros músculos centrales, y tienen la capacidad de influir los unos en los otros. ¡Y esto significa que puedes reducir la incontinencia urinaria activando el músculo central adecuado!

La mejor forma de entender este concepto es imaginando que los músculos son luces controladas por un interruptor. Intenta hacer el ejercicio siguiente: coloca un par de dedos entre las piernas, justo delante del recto. Ahora, acerca el ombligo a la columna como si estuvieras metiendo la barriga para ponerte unos vaqueros ajustados. Deberías notar cómo se te contrae el suelo pélvico.

Si el abdominal transversal (la capa de abdominales más profunda e interior) funciona como es debido, se contraerá antes de que empiecen a moverse las extremidades, estabilizando la columna vertebral y la pelvis. Si no funciona correctamente no podrá sujetar tu columna, las extremidades, la pelvis y el suelo pélvico. E ignorar este importante y funcional músculo tendrá muchas consecuencias.

Cuida los músculos abdominales transversales

El ejercicio 2 de la página 246 para el abdominal transversal es el mejor que hay. Es imposible pasarse con este ejercicio suave pero efectivo, que te reafirma los músculos centrales de una forma segura y funcional. También puedes hacer algunos ejercicios para fortalecer el suelo pélvico para fortalecer el funcionamiento de la unidad interior. Esta preparación te vendrá muy bien a medida que vayas encontrando otras formas de ejercitarte. Es como diseñar unos buenos cimientos para tu hogar: si haces bien este ejercicio, podrás construir todo lo que quieras encima.

Si a pesar de hacer el ejercicio con una buena técnica te cuesta fortalecer este músculo, busca ayuda profesional antes de hacer ejercicios más enérgicos. Quizá primero necesites solucionar otros factores que pueden afectar a tu cuerpo como problemas digestivos, estreñimiento, estrés o dolores derivados de la cirugía o los traumas que pueda haberte provocado el parto.

CORREGIR PROBLEMAS POSTNATALES COMUNES

Hay varios problemas postnatales comunes que requieren cuidados adicionales y, afortunadamente, estos ejercicios suaves te ayudarán a minimizarlos. Como siempre, no sigas haciendo ejercicio si sientes dolor o incomodidad y *busca ayuda profesional si no mejoras*. ¡Si dudas, pregunta!

Incontinencia postnatal y ejercicios de Kegel

Aproximadamente el 58 por ciento de las mujeres que tienen un parto vaginal y el 48 por ciento de las que dieron a luz por cesárea sufren alguna disfunción del suelo pélvico. Por desgracia, la mayoría de mujeres sufren en silencio, y eso que un suelo pélvico débil no supone solo una molestia, también puede afectarnos tanto que altere nuestras actividades y nuestra vida sexual. Son problemas muy comunes después del parto, y si recibes la ayuda y la información necesaria a tiempo deberías poder recuperar perfectamente tu suelo pélvico.

La incontinencia es la falta de control voluntario de las funciones de micción y defecación. Muchas madres sufren de incontinencia urinaria después del parto, cosa que ocurre cuando los músculos del suelo pélvico quedan dañados o debilitados, y eso hace que la vejiga gotee mientras hacen deporte, al toser, estornudar, reírse o efectuar cualquier otro movimiento corporal que les presione la vejiga.

La incontinencia urinaria es muy común; según un estudio realizado en Estados Unidos, el 34 por ciento de las mujeres sufre de incontinencia. Aproximadamente el 40 por ciento de las mujeres experimentan dolores neurológicos significativos que suelen desaparecer al cabo de seis meses. La región del suelo pélvico es un ejemplo perfecto de por qué es importante hacer ejercicio y estar conectado con los cambios del cuerpo. Los ejercicios basados en saltos repetitivos están asociados con la mayor incidencia de la incontinencia. Si te preocupan los accidentes, deja de hacer ejercicios que provocan pérdidas de orina (saltar, hacer *footing* o correr) y haz actividades de bajo impacto, como caminar, ir en bicicleta, nadar y alzar pesas.

Conoce los músculos de tu suelo pélvico

El suelo pélvico está compuesto de varias capas de músculo y otros tejidos. Estas capas se extienden como si fueran una hamaca que va desde el hueso pélvico hasta la rabadilla. Los músculos del suelo pélvico sostienen la vejiga, el útero y el colon; además de ayudarte a controlar la vejiga y los intestinos, ayudan a la función sexual. Estos músculos son una parte importante de tus músculos centrales. Además del embarazo y el parto hay otros factores que pueden influir en los músculos del suelo pélvico, como el estreñimiento, levantar pesos, la laxitud de los músculos abdominales, el sobrepeso y la tos crónica.

Ejercicios de Kegel

Los ejercicios de Kegel son una de las mejores formas de fortalecer el suelo pélvico y reducir la incontinencia urinaria. También pueden ayudar a sanar el perineo porque mejoran la circulación.

Para hacer bien los ejercicios de suelo pélvico tienes que aprender a contraer los músculos adecuados. La clave para hacer bien los ejercicios de Kegel es localizarlos correctamente. La manera más fácil de hacerlo es, mientras estés haciendo pipí, cerrar el paso de la orina apretando y contrayendo los músculos. Esos son los músculos que hay que contraer y relajar durante los ejercicios de Kegel. Si descubres que al contraer los músculos minimizas el paso de la orina pero no lo paras del todo, has encontrado los músculos correctos pero están débiles, y eso es un buen indicativo de que tienes que practicar.

Otra forma de encontrar estos músculos es durante la práctica sexual. Inserta los dedos índice y corazón en la vagina dibujando una V. A continuación apriétate los dedos contrayendo los músculos; ese músculo es el que debes trabajar durante los ejercicios de Kegel.

- Siéntate, ponte de pie o túmbate con las piernas, los muslos, las nalgas y los músculos abdominales relajados (Al principio quizá te resulte más sencillo hacerlo tumbada.)
- Respira hondo y, al exhalar, contrae el suelo pélvico hacia dentro.
- Aguanta durante diez segundos, y después relaja los músculos durante diez segundos más. Suéltalos del todo.

■ Puedes intercalar contracciones más rápidas y más lentas, dos segundos de contracción y dos segundos de relajación, con las de diez segundos. Recuerda que hacer unas cuantas contracciones fuertes siempre es mejor que hacer muchas pero débiles. Haz muchos ejercicios de Kegel durante el día.

Cuando empieces a hacer este ejercicio, quizá notes que se te mueve la pelvis o los músculos de las nalgas. A medida que vayas practicando, se te irá dando mejor aislar los músculos adecuados y mantener los músculos de la cara interior de los muslos, los abdominales y los de las nalgas separados de las contracciones pélvicas. Cada una de las repeticiones aumentará la fuerza muscular de esa zona. Con el tiempo, cada vez te resultará más sencillo hacer ejercicios de Kegel. Si sigues teniendo problemas después de hacer los ejercicios de esta sección (además del ejercicio del abdominal transversal de la página 246) porque no estás segura de que estés contrayendo los músculos adecuados, porque tus síntomas no mejoran o porque te duele cuando lo haces, pide ayuda.

Asegúrate de prestar la misma atención a la contracción y a la relajación del músculo. Es mucho mejor hacer los ejercicios de Kegel al exhalar, será menos probable que presiones hacia abajo, cosa que añadirá tensión a tu suelo pélvico. Los ejercicios de Kegel alternados con ejercicios abdominales, como los ejercicios a cuatro patas (ver el ejercicio 5 de la página 248), acelerarán el proceso de curación y la recuperación del suelo pélvico.

Aliviar los dolores postnatales con ejercicios suaves

Hay ciertas clases de dolor que son comunes durante y después del parto. Si sientes algún dolor que no aminore o que empeore, sea muy fuerte o no te deje dormir por las noches, debes buscar consejo médico profesional, porque es muy improbable que el dolor desaparezca por su cuenta.

Dolor en las lumbares

Hay muchos estudios que demuestran que entre el 50 y el 90 por ciento de las mujeres embarazadas experimenta alguna clase de dolor debido —y no es de extrañar— al aumento de peso que sostiene la columna sumado a la función de las hormonas que aflojan los ligamentos.

Es importante gozar de una buena estabilidad, flexibilidad y postura antes de hacer estiramientos, que te ayudarán a recuperarte mucho antes de los dolores en la espalda. Los ejercicios que impliquen nadar, caminar, respirar y relajarse son opciones estupendas para minimizar o eliminar los dolores lumbares, igual que los programas de ejercicios para hacer en el agua. También te puede ayudar hacer estiramientos suaves un mes después del parto. Evita hacer abdominales tumbada en el suelo, trabajar los abdominales con ejercicios de piernas (como los que se hacen en las clases de Pilates) y cualquier otro ejercicio que te cargue la espalda.

Dolores en manos y muñecas

El dolor en la mano, principalmente debido al síndrome del túnel carpiano, es la segunda consecuencia musculo-esqueletal del embarazo más frecuente. Normalmente provoca dolor y entumecimiento en ambos lados de la mano, especialmente en los pulgares. El síndrome del túnel carpiano relacionado con el embarazo suele estar provocado por el exceso de líquido, por lo que las actividades en el agua, como la natación y la hidroterapia pueden reducir los síntomas.

Sin embargo, este síndrome puede seguir presente cuando termine el embarazo. Cargar con tu bebé numerosas veces al día puede estresar a cualquier cuerpo que se esté recuperando. Los movimientos de muñeca repetitivos y los ejercicios que provocan presión en las muñecas pueden aumentar el dolor, así que intenta evitarlos.

Hacer ejercicio en el agua va muy bien durante el periodo postnatal, porque la flotación te ayudará a descargar las articulaciones mientras la resistencia del agua te fortalece el cuerpo de una forma segura.

Va muy bien estirar con suavidad el antebrazo, los hombros y el cuello, siempre manteniendo una postura óptima. Quizá también tengas que modificar la forma en que llevas a tu bebé en brazos. Pégate al bebé al cuerpo (los arneses portabebés van muy bien para esto) mientras haces fuerza con las piernas. Recuerda que debes flexionar las rodillas y levantar el peso con las piernas en lugar de hacerlo con los brazos y la espalda. Intenta modificar la postura que adoptas para dar el pecho, y prueba a hacerlo tumbada en lugar de sentada para que puedas descansar las manos, las muñecas y los brazos.

Diastasis recti: separación de los músculos abdominales

La separación (o diastasis) de los músculos abdominales (localizados en el centro del abdomen) es otro de los problemas típicos del embarazo. Aunque lo más normal es que la situación mejore por sí sola sin necesidad de intervención, algunas mujeres conservarán esa separación. Si notas que te sale un bulto en el centro de la pared abdominal mientras haces ejercicio o cuando te sientas en la cama, es posible que tengas cierta separación abdominal. Puedes tratar de adivinar la amplitud de la separación palpándote la zona con los dedos mientras estés tumbada con las rodillas flexionadas y tratando de levantar la cabeza en dirección a las rodillas. Si notas una separación pide consejo a tu comadrona o a un médico.

Si tienes una diastasis mayor de tres dedos, debes tener un cuidado especial y trabajar tu musculatura abdominal más despacio para evitar estresar demasiado la zona. No hagas abdominales levantando la parte superior del cuerpo del suelo. También debes evitar las flexiones y cualquier ejercicio demasiado extenuante. En lugar de eso, puedes hacer ejercicios de Kegel cada día además de repetir los ejercicios 1, 2, 3 y 5 que empiezan en la página 245. Cuando hayas hecho estos ejercicios durante seis u ocho semanas, puedes empezar a hacer estos abdominales adaptados:

- Coloca las manos a ambos lados de la diastasis recti y realiza una presión suave desplazándote hacia el medio.

■ Respira hondo y mete la barriga para dentro al exhalar al mismo tiempo que levantas la cabeza y los hombros del suelo muy despacio y con suavidad, ¡solo un poco! La cintura debe seguir pegada al suelo en todo momento. Para protegerte el cuello, pega la lengua al cielo de la boca. El tronco del cuerpo siempre debe estar pegado al suelo. La acción abdominal se ejerce con el movimiento de la barriga. Solo debes hacer fuerza cuando exhales.

■ Para ejercitar todas las partes de los músculos abdominales, los abdominales se hacen rectos y en diagonal. Para hacer los abdominales en diagonal realiza exactamente el mismo movimiento que antes; a continuación, desplaza el hombro hacia dentro en dirección a la rodilla opuesta. Conserva el contacto de las manos en el suelo y levanta solo la cabeza y los hombros.

Hacer ejercicio después de la cesárea

Asegúrate de que tu médico te da el visto bueno antes de empezar a hacer ejercicio. Cuando te haya dado permiso, empieza haciendo algunos ejercicios de suelo pélvico suaves y los ejercicios de estabilización 1, 2, 3 y 5 que comienzan en la página 245. Puedes añadir el ejercicio 6 (ver página 248), muy suavemente, después de seis u ocho semanas, asegurándote de que no estiras demasiado la zona de la operación. Hagas el ejercicio que hagas, asegúrate siempre de respirar correctamente en todo momento. De esta forma evitarás hacer demasiada presión sobre el abdomen y el suelo pélvico.

Cuando tu herida haya cicatrizado correctamente, cosa que te comunicarán durante las revisiones postparto, también puede ser buena idea hacer ejercicios en el agua. También va muy bien caminar con frecuencia, porque estimula el movimiento de la columna, la circulación y la respiración profunda.

Cuando el médico te dé el visto bueno también podrás empezar a masajearte la herida unos minutos al día. Puedes utilizar aceite de rosa mosqueta, que mejora las cicatrices quirúrgicas y previene la formación de queloides (exceso de tejido) después de las operaciones, o aceite de coco.

Venas varicosas

Es muy probable que lo último en lo que quieras pensar sea en las venas varicosas. Sin embargo, hacer los ejercicios adecuados puede ayudar a minimizarlas.

Mientras que la calidad de tus venas (y todos los tejidos) está muy influida por tu estado de salud general, cuando tu suelo pélvico y los músculos centrales de tu cuerpo se debilitan durante el embarazo, los órganos abdominales pueden descolgarse (ptosis visceral). Este peso extra puede afectar al riego sanguíneo, cosa que te predispone a tener venas varicosas.

No hagas ejercicios en máquinas, como flexiones de piernas o spinning, porque bombean sangre a la pelvis mientras el torso se mueve muy poco. La mejor opción son los ejercicios de suelo pélvico sin máquinas y los de estabilización, y también pueden venirte bien los ejercicios en los que se utiliza todo el cuerpo, como el yoga y los estiramientos.

Programa de ejercicios postnatal

Cuando empieces a ejercitarte después de dar a luz, intenta hacer ejercicios postnatales que ayuden a fortalecer los grupos de músculos más importantes, incluidos los abdominales y los de la espalda. Utiliza tu propio cuerpo como resistencia antes de empezar a utilizar pesas.

Estos ejercicios son progresivos: de fáciles a moderados. Si dudas, cíñete a los ejercicios del 1 al 6 que encontrarás a continuación, y a la rutina de estiramientos (ver página 256). Ve añadiendo los demás ejercicios poco a poco. Solo debes incorporar ejercicios nuevos si no te duele nada. Es mucho más útil ejercitarse cuando uno está en buena forma, con menos peso, que hacer más ejercicios estando en baja forma. No le harás ningún favor a tu cuerpo si lo sobrecargas.

1. Inclinación pélvica — Trabajo suave de los músculos centrales

Ventajas: este ejercicio reconecta la zona lumbar de la espalda con la pelvis y fortalece los abdominales con suavidad.

- Túmbate boca arriba en el suelo con las rodillas flexionadas.
- Percibe la pequeña separación que queda entre tu espalda y el suelo.
- Cuando exhales, pega la zona lumbar de la espalda al suelo metiendo el abdomen para dentro. Deberías tener la sensación de estar haciendo un pequeño abdominal.
- Relájate mientras vuelves a coger aire.
- Repítelo cinco veces y ve aumentando las repeticiones hasta llegar a veinte por sesión.

2. Abdominales transversales — Trabajo suave de los músculos centrales

Ventajas: este ejercicio es una gran forma de aprender a utilizar los músculos centrales. Activa los abdominales transversales, el músculo que le da forma a tu abdomen y proporciona un apoyo importante a la columna vertebral, a los órganos internos y a los músculos del suelo pélvico. Hay muchas personas que piensan que lo mejor es activar el abdominal transversal con suavidad. No les gusta presionar demasiado los abdominales ni tener que aguantar la respiración.

- Ponte a cuatro patas en el suelo con los hombros y las caderas alineados con las manos y las rodillas. Toma aire con suavidad.
- Exhala y mete el vientre, como si lo estuvieras levantando.
- Cuando sueltes el aire, empuja hacia arriba y después sigue respirando con normalidad.
- La zona lumbar debe permanecer en una posición neutral, muy quieta.
- Repítelo diez veces, y aguanta la postura durante diez segundos.

3. Desplazamientos de talón — Trabajo suave de los músculos centrales

Ventajas: los desplazamientos de talón son un ejercicio genial para integrar los abdominales y las extremidades inferiores.

- Túmbate en el suelo boca arriba y descalza.
- Flexiona la cadera y las rodillas (relativamente cerca de las nalgas).
- Coloca la columna en una postura neutral dejando una separación equivalente al ancho de tus nudillos.
- Deja la mano en la separación de la espalda, cierra los ojos y coge aire con el diafragma.
- Suelta el aire muy despacio y mete el vientre.
- Cuando hayas soltado el aire, desplaza la pierna izquierda hacia abajo.
- Si percibes que la presión que notas en la mano que has dejado detrás de la espalda aumenta o disminuye, para de deslizar la pierna y vuelve a la posición inicial.
- Repite el ejercicio con ambas piernas, solo si estás en buena forma.

Nota: anota la distancia a la que has podido desplazar la pierna. A medida que vayas aprendiendo a controlar los músculos centrales, podrás ir estirando más la pierna. ¡No puedo hacer más hincapié en la importancia de que te ejercites solo cuando estés en buena forma! Es mejor hacer tres buenos desplazamientos de talón con cada pierna que veinte mal hechos.

4. Gato camello — Movimiento de la columna

Ventajas: arquear y encorvar la columna con suavidad aumenta la conciencia de la columna, el movimiento de la columna y la salud de la columna, al mismo tiempo que nos relajamos. Empieza con suavidad y ve aumentando la intensidad siempre que no notes ningún dolor.

- Ponte a cuatro patas alineando las muñecas y las rodillas con los hombros y las caderas. Si te duelen las muñecas en esta postura, apóyate en los puños.
- Cuando cojas aire, levanta la cabeza y arquea la columna.
- Cuando exhales, encorva la columna, mete la rabadilla y separa los hombros del suelo permitiendo que tu cuello se relaje del todo.

- Cuando hayas hecho unas cuantas repeticiones, cierra los ojos para conseguir una mayor conciencia y relajación.
- A medida que se vayan calentando tus músculos, ve respirando más hondo con la boca y la mandíbula relajadas.
- Repítelo hasta que tus movimientos sean fluidos y libres. Si lo haces despacio es mejor.

5. Postura del caballo —Músculo multífido— Entrenamiento de la espalda

Ventajas: este ejercicio trabaja los pequeños músculos que te rodean la columna, que son importantes para poder levantar peso sin hacerte daño, agacharte y rotar.

- Colócate a cuatro patas, alinea las muñecas y las rodillas con los hombros y las caderas y pon los dedos mirando hacia delante.
- Ponte una clavija en la espalda, perfectamente alineada con la columna.
- El espacio entre la zona lumbar de la espalda y la clavija tiene que ser del ancho de la mano.
- Activa el músculo transversal metiendo el vientre.
- Levanta una mano del suelo, el espacio suficiente como para que quepa un sobre.
- Levanta la rodilla contraria de la misma forma.
- Aguanta el equilibrio intentando moverte lo menos posible.
- Aguanta durante diez segundos; después, repite lo mismo con la otra mano y la otra rodilla.
- Haz tantas repeticiones como puedas, solo si estás en buena forma.

6. El puente yogi — Conciencia de la columna

Ventajas: este ejercicio tan suave es una propriocepción. Va muy bien para relajarse, y puede reducir los dolores de la espalda y la zona pélvica.

- Túmbate boca arriba con las caderas y las rodillas flexionadas. Tus talones deben quedar relativamente cerca de las nalgas.
- Las piernas deben estar paralelas la una con la otra, y las palmas hacia arriba.
- Con los ojos cerrados, mete el vientre para conseguir estirar la rabadilla.
- Intenta levantar del suelo una vértebra tras otra, como si estuvieras despegando la columna del suelo.
- Si lo haces despacio es mejor, intenta que los movimientos sean fluidos.
- Vuelve a la postura inicial de la misma forma, bajando paulatinamente hasta el suelo.
- Repítelo hasta que tus movimientos sean fluidos y estén controlados.
- No aguantes la respiración.
- Si notas que te duele algo, contrae los músculos de las nalgas o el suelo pélvico.

7. El puente — Estiramiento de glúteos suave

Ventajas: este ejercicio ayuda a aliviar los dolores de espalda, pélvicos, de cadera y de rodilla al mismo tiempo que tonifica los glúteos.

- Túmbate boca arriba con las caderas y las rodillas flexionadas (los talones deben estar relativamente cerca de las nalgas).
- Las piernas deben estar separadas a la altura de los hombros, y las palmas de las manos, hacia arriba.
- Levanta las caderas con suavidad aguantando el peso del cuerpo con los talones.
- Aguanta diez segundos y baja.
- Repítelo hasta que se te canse el músculo.
- Si notas la presión en la zona lumbar de la espalda, contrae las nalgas o baja un poco las caderas.

8. El puente + banda de resistencia — Estiramiento de glúteos suave

Ventaja: este ejercicio ayuda a aliviar los dolores de espalda, pélvicos, de cadera y de rodilla al mismo tiempo que te tonifica los glúteos y fortalece el suelo pélvico.

- Sigue los 2 primeros pasos del ejercicio 7 añadiendo una banda elástica de resistencia.
- Colócate la banda alrededor de las piernas, justo por encima de las rodillas, hasta que quede ajustada.
- Separa las rodillas a la altura de los hombros, de esta forma crearás una tensión en la cinta.
- Sigue los últimos 4 pasos del ejercicio 7 sin perder la tensión de la cinta en todo momento.

Progresión: puedes sentarte al bebé en las caderas o en la parte baja del vientre mientras haces este ejercicio. *¡Asegúrate de cogerlo bien para que los dos estéis seguros!*

9. Puente de una sola pierna — Estiramiento de glúteo avanzado

Ventajas: este ejercicio ayuda a fortalecer la espalda, la cadera y las piernas y va muy bien para tonificar con seguridad.

- Túmbate boca arriba con las caderas y las rodillas flexionadas (los talones tienen que estar relativamente cerca de las nalgas).
- Separa las piernas a la altura de los hombros y coloca las palmas de las manos hacia arriba.
- Levanta las caderas hacia arriba con suavidad y aguanta el peso del cuerpo en los talones.
- Cuando tengas las caderas levantadas y en equilibrio, levanta una pierna del suelo.
- Conserva el equilibrio de las caderas lo mejor que puedas y sigue respirando.

- Aguanta diez segundos y después cambia de piernas.
- Continúa hasta que se te cansen los músculos.

Nota: si notas incomodidad en la zona lumbar de la espalda, quizá sea mejor que primero trabajes los glúteos haciendo una versión más sencilla del puente (intenta hacer los ejercicios 7 u 8 que encontrarás en las páginas 249-250). Otra forma de hacerlo es tumbarte boca arriba, flexionar las piernas hasta pegártelas al pecho y abrazarlas durante un rato mientras liberas un poco de tensión muscular. Continúa haciéndolo solo si no notas dolor.

10. Contracción de los omóplatos — Hombros, postural

Ventajas: este ejercicio ayuda a evitar la tensión en los hombros y la parte superior de la espalda al mismo tiempo que aumentas tu conciencia postural.

- Siéntate con los pies separados a la altura de los hombros, o bien estirada (con el pecho levantado y el cuello estirado).
- Contrae los omóplatos el uno contra el otro; después, relájate.
- Repítelo entre diez y veinte veces.

11. Alternar el Supermán en el suelo o sobre una pelota suiza — Fuerza en los hombros y los brazos, postural

Ventajas: este ejercicio es una gran forma de mejorar la postura y evitar o corregir dolores posturales (como la incomodidad en los hombros y el cuello y los dolores de cabeza provocados por una postura de la cabeza demasiado adelantada).

- Túmbate boca abajo en el suelo o encima de una pelota.
- Mantén la cabeza y el cuello estirados mientras miras hacia abajo, pégate la lengua al cielo del paladar.
- Coloca el brazo dibujando un ángulo de 45 grados de la espalda con el pulgar hacia arriba.

- Separa los hombros de las orejas.
- Empieza levantando un brazo en la postura anterior. Pega los pies al suelo mientras intentas balancearte lo mejor que puedas.
- Sigue respirando.
- Haz diez repeticiones de diez segundos cada una. Este ejercicio te ayudará a mejorar la resistencia postural.

Progresión: si puedes hacer diez levantamientos de brazo de diez segundos cada uno, sin notar dolor y estando en buena forma (con el cuello estirado, los pulgares hacia arriba y los hombros separados de las orejas), haz el ejercicio siguiente:

- Empieza en la misma postura que antes.
- Levanta el brazo contrario y la pierna al mismo tiempo. Aguanta diez segundos conservando la postura y sin dejar de respirar.
- Repite cinco veces y practica hasta conseguir hacer diez repeticiones por sesión.

12. Postura de remo — *Fuerza en los hombros y los brazos, postural*

Ventajas: este ejercicio fortalece la parte superior del brazo y la zona del omóplato, cosa que te ayuda a levantar peso con más facilidad.

- Ponte de pie con una pesa en la mano derecha.
- Coloca el pie izquierdo encima de una silla.
- Inclina el torso hacia delante hasta que esté cerca de tu pie izquierdo y apoya el antebrazo izquierdo en el muslo para apoyar la espalda.
- Deja que el peso de la mano derecha cuelgue en dirección al suelo.
- Desplaza el codo derecho hacia tu costado derecho con la palma hacia el torso.
- Intenta utilizar los músculos de los omóplatos, sin subir mucho el codo derecho.

- Haz diez repeticiones siempre que estés en buena forma; después, cambia a la otra pierna y el otro brazo.

13. Bíceps de piernas — Hombros, equilibrio

Ventajas: este ejercicio fortalece la parte superior de los brazos y mejora tu capacidad para levantar peso al mismo tiempo que potencia la conciencia de cerebro y cuerpo y alivia las lesiones.

- Ponte de pie, con el pecho levantado y el cuello estirado.
- Apóyate en la pierna izquierda, levantando la pierna derecha hacia delante a un ángulo de 90 grados de tu cadera.
- No presiones mucho la rodilla izquierda, y ten presente que la rótula debe mirar hacia delante.
- Intenta alinear la cadera derecha con la izquierda.
- Con una mancuerna en cada mano y las palmas hacia arriba, alterna movimientos llevando las manos a los hombros (la izquierda y la derecha por separado). Empieza con suavidad, con mancuernas de entre medio y un kilo, y ve aumentando el peso solo si puedes hacerlo sin sentir dolor y en buena forma.
- Haz diez repeticiones y después cambia de pierna.
- Repite el ejercicio hasta que se te canse el músculo.

Progresión: puedes ir aumentando el peso de las mancuernas, pero solo si puedes hacerlo sin sentir dolor y en buena forma.

14. Steps — Fuerza en las piernas

Ventajas: este ejercicio fortalece los músculos de las caderas y tonifica las piernas.

- Imagina que tienes una línea dibujada que va desde la rótula hasta el segundo dedo del pie. Mantén esa alineación en todo momento.
- Conserva una postura recta todo el tiempo.

- Mantén las caderas alineadas; no dejes que tus caderas se tuerzan cuando subas a un taburete, un bordillo o un escalón.
- Alterna las piernas.
- Repite el ejercicio hasta que se te canse el músculo. No pierdas de vista que tu estado de forma es más importante que el número de repeticiones que hagas.

Progresión: puedes aumentar la altura del escalón o hacer el ejercicio sosteniendo algún peso (como tu bebé o alguna mancuerna). Utiliza los escalones o los bordillos para poder hacer este ejercicio cuando salgas a pasear. Como se te ablandaron las articulaciones de la cadera para facilitar el parto del bebé, pueden ser inestables durante un tiempo, así que deberás esperar a hacer esta progresión cuando tengas más fuerza y no sientas ningún dolor.

15. Sentadilla frontal — Fuerza de todo el cuerpo

Ventajas: este ejercicio te ayudará a hacer las actividades de cada día, como coger al bebé o las bolsas de la compra, porque fortalece los músculos de la zona lumbar y superior de la espalda.

- Ponte de pie con el pecho levantado. Mira hacia delante. Sostén algún peso ligero delante del pecho.
- Antes de agacharte para hacer la sentadilla, mete el vientre.
- Cuando te agaches flexionando las rodillas, como cuando te vas a sentar, asegúrate de que no metes las rodillas hacia dentro.
- Reparte el peso de forma equitativa entre ambos pies, con los pies señalando ligeramente hacia delante.
- Frunce los labios y suelta el aire.
- Baja todo lo que puedas sin sentir dolor.

Si te cuesta tener los talones pegados al suelo o repartir el peso entre el lado derecho e izquierdo, sé cuidadosa. Estira primero los músculos de las piernas hasta que consigas corregir cualquier desequilibrio.

16. Sentadilla de sumo — Fuerza de todo el cuerpo

Ventajas: este ejercicio ayuda a aliviar el dolor de la espalda, la pelvis, la cadera y la rodilla que provoca la inestabilidad en las articulaciones de la cadera.

- Ponte de pie y separa los pies a la altura de las caderas.
- Mete el vientre muy despacio.
- Concéntrate en utilizar los muslos y las nalgas a medida que vas bajando, flexiona las rodillas y haz una sentadilla.
- Mantén el pecho levantado hacia arriba y los omóplatos unidos.
- Lo ideal es que las rodillas estén alineadas con los segundos dedos de los pies. Cuando te levantes, haz fuerza con los talones y exhala muy despacio con los labios fruncidos.
- Repite el ejercicio hasta que se te canse el músculo. Recuerda que tu forma física es más importante que las repeticiones.
- Descansa entre uno y dos días entre una rutina de fuerza y otra.

EJERCICIOS DE FUERZA QUE DEBES EVITAR DESPUÉS DEL PARTO

Evita practicar los siguientes ejercicios:

Abdominales. Encorvan la columna, provocan dolores posturales y de respiración. (¡Te roban la energía!)

Planchas. No son tan funcionales y la mayoría de las personas que las hacen no consiguen adoptar la postura correcta, cosa que provoca lesiones.

Levantamientos de pierna. Es muy difícil hacerlo correctamente, y hacerlos mal puede provocar desequilibrios musculares y dolor.

Fondos. No vale la pena arriesgarse a hacerlo debido al elevado riesgo que hay de lesionarse.

Levantamiento de pesas por encima de la cabeza, con mala postura.

Si sufres dolores lumbares, de cadera, de rodilla o de piernas posiblemente provocados por alguna inestabilidad en la articulación pélvica o sacroiliaca, evita los ejercicios siguientes hasta que dejes de sentir dolor:

- Zancadas en cualquier dirección
- Subir escalones muy altos
- Bicicletas elípticas
- Máquinas escaladoras
- Hacer bicicleta con el sillín demasiado alto
- Correr
- Ejercicios de Pilates en los que las piernas estén demasiado separadas del torso y los músculos centrales no consigan estabilizar tu columna y tu zona pélvica

Rutina de estiramientos nocturnos

La rutina de estiramientos que te propongo es una gran forma de contrarrestar los desequilibrios musculares que pueden experimentar muchas madres como consecuencia de sus rutinas diarias: llevar a sus pequeños sobre una cadera, darles de comer sentadas e intentar corregir su desgaste.

Esta rutina también te ayudará a relajarte. Hazlo con suavidad, los estiramientos deberían propiciar la relajación. Para facilitar los estiramientos, asegúrate de que estás bien hidratada y cómoda (ponte ropa cálida y ancha, etc.). Intenta concentrarte en ti (no creo que pueda llegar a recalcar las muchas ventajas de practicar estos ejercicios).

Para sacar el máximo provecho a estos estiramientos, sigue estas directrices: cierra los ojos y relaja la mandíbula y la boca. (Cerrar la boca le dice a nuestro cuerpo que estamos relajados.) Si se te dispara la cabeza, concéntrate en tu respiración o repite algún mantra positivo. Elige cualquier pensamiento que te haga sentir bien. También puede ayudarte poner algo de música relajante. Si notas tensión en el cuello quizá te apetezca incluir los ejercicios 1, 2 y 3 en la rutina. Si tu objetivo es relajarte después de un día duro y mimarte un poco, puedes pasar directamente al ejercicio 4. Sigue los ejercicios en el orden sugerido y toma nota de los que más te gustan, sabiendo que puedes volver a ponerlos en práctica siempre que quieras.

1. Músculos de la cabeza

- Siéntate o ponte de pie en una postura cómoda; toma conciencia de tu postura, bien derecha.
- Colócate la mano no dominante en la barbilla y la dominante debajo del cráneo, en la base del cuello, con el codo apuntando hacia el cielo.
- Respira hondo lentamente mientras estiras de la columna con la mano dominante. Cuando inhales es posible que tu barbilla quiera venirse hacia delante. Resiste el impulso empujando la cabeza hacia atrás con la mano no dominante.
- Aguanta la postura mientras respiras entre tres y cinco veces.

2. Cuello

- Siéntate o ponte de pie en una postura cómoda; toma conciencia de tu postura, bien derecha.
- Estira un brazo por entre los omóplatos e intenta llegar lo más lejos posible.
- Gira el cuello hacia el lado contrario y estíralo todo lo que puedas.
- Respira hondo y aguanta el aire durante cinco segundos.
- Cuando sueltes el aire, mira hacia abajo en dirección al codo y agacha el cuello todo lo que puedas.
- Repítelo con el brazo contrario.

3. Hombros

- Siéntate o ponte de pie en una postura que estés cómoda y con la espalda pegada a la pared.

- Con la nariz hacia delante, baja la oreja derecha sobre el hombro derecho y relaja el cuello en el estiramiento que notarás en la parte izquierda del cuello. Si sientes alguna incomodidad en el cuello, pégate la barbilla al pecho intentando no encorvar la espalda. Relaja la respiración, la mandíbula y la boca.
- Mantén el estiramiento entre veinte y treinta segundos.
- Repítelo con el otro lado.

4. Abrir el pecho

- Túmbate sobre un cilindro de espuma, en un *bolster* de yoga o en una manta enrollada con las palmas de las manos hacia arriba. Tu cabeza, la parte superior de la columna y la rabadilla deben estar tocando el cilindro.
- Respira con la tripa dejando que tus costillas se expandan hacia los lados.
- Colócate una mano sobre la tripa para notar cómo sube. Después vuelve a colocar la mano —con la palma hacia arriba— junto a tu torso.
- Tu cuello y los hombros deben estar descansados y relajados, y la mandíbula también.
- Cierra los ojos y relaja todo el cuerpo mediante la respiración mientras vas abriendo el pecho lentamente.
- Quédate en esa postura todo el tiempo que te sientas cómoda.

5. Rotación de la parte superior del cuerpo

- Túmbate de lado con una toalla enrollada o una almohada pequeña debajo de la cabeza.
- Junta las rodillas y póntelas delante hasta dibujar un ángulo de 90 grados con la cadera. No separes los pies.
- Junta las manos y estira los brazos hacia delante.
- Coge aire y desliza la mano que tienes encima hasta tocarte el hombro.

- Mientras mueves la mano hacia el hombro, empieza a girar la columna y suelta el aire. Posa el brazo y el hombro en el suelo sin mover las caderas, las rodillas y la parte inferior del cuerpo.
- Puedes volver la cabeza o la mirada hacia arriba, al cielo o al techo.
- Quédate en esa posición mientras respiras unas tres veces; después, vuelve a coger aire y rota hacia el otro lado.
- Haz todas las repeticiones que necesites hasta que consigas bajar un poco el hombro hacia el suelo.
- Repítelo hacia el otro lado.

6. Estiramiento del tronco y de la espalda

- Ponte a cuatro patas, alinea las caderas con las rodillas y coloca una mano delante de la otra.
- Estira una mano hacia delante dibujando una diagonal. Sigue estirando la mano sin mover las caderas hasta que notes cómo se te estira el torso. Si sientes alguna incomodidad en el hombro, recula un poco para no hacerte daño.
- Relaja la cabeza y el cuello y aguanta la postura respirando tres o cinco veces.
- Repítelo con la otra mano.

7. Flexión lateral con las piernas cruzadas

- Siéntate en el suelo con las piernas cruzadas. Tienes que estar cómoda.
- Coloca la mano izquierda junto a la cadera izquierda. Inspira mientras estiras el brazo derecho y estíralo por encima de la oreja derecha, con la palma hacia el suelo.
- Suelta el aire y alarga el brazo hacia la izquierda sintiendo el estiramiento del costado derecho. Sigue estirando el brazo hacia el cielo incluso mientras notes la flexión lateral.

- Mantén la postura respirando entre tres y cinco veces.
- Repítelo con la otra mano.

8. Apertura de la ingle y el tendón de la corva

- Siéntate con las piernas separadas, con la rodilla derecha flexionada y el talón derecho pegado al hueso púbico.
- Apoya el brazo izquierdo encima de la pierna izquierda, con el codo contra la rodilla y la palma de la mano hacia arriba.
- Estira el brazo derecho por encima de la cabeza en dirección al pie izquierdo.
- Respira mientras alargas el brazo. Exhala mientras estiras el brazo y el torso.
- Mantén la postura mientras respiras entre tres y cinco veces.
- Repítelo con el otro brazo.

9. Estiramiento de espalda de rodillas

- Arrodíllate y siéntate sobre los talones.
- Separa las rodillas a la altura de las caderas, o un poco más si notas algún dolor en la ingle.
- Apóyate las manos en los muslos.
- Deslízate las manos por los muslos hasta el suelo que tienes delante, sosteniendo tu peso mientras tu cuerpo se desplaza hacia el suelo. Si puedes, intenta apoyar la frente en el suelo.
- Cuando ya estés en esa posición, apoya las manos junto al torso con las palmas hacia el techo.
- Relaja los hombros y el cuello todo lo que puedas.
- Respira lenta y profundamente relajando la espalda y reajusta la posición de las caderas si lo necesitas.
- Mantén la postura mientras respiras cinco veces o más.

PARTE IV

Recupera tu vida

11

Recupera y reconstruye tu bienestar emocional

Convertirte en madre es una de esas experiencias vitales que te cambia de una forma irrevocable. Y a pesar de todo el amor y la alegría que conlleva el hecho de tener un bebé, también es una experiencia que genera muchas emociones y pensamientos negativos potenciales muy invasivos. Además de la felicidad y el placer que te provoque tu recién nacido, también puedes sentir emociones abrumadoras igual de intensas de vulnerabilidad, tristeza, aislamiento, ansiedad y depresión. Estas emociones pueden ser más difíciles de gestionar para las madres que lleven tiempo deseando un bebé, porque se preguntan por qué se sienten tan mal cuando por fin tienen lo que tanto habían deseado.

Si a estos sentimientos les sumamos los efectos físicos del desgaste postnatal, en especial la falta de sueño, podrías encontrarte en un momento muy oscuro que jamás habías imaginado.

Espero que enseguida te sientas mejor cuando te diga que lo que sientes puede ser duro, pero es completamente *normal* y lo han experimentado millones y millones de madres antes que tú, aunque elijan no compartir esta montaña rusa emocional.

Lo que he descubierto con mis pacientes es que lo mejor es abordar estos problemas emocionales al mismo tiempo que abordamos los problemas físicos de los que hemos hablado en la parte 2. A veces, pero no siempre, cuando se empieza a tratar el desgaste físico, muchos de los sentimientos de agobio también desaparecen, y muy rápidamente. Muchas pacientes me dicen que es como si hubieran estado metidas en una nube de niebla espesa que se hubiera disipado de golpe, y estaban encantadas de volver a ser *ellas mismas*.

Pero la mayoría de pacientes tienen que abordar los problemas físicos y emocionales al mismo tiempo. Me he dado cuenta de que va muy bien atacar por tres frentes distintos. El primer paso es aceptar el viaje emocional que has emprendido y que te comprometas a compartir esos sentimientos con tu pareja, tus amigos íntimos (en especial otras madres que ya hayan pasado por situaciones similares) o algún profesional. El segundo paso persigue el objetivo de reducir los sentimientos negativos ayudándote a «fluir», un estado mental que te ayudará a afrontar las situaciones estresantes y las exigencias a las que debes hacer frente como madre, y te conducirá a la felicidad. El tercer paso es quererse, que es un concepto muy importante que merece, y tiene, su propio capítulo (ver capítulo 12).

AFRONTAR EL VIAJE EMOCIONAL
DE LA MATERNIDAD

Aunque la maternidad es una experiencia enriquecedora y satisfactoria como ninguna, siempre te sitúa en una carretera llena de curvas y baches en la que encontrarás obstáculos impredecibles. Esto se debe a los cambios físicos que se produjeron en tu cerebro durante el embarazo, los cambios que han ocurrido en tu relación de pareja de un día para otro, la expectativa social de que puedes con todo, la hipervigilancia de tu hijo, la falta de sueño, los cambios hormonales, el desgaste físico y el aislamiento social.

¿Y a quién le vas a pedir ayuda? ¿A tu pareja, que ya está estresada, a tu suegra, que siempre está criticando, a los colegas del trabajo, siempre tan exigentes, o al sistema sanitario, bienintencionado pero poco efectivo, al que le resulta mucho más fácil recetarte medicamentos que no necesitas que sentarse a preguntarte cómo te sientes? ¡No me extraña que te sientas tan mal!

Pero si mis pacientes pueden mejorar y recuperarse, y lo hacen, tú también puedes. No importa lo mal que te encuentres, no me cabe duda de que puedes y conseguirás mejorar tu salud: recuperarás tu vitalidad y tu positividad y te sentirás mejor que nunca.

Lo único que te pido es que te motives. Que creas que puedes encontrarte físicamente mejor y también en tu vida. Este es el primer paso importante para alejarte de ese escalón resbaladizo que te lleva de los problemas postparto leves a un desgaste postnatal grave.

¡Pide ayuda!

Lo último que quiero es que te sientas sola. Acabas de convertirte en un miembro más de la hermandad de madres, y no estás sola. Es posible que nuestra sociedad occidental no haya evolucionado para proporcionar apoyo emocional y físico a todas las madres, pero existen un sinnúmero de recursos a los que puedes recurrir si los buscas. Con suerte, el simple acto de compartir tus sentimientos, dudas e inseguridades acerca de tu importantísimo nuevo papel será muy importante para que recuperes tu estabilidad emocional. Esto implica que deberás compartir algunas de tus vulnerabilidades, pero hacerlo te proporcionará liberación y apoyo.

Sin embargo, pienso que es importante ser selectivo sobre lo que compartes y con quién decides conectar. El primer sitio donde puedes buscar conexión es en los grupos de apoyo postnatal, otras madres y / o parejas con las que has conectado o has sentido alguna afinidad. Ponte en contacto con esas personas y pregúntales cómo les va. Averigua qué soluciones tienen para sus problemas o qué cosas les cuestan más; lo más probable es que recibas respuestas sinceras y útiles cuando compartas tus propios altibajos. Muchas madres, y estoy seguro de que ya lo sabes, intentan poner buena cara para no sentirse avergonzadas de no tener el bebé «perfecto» y la vida postnatal con la que habían soñado, y se sienten desesperadamente aliviadas cuando pueden abrirse a alguien que esté dispuesto a escuchar.

También puedes averiguar si existe algún grupo de apoyo para madres cerca de tu casa; quizás haya clases de yoga para madres y bebés, por ejemplo, grupos de madres que salen a pasear juntas, grupos de cocina o de canto. En el ayuntamiento podrás informarte de los cursos o iniciativas que organizan a bajo coste. Los grupos y los centros de cuidado infantil y las guarderías también son una gran fuente de contactos donde encontrarás personas con las que conectar una vez superes esa energía competitiva que a veces es palpable. Si no te entiendes con alguien o te sientes juzgada o subestimada, sé amable pero busca otras personas. Empieza a relacionarte con los grupos y los demás padres.

Algo muy común que escucho decir a todas las madres es que pierden el contacto con sus antiguas amistades (que pueden tener hijos o no). Es muy importante intentar conservar esas relaciones en la medida que puedas, porque son las personas a las que mejor conoces. Los viejos amigos, en especial los que hace años que te conocen, no tienen precio, y es muy importante mantener el contacto por escasas que sean las veces que os veis.

Si tienes la sensación de que tu vida es irreconocible y lo llevas mal, quizá te cueste abrirte a tus amigas, que tal vez pienses que te ven de una forma completamente diferente. Vas a tener que sentirte cómoda explicándoles que las cosas han cambiado. A menudo oigo bellos relatos de lo sanador que es que una madre en apuros quede con sus amigas para compartir problemas, decepciones, expectativas y realidades. Durante estas reuniones las madres no solo se sienten comprendidas. Además, las respuestas de las amigas tienen un valor incalculable, pues les proporcionan información y soluciones que quizá no se hubieran planteado hasta entonces.

Si tus amigas viven cerca, planifica los encuentros con antelación e intenta programar reuniones incluso aunque sea cada tantos meses. Ya sea una noche de chicas o quedar para ir a haceros un masaje, un facial o la pedicura, salir a pasear o para comer. Lo que hagáis puede ser muy divertido, pero lo mejor es el apoyo que recibes. Tampoco tiene que ser un encuentro en persona, a veces basta con una sesión de Skype o FaceTime o una conversación telefónica. Prográmalas con antelación para planear cosas que puedes integrar en tu apretada agenda.

Si puedes compartir algunos de tus problemas y vulnerabilidades, nunca sabes quién puede darte una respuesta que no esperabas o una solución en la que no habías pensado; dale credibilidad, porque seguro que eras amiga de esa persona por algún motivo.

Aun así, es cierto que a veces es difícil conservar la amistad con personas que no tienen hijos. Y aunque es importante mantener esas relaciones, reconoce también que es probable que tú y tus amigas tengáis agendas, prioridades y horarios muy distintos. Es muy importante relacionarse con familias y parejas que tengan hijos, en especial si tienen la misma edad que el tuyo. Para fortalecer el vínculo puede ir bien quedar para ir al parque, ir a alguna fiesta infantil o incluso quedar para dar un paseo. Sin embargo, hay que tener en cuenta que vivimos en un mundo muy cambiante, y todavía recuerdo lo decepcionado que me sentí cuando supe que una familia con la que habíamos conectado se mudó a cientos de kilómetros de distancia, y que pensé: «¡Oye, un momento! No podéis hacernos esto, ¡acabamos de empezar a conocernos y habíamos conectado muy bien!» Aun así, siempre es mejor intentarlo.

Los grupos de apoyo en Internet también pueden ser un tesoro de conexión, inspiración y consejos útiles, pero las redes sociales también pueden ser muy prejuiciosas y duras. He visto cómo algunas madres volvían a sus cuevas de aislamiento social después de haber sido avergonzadas en Facebook. Las redes sociales pueden ser muy impredecibles, así que mantente al margen de las páginas en las que sabes que la gente puede ser cruel, y cíñete a los grupos donde consigas el apoyo que necesitas.

Cuando notes que necesitas ayuda profesional

Si llegas a un punto en que sientes que te preocupa tu salud mental, puede ayudarte mucho ver a un terapeuta o a algún consejero, en especial si padeces depresión o ansiedad. Puede aliviar mucho recibir consejo de alguien que te escuche con comprensión y neutralidad, que está allí para hablar de ti y de tus necesidades y puede ofrecerte sugerencias y estrategias que te ayudarán a sentirte mejor.

Cuando estés deprimida

La mayoría de madres que vienen a mi consulta con desgaste postnatal tienen sentimientos depresivos, y algunas pocas tienen depresión. Aunque hay una mezcla importante de síntomas entre el desgaste postnatal y la depresión postnatal, a mi consulta vienen algunas madres que tienen depresión pero *no sufren* de desgaste postnatal.

Hay diferencias importantes entre los sentimientos depresivos y la depresión clínica. Los sentimientos depresivos vienen y van y pueden ser agobiantes cuando te atrapan, en especial cuando estás cansada y desgastada. Una madre con sentimientos depresivos suele ser muy consciente de sus pensamientos y sentimientos. Sin embargo, la depresión es un estado más constante, y una madre deprimida suele ser menos consciente de lo que le pasa; suelen ser las personas que la rodean quienes advierten su cambio de comportamiento. Como por ejemplo, si ven que se aísla, está nerviosa o le falta su chispa habitual.

La clave que diferencia a una madre con sentimientos depresivos es que, en general, sabe que la vida sigue valiendo la pena. Una madre deprimida suele perder la conexión con esa idea. Es extremadamente importante que una madre (y su pareja) pida ayuda a un profesional especializado en salud mental postnatal si hay signos preocupantes porque la madre hable o piense en hacerse daño, o si alberga la idea generalizada de que la vida no vale la pena y que nunca volverá a ser lo que era antes de que naciera el bebé. Por desgracia, cuando una madre padece depresión clínica, está mucho menos conectada con sus sentimientos.

Cuando tienes ansiedad

Es absolutamente normal que el bienestar de tu bebé te provoque ansiedad. Creo que todas las madres con las que he hablado en mi vida me han dicho que alguna vez se han despertado en plena noche y se han levantado para comprobar que su bebé seguía respirando.

Las palabras *ansiedad* y *preocupación* se pueden intercambiar con facilidad. La ansiedad suele ser una experiencia emocional que se adueña de los pensamientos. Y la preocupación suele estar anclada en los pensamientos y se adueña del mundo emocional.

Podemos pensar en la preocupación como la parte mental de la ansiedad. La preocupación solemos experimentarla en nuestra mente, está relacionada con problemas realistas o problemas y sus soluciones, es más controlable y dura menos, y viene acompañada de una ligera angustia emocional. La ansiedad solemos experimentarla en «el cuerpo», es un sentimiento más difuso, menos realista, y no está orientado a buscar ninguna solución. Es más difícil de controlar y dura más tiempo, y la angustia emocional suele ser más grave.

Aunque la depresión postnatal y la ansiedad postnatal suelen considerarse de forma simultánea en la mayoría de los estudios médicos, me parece que es importante diferenciarlas. La ansiedad puede darse con o sin depresión, pero cuando aparece junto a la depresión se suele asociar con depresiones menores o no melancólicas. Los desórdenes de ansiedad postnatal pueden ser tan comunes como la depresión e incluyen ansiedad, fobias, desórdenes obsesivos-compulsivos, trastornos de adaptación, trastornos del pánico y agorafobia.

Creo que existe una interacción compleja entre los distintos factores que provocan ansiedad maternal. Puede ocurrir después del parto del primer hijo; la novedad, aunque es especial, suele venir acompañada de sentimientos de incertidumbre y la creciente conciencia de la madre de la gigantesca curva de aprendizaje en la que se encuentra. Algunas mujeres pueden albergar expectativas poco realistas de que todo tiene que ser perfecto, y pueden llegar a decepcionarse mucho y sentirse muy desempoderadas cuando el idealismo y el realismo chocan y las cosas no salen como ellas esperaban.

Como ya he mencionado antes, nuestro primer hijo, Felix, fue un bebé muy intranquilo durante el primer año; lloraba mucho y dormía poco. Recuerdo la ansiedad que sentíamos Caroline y yo y cómo a las tres de la madrugada nuestra ansiedad podía aumentar exponencialmente. Incluso a pesar de todos mis conocimientos y la experiencia que había acumulado trabajando en unidades de neonatos, como padre me costaba mucho no

preocuparme. Ahora podemos mirar atrás con mayor comprensión, conocimiento, perspectiva e incluso gratitud de que nuestra propia experiencia
nos haya dado la empatía para entender lo que la mayoría de las madres, si
no todas, experimentan.

Sin embargo, si tienes la sensación de que todo te provoca pensamientos y sentimientos cargados de ansiedad y que casi siempre estás en ese estado, en especial en situaciones que normalmente considerarías relajantes o
placenteras, como quedar con una amiga para tomar un café por la tarde, y
ahora te provocan ansiedad y preocupación, entonces deberías pedir ayuda.

Hay dos enfermedades en las que el déficit de micronutrientes puede provocar
una ansiedad profunda y la incapacidad para gestionar el estrés, y vale la pena
conocerlas.

TRASTORNO DEL PIRROL

El trastorno del pirrol es una enfermedad provocada por déficit de zinc que
afecta a un 10 por ciento de la población. Los pirroles se forman cuando
ocurre un fallo técnico en el momento en que el cuerpo está descomponiendo
y reciclando hemoglobina, la proteína que transporta el oxígeno a nuestros
glóbulos rojos. El cuerpo elimina esta unidad disfuncional de hemoglobina
metabolizada llamada pirrol a través de los riñones. El problema es que las
moléculas de pirrol se agarran al zinc y a la vitamina B_6, y el cuerpo lo elimina
todo junto a través de la orina.

Ahora ya sabes que el zinc y la vitamina B_6 son de vital importancia,
no solo para regular la función inmunológica y la salud digestiva, sino
también para conservar un equilibrio saludable de neurotransmisores en el
cerebro. Los niveles bajos afectan al GABA, el ácido gamma-aminobutírico,
el neurotransmisor que ayuda a relajar el cerebro, en especial cuando se
pone hiperactivo. (El Valium y todas las benzodiacepinas tratan la ansiedad
incidiendo en el receptor GABA del cerebro.) Cuanta más ansiedad, más
pirroles, cosa que provoca más ansiedad debido a la pérdida de zinc y B_6.

Cómo comprobar si padeces un trastorno del pirrol

Un sencillo análisis de orina te dirá si tus niveles de HPL (hidroxihempirolina)
son normales y si tienes pirroles. Lo normal es tener entre 0 y 10 mcg/dL; el

límite establecido está entre 10 y 15 mcg/dL; y todo lo que supere los 15 mcg/dL debería tratarse.

Cómo tratar el trastorno del pirrol

El tratamiento normal diario consiste en tomar picolinato de zinc (entre 40 y 75 miligramos) y vitamina B_6 (entre 50 y 125 miligramos), además de P5P (o piridoxal-5-fosfato, que es vitamina B_6 activada) (entre 25 y 75 miligramos) y vitamina C (2 gramos). En los casos más graves, si la HPL llega o está por encima de los 50 mcg/dL, entonces hay que administrar biotin (500 mcg), vitamina E (400 UI) y ácido gama linoleico (entre 1 y 2 gramos) en forma de aceite de onagra o aceite de borraja. Muchas pacientes mejoran muchísimo después de una o dos semanas de tratamiento, y se encuentran bien del todo un mes después.

Suelo recetar tratamientos de tres meses con revisión posterior. Si sientes que la ansiedad y el estrés vuelven a aumentar, puedes volver al tratamiento de zinc y vitamina B_6, y deberías sentirte mejor en una semana o dos. Algunas personas necesitan tratamientos más largos, pero deberían hacerlos con control médico, porque hay que tener cuidado con los tratamientos largos con altas dosis de vitamina B_6.

METILACIÓN

Falta de metilación

La metilación es el proceso de transferir un grupo metilo (un carbono) de una molécula a otra. Esta transferencia ocurre en cada célula millones de veces por segundo. Cada enzima y cada proceso metabólico de tu cuerpo necesita metilación. Durante el periodo postnatal, la metilación es de vital importancia para procesar y eliminar muchas toxinas, y ayuda a regular los productos químicos del cerebro que te equilibran el estado de ánimo y la concentración.

Si tu cuerpo hace correctamente la metilación, no tienes de qué preocuparte. Sin embargo, si tienes tendencia a la escasez en ese sentido, tendrás reacciones más exageradas a los estresantes medioambientales. Te darás cuenta si eres de las personas que sufren alergias de temporada, por ejemplo, o baja tolerancia al dolor, cosas que el déficit de metilación complica pero no provoca. Es posible que también tengas un déficit de serotonina (la sustancia química de la felicidad que tenemos en el cerebro) y de dopamina (la sustancia química del placer que tenemos en el cerebro). Las personas con niveles bajos de serotonina suelen analizar demasiado las cosas; cuando tienen niveles bajos de dopamina les cuesta más solucionar los problemas o sentir placer ante las cosas buenas y positivas que le ocurren a ellas o a sus seres queridos. Evidentemente, esto no conlleva ansiedad y depresión de forma automática, pero tiende a provocar puntos de vista más pesimistas en general. Y vivir atrapado en un mundo de pensamientos oscuros y negativos puede hacerte resbalar por esa pendiente resbaladiza donde la ansiedad y la depresión son palpables. Las personas que tienen niveles bajos de serotonina y dopamina debido al déficit de metilación suelen ser excesivamente críticas y ansiosas.

Exceso de metilación

Cuando hay exceso de metilación, la persona no suele fluctuar tanto; más bien hay estabilidad, y algunas personas se sienten emocionalmente planas. Los niveles más altos de serotonina controlan la tendencia a analizar en exceso y a prestar demasiada atención a los detalles. Los niveles más altos de dopamina reducen la motivación, y aunque quizá la persona no se sienta perezosa ni poco motivada o despreocupada por hacer bien las cosas, a otras personas puede parecerles que sí.

Cómo comprobar si tienes falta o exceso de metilación

Hay que hacer un análisis de sangre para comprobar el nivel general de histamina en sangre. Si la histamina está por encima de 0,6 umol/l (70 ng/ml), eso sugiere falta de metilación; un nivel de 0,35 umol/l (40 ng/ml) o menos indica exceso de metilación. Si padeces alguna alergia en el momento de hacerte el análisis de sangre, eso podría dificultar la interpretación del análisis. También te puedes hacer una prueba más precisa, un perfil de metilación, que analiza cuatro metabolizaciones diferentes: s-adenosilmetionina (SAMe), s-adenosilhomocisteína (SAH), tetrahidrofolato (THF) y L-metilfolato, y sus niveles.

Cómo tratar el exceso y y el déficit de metilación

Cuando hay déficit de metilación receto un tratamiento de zinc, vitamina B_6, P5P y SAMe (una versión sintética de la molécula que ayuda a normalizar la velocidad de la metilación en el cuerpo). Es importante equilibrar el zinc con los demás micronutrientes antes de empezar a tomar SAMe, y eso suele tardar entre cuatro y seis semanas. Evita la vitamina B_9 en forma de folato o ácido fólico, porque puede empeorar la metilación.

Cuando hay un exceso de metilación acostumbro a recetar un tratamiento con vitaminas B_9, B_3 y C, y una clase especial de vitamina B_{12} llamada cianocobalamina. Se pueden añadir o no otros minerales y micronutrientes, en función de los resultados del análisis de sangre. Pero ten en cuenta que la ansiedad suele empeorar entre la segunda y la tercera semana, y después mejora entre la cuarta y la octava. Para notar el efecto del tratamiento hay que esperar entre tres y cuatro meses. Esto se debe al reequilibro de los neurotransmisores del cerebro y no suele ser problemático, siempre que la madre sea consciente de que será un proceso breve.

Aunque estos tratamientos de nutrientes no son la solución definitiva, pueden tener efectos muy positivos en mejorar las funciones del cerebro y acelerar la recuperación. Haz estos tratamientos al mismo tiempo que recibes consejo o terapia y conseguirás verdaderos resultados a largo plazo para la ansiedad.

Veo a muchas madres que se sienten mejor y agradecidas al saber que no sufren solas y que, en realidad, lo que les pasa es algo comprensible y, a veces, incluso predecible. En especial, se lo escucho decir a madres que tienen niños mayores, quienes, después de haber pasado por esta situación antes, sienten que deberían haber superado ese cansancio y esa ansiedad, pero están atrapadas en la rutina. Es mucho más fácil seguir adelante con seguridad sabiendo que este proceso, como me dijo una madre, es como ir arreglando los baches de la carretera. Acabas sintiéndote menos preocupada por la posibilidad de toparte con un bache y más segura de tu capacidad y energía para seguir adelante.

ENCONTRAR EL «ESTADO DE FLUIR» QUE NOS LLEVA A LA FELICIDAD

Todo el mundo quiere ser feliz, ¿no? Cuando hablo sobre felicidad con mis pacientes, siempre intento enfocar la conversación hacia la forma de comprender la diferencia entre *ser* feliz y *construir* la felicidad.

Ser feliz es estar a gusto con el momento presente. *Construir* la felicidad es no dejar de cuestionar esas cosas que creemos que *deberían* hacernos felices, y ahí es donde falla la sociedad. Porque *construir* es un proceso activo, existe la idea implícita de que si te esfuerzas más podrás tener (o comprar) más felicidad. Sin embargo, *ser* feliz es la experiencia del ahora.

A finales de la década de 1960 y a principios de la de 1970, y bajo la dirección del profesor Mihaly Csikszentmihalyi de la Universidad de Chicago, se llevó a cabo el mayor estudio sobre la felicidad. Lo que demostró este estudio tan innovador fue que muchos de los factores que las personas perseguían en su búsqueda de la felicidad no eran particularmente relevantes, entre ellos el dinero (a partir de cierto nivel de confort). Y eso fue todo un descubrimiento, teniendo en cuenta que toda nuestra visión capitalista está basada en la noción de que el dinero da la felicidad. Y, sin embargo, lo que descubrió el estudio fue que las personas más felices eran las que habían pasado por «experiencias cumbre».

Una experiencia cumbre debe tener cierto grado de novedad, incluir la sensación de descubrimiento y la certeza de estar fuera de la zona de confort. No tiene por qué tratarse de algo monumental, pero según el doctor Csikszentmihalyi, requiere que la persona esté en un «estado de fluir». Cuando estás tan enfrascado en lo que estás haciendo que pierdes la noción del tiempo, estás en un estado de fluir. Podría ocurrirte conversando con alguna amiga, o cuando estás en clase de yoga concentrada en la respiración y el movimiento. Podría ocurrir mientras cuidas de las plantas y te concentras en arrancar cada una de las malas hierbas que te vas encontrando en el jardín. Lo cierto es que muchas de las actividades de la maternidad pueden provocar ese estado: cocinar, jugar y hacer manualidades con los niños, o cantar y tocar instrumentos. Las actividades creativas de cualquier clase —incluyendo leer cuentos en voz alta a tus hijos— te ayudan a relajarte y, a su vez, ese estado estimula la creatividad.

Los científicos que han hecho escáneres cerebrales a personas en ese estado de fluir han descubierto que mientras estamos en ese estado el córtex prefrontal del cerebro está menos activo. Es la parte del cerebro que controla a tu crítico interior y gestiona el control de los impulsos; está involucrada en la conciencia que tienes de ti misma. Cuando el córtex prefrontal se tranquiliza, mejora tu capacidad para tomar decisiones y reconocer patrones.

En realidad, los humanos tenemos dos sistemas diferentes de procesar la información en nuestros alucinantes cerebros, algo parecido al diablo y el angelito sentados uno en cada hombro de una persona, susurrándonos al oído cuando debemos tomar decisiones importantes. El diablo es el sistema explícito y controla la conciencia en el córtex prefrontal. El ángel, o el sistema implícito, implica habilidad y experiencia, y no podemos acceder a él de forma consciente; esto se suele describir como pensamiento lateral, cosa que muchos hemos experimentado como si se tratara de una voz interior o una intuición. (Carl Jung definió esta intuición como «una percepción del inconsciente».) Cuando estás en estado de relajación, tu ángel le dice a tu córtex prefrontal explícito que se relaje, cosa que permite que tu intuición tome las riendas.

Esto es importante, porque tu cerebro quiere depender de tu intuición cuando acabas de tener un bebé. Es como el sexto sentido que utilizas para saber qué necesita tu bebé, e incluso para tener la capacidad para anticiparte a sus necesidades. Pero si estás desgastada, puedes tener la intuición por los suelos. Y si estás estresada por algo, incluso aunque hayas superado el desgaste general, también puede incidir en ese estado de fluir. En cuanto mejores ese desgaste te darás cuenta de que entras de forma automática en el estado de fluir y te sentirás mucho más feliz.

La maternidad implica mucho trabajo —eso es innegable—, pero la capacidad para afrontar los días y tus noches en el estado de fluir te ayudará a pasar de ser una madre estresada a ser una madre que se siente plena. Pero cuando estás muy desgastada, el estado de fluir suele alterarse. Esto significa que saltarás mentalmente de una preocupación a otra en lugar de estar en armonía con la tarea que tienes entre manos.

Si el estrés está relacionado con la actividad de fluir —pongamos por ejemplo que estás en la cocina preparando la cena y se te cae un plato de comida al suelo y tienes que recogerlo todo—, después de respirar hondo unas cuantas veces (o suspirar), lo que puede ayudarte a volver a dejarte llevar por el fluir es hacer algo sencillo que requiera tu atención inmediata. Por ejemplo, quizá puedas dejar el desastre en el suelo y concentrarte en trocear unas verduras. Cuando la situación se haya tranquilizado y haya desaparecido ese pensamiento acusador de «soy una patosa», entonces estarás en un estado mental más apropiado para limpiar el desastre. Porque trocear verduras es la clase de actividad en la que tienes que concentrarte en lo que estás haciendo y te devuelve al presente (¡y picar cosas resulta muy satisfactorio!). Antes de darte cuenta vuelves a estar en tu estado de fluir de cocinillas.

Eso significa que cuanto más tiempo pasemos en el estado de fluir, más felicidad experimentaremos. Vivo en una zona de Australia en la que estoy rodeado de personas que alcanzan altos niveles de fluir: desde las que practican surf o van en patinete hasta las que viven en contacto con la naturaleza o asisten a clases de yoga y conciertos. (¡Y no, es muy posible que el surf no esté en la lista de la mayoría de madres desgastadas y sobrecargadas que he conocido!)

Cuando tienes mucho trabajo y problemas familiares, no siempre es fácil encontrar el tiempo o el lugar para fluir. He visto mi vida en retrospectiva y he descubierto que el estado de fluir puede proceder de cosas muy inesperadas. Puedo fluir cuando tengo que hacer alguna actividad repetitiva que me presente un reto. Si saco a pasear al perro es más probable que me ponga a soñar despierto que a fluir. Pero si lo hago descalzo y me pongo a buscar pájaros por el cielo y plumas por el suelo y presto atención específica a qué flores han brotado, es más probable que alcance el estado de fluir con más facilidad. También me va muy bien practicar yoga, gracias a los ejercicios de respiración, para fluir. Y lo mismo ocurre cuando juego a futbol con mis hijos, especialmente cuando fingimos estar jugando la final del Mundial, cualquier juego imaginativo con los niños me ayuda a fluir. De niño era muy serio y no utilicé mucho la imaginación para jugar, así que no es algo que me salga con facilidad, pero ahora me ayuda a fluir. En casa tenemos un montón de cubos llenos de piezas de LEGO y, una vez, mis hijos y yo decidimos montar un estadio de fútbol. Utilizamos todas las figuritas para montar los equipos de fútbol y distintas partes del estadio, y también utilizamos las tropas del Imperio de Star Wars y personajes de la Tierra Media. Tardamos varias semanas y muchísimas horas, pero lo que más recuerdo era cómo pasaba el tiempo y el alto estado de fluir que alcanzaba. ¡Y estaba jugando con mis hijos! Fue genial para todos.

¿Y por qué es tan importante? Porque para ser una madre estupenda tienes que estar contenta, y para estar contenta tienes que fluir. Y es algo que ocurre con mucha facilidad un montón de veces al día sin que te des cuenta, solo necesitas estar presente.

La mejor forma de alcanzar un estado de fluir corriente es saber qué cosas te ayudan a conseguirlo. Yo puedo fluir jugando a tenis, leyendo alguna novela, escuchando cierta clase de música, bailando, meditando, pasando el rato con algunos amigos o seres queridos, comprando ropa en mi tienda preferida o jugando con mi hijo. Piensa en todas las actividades o situaciones en las que has alcanzado el estado de fluir en el pasado. A mí me gusta poner música para fluir. Me recuerda a mi mundo independientemente del momento en el que me encuentro. Y siempre me hace feliz.

EL CASO DE ANNA

Anna tenía treinta y dos años y una niña de dos años cuando vino a verme. Tenía la energía y la libido por los suelos, estaba teniendo muchos problemas con su pareja y eso le provocaba mucho estrés. El año anterior le habían diagnosticado una depresión. Los antidepresivos que tomó la ayudaron a superar la depresión, pero no recuperó la libido y estaba muy ansiosa y nerviosa porque su terapeuta le había retirado del todo la medicación. Estaba continuamente estresada y se sentía muy mal.

Los resultados de los análisis

Como imaginaba, las hormonas adrenales de Anna estaban muy bajas y tenía los pirroles muy altos. Tenía un índice muy bajo de proteínas y de vitamina B_{12}. También tenía un exceso de bacterias en el intestino.

El tratamiento de Anna

Le sugerí un plan alimentario, suplementos digestivos y hierbas para corregir los problemas intestinales. Le diseñé un plan de tres meses durante los que tomaría una fórmula compuesta para los pirroles con zinc, oligoelementos y vitaminas B específicas, incluyendo la vitamina B_{12}. También estuvo tomando hierbas adaptogénicas: ashwagandha, ginseng, shatavari y schizandra.

Tres meses después su «estómago sensible» estaba mucho mejor, y también estaba menos ansiosa y nerviosa. Como estaba mucho más relajada y le costaba menos razonar, le empezó a costar menos hablar con su terapeuta y afrontar sus problemas de pareja. Se dio cuenta de que ya no se ponía tan nerviosa cuando tenía que hablar sobre temas con mucha carga emocional, y ya era capaz de conservar una sensación general de paz.

12

Recuperar la autoestima

PRACTICAR LA AUTOESTIMA

Básicamente, el camino para recuperar y reconstruir tu bienestar emocional se puede describir con tres palabras: *practicar la autoestima*.

¿Y eso qué significa exactamente? Bueno, es la acción de cuidarte y ponerte en primer lugar, incluso aunque a veces pueda parecer un acto más simbólico que práctico y útil. Es lo que escuchas en el simulacro de seguridad que hacen las azafatas cada vez que te subes al avión. Si las máscaras de oxígeno caen, tienes que ponerte la tuya antes de ponérsela a tus hijos. Si te cuesta utilizar la palabra *autoestima* no pasa nada. Algunas de las madres que visito prefieren hablar de *cuidarse*, o de *autocompasión*.

En nuestra sociedad moderna, las mujeres han aprendido a poner las necesidades de los demás por delante de las suyas propias. Se las puede llegar a juzgar con mucha dureza por identificar y satisfacer sus propias necesidades. Según estos estereotipos de la antigüedad, los sacrificios que debe hacer la mujer y la madre perfecta no deben esperar nada a cambio y ningún reconocimiento. Y, en realidad, cuando una madre está estresada, agobiada y no tiene el apoyo que necesita, ninguna de las personas que la rodean se da cuenta. La sociedad le dice que para ser madre tiene que ser servicial y sumisa. En realidad, es mucho más fácil que una mujer sucumba a estas presiones y acabe odiándose a sí misma por no estar a la altura, que sentirse con derecho a la autocompasión y la autoestima. Es más fácil ser una mártir sin ayuda que una madre que cuida de sí misma.

Lo contrario de la autoestima es olvidarse de uno mismo, y eso es exactamente lo que veo en cada una de las pacientes que entran por primera vez en mi consulta con un caso de desgaste postnatal. Las mujeres que acaban de ser madres son las reinas del autoabandono. Les han dicho demasiadas veces que una madre debe ser entregada. Siempre me ha dado mucha rabia, y enseguida les digo a esas nuevas pacientes que quienquiera que les haya dicho eso debería callarse.

La autoestima no es solo algo que merezcas, ¡es lo que *necesitas!* Tu cuerpo ha creado un bebé, y ahora necesitas dedicar un tiempo a honrar aquello por lo que has pasado y apreciar que tu cuerpo supiera lo que debía hacer sin que tú tuvieras que mediar para nada. Estás dedicando tu tiempo a cuidar de una criatura que exige cuidados las veinticuatro horas del día; date una palmadita en la espalda y encuentra un poco de tiempo para que alguien te haga un masaje que te alivie la tensión del cuello y los hombros. Tu cuerpo se quedó sin nutrientes durante el embarazo; *mereces* comer lo mejor posible. Ahora eres madre, *mereces* sentirte emocionada por haber formado una familia.

Nuestra sociedad nos dice que los recién nacidos hacen muy felices a sus madres y olvida a las madres que tienen problemas. Si a esto añadimos la falta de apoyo, comprensión u objetivos realistas con los que medir los progresos que haces como madre, tendrás la receta perfecta para empeorar ese desgaste.

La carretera hacia la maternidad, a pesar de ser larga y ardua, debería estar pavimentada con un apoyo constante, con educación y con la capacidad de honrar tu gran logro mientras educas a otra persona para que se convierta en una ciudadana del mundo. Si esa carretera se te antoja como un camino de cabras lleno de rocas y baches y sin pavimentar, no es justo que se te culpe a ti cuando tus «pies» —tus habilidades naturales para gestionar el estrés de la vida— todavía no están preparados para el viaje.

Cuando veo lo mucho que se esfuerzan mis pacientes, les explico que la mejor forma de empezar a practicar la autoestima es concentrándose en los

Cuatro Pilares de la Salud: sueño, propósito, actividad y nutrición (si necesitas refrescar la memoria, ve a la página 80).

Autoestima y sueño

Una de las mejores y más nutricias formas de autoestima es priorizar tus horas de sueño, cosa que ya aprendiste a hacer en el capítulo 8. No se trata solo de dormir las horas suficientes, sino de que el entorno en el que duermes sea lo más agradable posible. Aunque la cuna o el moisés del bebé esté en tu habitación, o si todavía compartes la cama con tus hijos mayores, tu dormitorio debería estar instalado en una habitación de la casa que solo esté destinado a dormir y a hacer el amor. Debería ser la habitación más bonita, cómoda y acogedora de la casa. Tienes que sentirte bien, debe estar despejada y estar decorada de una forma que te haga feliz y te ayude a relajarte.

Autoestima y actividad

Con la actividad, practicar la autoestima tiene que ver con mover el cuerpo correctamente y cuidar de él. Recuerda que no eres una burra de carga cuyo único cometido es cargar con los niños, la compra, los juguetes y paquetes de pañales. Cuando empieces a notar que ya no puedes cargar en brazos a tu hijo, ¡eso significa que ya pesa demasiado!

Es muy importante que encuentres la forma de hacer cosas que te hagan sentir bien físicamente. No se trata solo de tener un cuerpo sano, sino de las formas maravillosas en que puedes aliviar las tensiones físicas y favorecer la relajación. Tanto si decides salir a dar largos paseos como asistir a clases de yoga, hacerte un masaje o tomar un delicioso baño caliente con esencias, esta forma activa de autoestima trata de mover el cuerpo de una forma que disfrute. Cuando te relajas físicamente, automáticamente reduces la tensión mental y promueves la relajación. Pero no te pases. Estás superando el desgaste postnatal; si algún ejercicio o movimiento hace que te sientas cansada, ya sea durante o después de la actividad, deja de hacerlo. Ve despacio. Empieza con algunos minutos y ve aumentando el tiempo poco a poco.

Autoestima y nutrición

Si no fuera tan importante, la autonegligencia en lo que respecta a la comida resultaría casi cómica. Mis pacientes con niños mayores me hablan de todo el tiempo que pasan comprando comida y cocinando platos nutritivos para sus hijos, hechos con mucho amor, para acabar viendo cómo los pequeños fruncen el ceño al ver la comida y la mitad de lo que tienen en el plato termina en el suelo. En mi familia tenemos suerte de tener a *Lenny*, nuestro perro (alias «la aspiradora»), que a lo largo de muchos años ha acabado siendo el receptor de innumerables «accidentes» alimenticios. Algunas madres desgastadas intentan satisfacer sus necesidades nutritivas tomando bocados fríos de sobras que comen mientras terminan de limpiar la cocina o mientras entonan un «tenemos que subirnos ya al coche porque llegamos tarde» los días de escuela.

Es muy importante que nuestros hijos vean que damos importancia a la comida, pero además es importante que vean que también le das importancia a lo que comes tú y a cómo y cuándo lo haces. Necesitan ver que disfrutas comiendo alimentos que tú sabes que son nutritivos y que lo haces con cariño y lo compartes con ellos. Eso forma parte de nuestra herencia evolutiva. La meta es conseguir que os sentéis todos a comer en familia, y si estableces horarios de comidas familiares desde que tus hijos son pequeños, te resultará mucho más fácil ceñirte a ese horario a medida que vayan creciendo.

Autoestima y propósito

La idea de practicar la autoestima con un propósito puede ser muy complicada. Uno de los motivos tiene que ver con nuestros sistema de valores personal. Lo que pensamos que valoramos podría no ser lo que realmente valoramos, y esta dicotomía puede convertirse en un enorme punto ciego o el escalón con el que siempre acabes tropezando.

Por ejemplo, quizá seas una persona que valore tener la casa limpia y ordenada y siempre hayas dedicado mucho tiempo y energía a limpiar y fregar.

De lo que tal vez no te des cuenta es de que el objetivo superficial de tener una casa limpia es una pantalla de humo que esconde tu necesidad de conseguir algún resultado inmediato y gratificación por tu forma de pasar el rato. Si te marcas objetivos pequeños como limpiar el polvo, ver el resultado de forma inmediata podría hacerte sentir que has conseguido tu propósito, pero en realidad lo que quieres es que se reconozca lo importante que eres para tus seres queridos. Siempre habrá polvo y cosas por ordenar; es mucho más difícil conseguir reconocimiento por ti misma, y no por tu capacidad para limpiar.

Una parte de conseguir una vida saludable y plena es reequilibrar el ciclo vicioso *versus* ciclo virtuoso. He aquí un ejemplo de ciclo vicioso: esforzándote para ser una supermamá, alegras la cara y te pintas los labios para asistir a la reunión de tu grupo de mamás, a pesar de que estás que te caes de cansancio. Una vez allí, las otras madres, que parecen conocerse todas muy bien y también han hecho un gran esfuerzo por tener un buen aspecto, empiezan a «hablar bien». Esto significa que hablan bien de las cosas que están haciendo o han leído o que su gran red de apoyo ha hecho por ellas, y siguen hablando sobre todos los proyectos que están llevando a cabo y de lo flexibles que son sus trabajos (en caso de que trabajen). Evidentemente, tú te alegras de que les vayan tan bien las cosas, pero cuando comparas sus estupendas situaciones con la tuya te dan ganas de volver arrastrándote a casa y echarte a llorar, porque la situación ha accionado tu botón de «Soy una madre / esposa / cuidadora pésima». Te preguntas por qué no estás haciendo o sintiendo lo mismo que las demás madres. Te preguntas si has cometido un terrible error eligiendo la carrera que elegiste o el lugar en el que vives, porque no tienes el apoyo que parecen tener ellas. Y entonces te das cuenta de que no solo estás triste, también estás muerta de hambre, así que echas mano de lo primero que encuentras, y está claro que no es una opción nutritiva ni saludable. Cuando ya lo has devorado, el remordimiento desbanca al alivio temporal y, si has comido demasiado azúcar o carbohidratos, enseguida te bajan los niveles de azúcar en sangre y te sientes todavía más cansada. Pero estás decidida a superarlo, y sigues adelante con tu día a pesar de las ganas que tienes de echarte a llorar. Estás tan al límite que le gritas a tu bebé por despertarse demasiado pronto de la siesta o por haberse hecho pipí en el cambiador, y después no puedes dormir porque te sientes fatal por lo que ha pasado. Al día siguiente vuelves a levantarte cansada y eso deja el botón de «Soy una madre/esposa/cuidadora pésima» todavía más expuesto que el día anterior. Y el círculo vicioso vuelve a empezar.

La dinámica contraria se llama ciclo virtuoso. Esto no significa que no vayas a llorar nunca (no pasa nada porque llores), o que jamás vayas a cuestionarte (¡hay mucho en que pensar!), o que nunca vayas a desear que tu vida sea como la de los demás en algún aspecto (es imposible saber qué necesidades tendrás como madre hasta que lo seas). Pero cuando consigues cambiar tu círculo vicioso y convertirlo en virtuoso, eres capaz de ver esos momentos en los que se activan los botones de alarma y sabes que son normales, y eso no significa que estés haciendo algo mal como madre. Significa que podrás ir a una reunión de madres y escuchar cómo presumen las demás y te recordarás que ellas también se están haciendo las valientes, porque a ellas les cuesta tanto cuidar de sus hijos como a ti. Significa que serás capaz de ver la casa impecable de otra familia y disfrutarás de la diversión de tu casa aunque quede un poco desastrosa. Significa que, cuando te parezca que las demás madres hacen planes sin ti, serás capaz de ponerte en contacto con alguien, ya sea alguna de ellas u otra persona que ya conocieras de antes, y experimentes un momento de auténtica conexión en lugar de dejarte arrastrar por la sensación de que estás sola. Tu autoestima te ayudará a rodearte lo mejor que puedas de cosas, personas y actividades que te hagan sentir mejor (y no peor) contigo misma.

Lo último que quieres es pasarte el día haciéndote la víctima y sintiendo que debes sacrificar tus necesidades para cuidar de tu bebé. Ya sé que es muy fácil decirlo y que cuesta mucho hacerlo. Biológicamente, las mujeres tienden a demostrar un sentido del orden más marcado y son más perfeccionistas que los hombres. Y eso también significa que las mujeres no suelen tener una vara de medir interna para poder decir con comodidad «Ya está bastante bien» o «Ya puedo dejar de pensar en esto».

Veo tantas veces esta situación que la he bautizado como el desafío Madre *versus* Víctima. Hay mucha diferencia entre una madre que, cuando se enfrenta a una dificultad, intente hacer mejor las cosas y con más sabiduría y otra que solo se esfuerza más. Esforzarse más para hacer lo mismo sin estar satisfecha con los resultados convierte a esa madre en una víctima. Casi nunca me encuentro con madres que no se hayan esforzado lo suficiente con algo; en realidad, el problema es que las madres suelen esforzarse *demasiado*. Una madre que se esfuerza demasiado consumirá todo su tiempo y energía en hacer tareas y trabajos que la dejan exhausta. Y si permanece en ese estado, se agotará. Y lo que no está haciendo, y debería hacer, es pasar parte de su tiempo sencillamente estando, sin presiones y tranquila.

Todas las decisiones que tomamos en la vida tienen consecuencias. Es como una hilera de fichas de dominó, pero también es cierto que puedes intervenir y romper la cadena si no te gusta cómo van las cosas. Al final eres *tú* quien decide cuándo empujar la primera ficha de dominó.

Vale la pena pararse a pensar a qué dedicas el tiempo y a averiguar cuáles son tus principales fuentes de alegría. ¿Hay alguna prioridad entre esas cosas que enriquecen tu vida? ¿Esa necesidad que tienes de tener la casa impecable procede de la sensación de calma que pueden proporcionar el control y el orden? ¿O solo procede de una sensación de obligación? ¿Hay alguna cosa que te robe tiempo de la que no recibas ninguna recompensa? Si la respuesta es sí, ¿de verdad *tienes* que hacerla? ¿Hay alguna forma de compartir o delegar las responsabilidades que te roban la energía sin tener que pagar nada a cambio?

Es importante que te replantees tus prioridades y objetivos, lo que de verdad valoras y el que consideres que es tu propósito, porque ese es el modelo que transmitirás a tus hijos a medida que se vayan haciendo mayores. Uno de los valores más ignorados y del que hablo más con mis pacientes es la creatividad. A causa de la falta de tiempo y energía, estas madres están demasiado ocupadas para conectar con su faceta creativa y olvidan sus objetivos y su propósito (como la escritura, la música y el arte), y es una lástima, porque eso las haría (y, de paso, también a sus hijos) sentirse mucho mejor, tener espacio para explorar esa faceta.

Todo el mundo necesita sentir que es bueno en algo, porque todo el mundo es bueno haciendo algo. Puede ser escribir una obra de teatro digna de un premio, ser un profesor querido y valorado por sus alumnos, cuidar de un jardín exuberante o encontrar la receta definitiva de atún en salsa que tus hijos adoran. El propósito no significa éxito material, significa satisfacción personal, ser una persona buena y amable, y compartir el amor y la bondad con las personas más importantes de su vida. Siempre debes recordar que eres única y maravillosa y la mejor madre que pueden tener tus hijos. Eso es lo más importante de la vida.

Recuperar la relación con tu pareja y tu libido

Cuando el jefe Nube Roja, líder de la tribu Oglala Lakota, fue padre por primera vez, salió de la tienda, levantó las manos al cielo y dijo: «Ahora ya puedo convertirme en un hombre completo».

Si un padre se implica cuanto antes, durante el parto y en las primeras semanas después del nacimiento, los estudios demuestran que puede estar hormonalmente más unido a su hijo: sus niveles de testosterona pueden llegar a descender un tercio después del parto. Esos mismos padres pueden experimentar un aumento de los niveles de prolactina, una hormona que asociamos casi exclusivamente al amamantamiento, y eso parece provocar una mayor respuesta al llanto de los bebés.

Ser progenitores es una experiencia tan increíble para los padres como para las madres, les empuja a crecer y a explorar sus ideas sobre la masculinidad y la virilidad. Ambos progenitores deben comprender que tener un bebé es un gran acontecimiento de la vida que puede poner mucha presión en la pareja. Los hombres que no acaban de entender su papel de padres y que no han aprendido de niños a entender las necesidades de una mujer, una madre y una pareja suelen sentirse muy aislados. Como su recurso es adoptar el papel de proveedor y protector de la familia, muchos hombres pasan más tiempo en el trabajo y, en consecuencia, cada vez están más desconectados y distantes de sus parejas.

Cuando ya te has recuperado del desgaste postnatal y vuelves a sentir que eres tú misma, estos temas sobre la salud de la relación acaban saliendo siempre. Si ya había fracturas en la relación antes del nacimiento, cuando llega el bebé pueden abrirse hasta convertirse en abismos.

Uno de los problemas que veo constantemente está relacionado con el estrés y el conflicto en la relación. Muchas madres que se están recuperando topan con un obstáculo referente a la «satisfacción en la relación» que tienen con sus parejas.

Incluso en las parejas más sanas, la satisfacción de la relación está en su nivel más bajo dieciocho meses después del nacimiento de un hijo. A lo largo de estos años he leído estudios que aseguran que el 13 por ciento de las parejas rompen en ese punto o antes, y se divorcian o se separan. (En Australia, la media de edad que tienen las personas divorciadas es de 44,8 años en el caso de los hombres y 42,2 años en el caso de las mujeres, y en el 47 por ciento de los divorcios hay hijos menores de dieciocho años.) De las parejas que siguen juntas, el 25 por ciento describen su relación como «problemática». Es más, el 92 por ciento de las parejas afirman que sus conflictos aumentan después de tener un hijo.

La clave es que, si estos problemas no se afrontan y se tratan, estas presiones y estos problemas pueden hacer que la satisfacción con la pareja se vaya erosionando con el tiempo. Hay relaciones que se rompen solo por falta de compatibilidad, pero diría que son una minoría. Las relaciones suelen terminar por falta de apoyo, de recursos o herramientas con las que arreglar los problemas, y por problemas económicos.

Pero nunca es demasiado tarde para empezar a arreglar tu relación. De la misma forma que las relaciones pueden ir empeorando lentamente con el tiempo, también pueden mejorar poco a poco. Los pequeños cambios pueden suponer grandes diferencias. Lo más importante es cómo gestionáis tú y tu pareja la toma de decisiones y lo bien que os comunicáis al respecto. No puedes y no deberías intentar evitar los problemas: forman parte de la paternidad, de tener una relación de pareja y de la vida en general.

LAS DINÁMICAS DE LA RELACIÓN
QUE PROVOCAN INSATISFACCIÓN

Cuando miramos las relaciones modernas, nos damos cuentas de que nunca ha habido tantas exigencias y expectativas como las que recaen en las parejas de hoy en día. Esperamos que ambos integrantes de la pareja sean proveedores, ejerzan de padres, de amigos en los que poder confiar, de amantes apasionados, tengan éxito profesional, estén sanos y sean guapos, y sean fuentes incondicionales de amor y apoyo. Y si tus expectativas no se cumplen, hay una tendencia a sacar conclusiones negativas sobre el estado de la relación, el estado mental de la pareja y las motivaciones que pueda tener.

La luna de miel, o la fase apasionada de la pareja, dura unos dos años. A medida que pasamos de ese amor romántico a un amor más maduro tenemos que empezar a aprender a compartir nuestras vulnerabilidades. Para ello tenemos que aprender a abrazar la noción de amor maduro y dejar atrás el romántico, y encontrar un equilibrio entre la seguridad y la pasión.

Puede ser tentador concentrarse en las costumbres de tu pareja, porque así no tienes que enfrentarte a tus propios miedos, que podrían provocar cualquier cambio en la relación. ¿Qué costumbre es la que más te molesta? ¿Siempre aprieta el tubo de dentífrico por la mitad? ¿Canturrea mientras conduce? ¿Sorbe la sopa? ¿Se olvida de llamar cuando dice que lo hará?

Estas pequeñas costumbres que son molestas, pero triviales en general, pueden convertirse en grandes problemas cuando estás exhausta y desgastada, acaban siendo cosas que simbolizan lo que piensas: que no te escucha. A veces cuesta comunicar lo que te hacen sentir esas cosas y, sin embargo, esperamos que los demás se den cuenta de lo importantes que son. Nadie puede leerte la mente. Esperar que tu pareja sepa lo que necesitas sin decirlo es cosa de magia.

Cuando estás pasando por un momento parental complejo, tanto si se debe a que llevas un montón de noches sin dormir, o porque el niño tiene una época especialmente difícil, o estás pasando por alguna crisis aguda de cualquier tipo, es común sentirse distante de la pareja. Y esto puede resultar especialmente duro porque se supone que tenéis que estar juntos en esto y, sin embargo, podéis reaccionar de formas muy diferentes ante la misma situación. Y si es así, podrías sorprenderte pensando cosas como «Si de verdad me quisieras…», o «Nadie entiende…», o «Me estás reprimiendo…». Y puede ser muy complicado gestionar todo esto cuando estás pasando por un estado vulnerable sin que nadie te ayude.

MEJORA TU CAPACIDAD PARA COMUNICARTE

Lo que distingue los matrimonios felices de los infelices no es la clase de experiencias positivas por la que paséis juntos, sino cómo las *interpretas*. La mejor forma de mejorar tu relación no es tener más experiencias positivas, sino reducir las negativas. La clave de esto es aprender a comunicarte de forma productiva todo lo que sucede entretanto. Y eso empieza por mejorar tu forma de compartir tus necesidades y expectativas.

La buena comunicación es la base de las buenas relaciones, y eso implica tener la capacidad de transmitir tus sentimientos a la otra persona con el mayor detalle posible. Cuando no nos comunicamos actuamos de forma tóxica: evitamos, ponemos excusas, nos distanciamos, nos deprimimos y/o nos enfadamos.

No es de sorprender que las parejas que no se comunican bien acostumbren a practicar sexo con menos frecuencia; a menudo ocurre que el hombre quiere más y ella apenas tiene ganas. Él se siente rechazado, ella se siente culpable. Él se siente como un fracasado, poco deseado e inútil. Es muy común que el padre sienta celos de toda la atención que recibe el bebé. Puede resultarle problemático identificar estos celos, y mucho más saber cómo gestionarlos, y eso puede hacer que la madre se sienta sola, sin apoyo y cosificada. Él siente que no es lo suficientemente bueno y que no hace nada bien, ella se siente estresada, como si lo estuviera haciendo todo sola, y las necesidades de su pareja le provocan frustración. Él siente que ella interpreta como algo negativo su necesidad de amor y conexión, que las considera exigentes, primitivas, egoístas e infantiles. Ella tiene la sensación de que no puede relajarse, no puede delegar, y no consigue la intimidad y las caricias que desea. Los dos se sienten solos y frustrados, y empiezan a sentir resentimiento, cosa que acaba provocando un comportamiento pasivo-agresivo o un conflicto explosivo lleno de rabia.

Pero estos problemas se pueden evitar si buscas el momento de hablar abierta y sinceramente sobre tus sentimientos, miedos y dudas. No soy experto en relaciones de pareja, pero he trabajado con muchos terapeutas y he investigado mucho sobre este tema porque es muy importante para mis pacientes. He visto de primera mano cómo la guerra fría entre las parejas mediante la incomprensión y la falta de comunicación estresa todavía más a las madres desgastadas. Todas las parejas merecen y necesitan una relación basada en la sinceridad y la empatía, en la que cada integrante es capaz de enriquecer la vida del otro a través del amor y la atención por las necesidades del otro.

Sin ánimo de generalizar, me he dado cuenta de que los hombres suelen tener un enfoque más concreto respecto a la atención y el esfuerzo, mientras que las mujeres suelen tener una conciencia más general. El cerebro del hombre está más orientado al trabajo concreto y a la lógica matemática que al mundo de las emociones y la sinceridad. Los hombres suelen tener menos experiencia que las mujeres por lo que respecta a expresar sus pensamientos, miedos y sentimientos, o en escuchar con atención sin querer intervenir automáticamente creyendo que ellos son los únicos que tienen la solución, por lo que tienen que aprender, a menudo en el calor del momento, a comunicar cosas que no les salen necesariamente de forma natural. Si lo que necesitas de tu pareja es un espacio abierto para hablar sin que te diga nada, intenta iniciar la conversación pidiéndoselo.

Es más, los hombres suelen tener más motivaciones internas por lo que se refiere a las tareas y suelen juzgarse a sí mismos mediante patrones internos, mientras que las mujeres suelen estar más motivadas por la perfección y se juzgan mediante patrones externos, como por ejemplo pensando en lo que pensarían sus amigas. Y esto supone una fuente de malentendidos, porque ambos hacen suposiciones basándose en esos patrones.

Si no se resuelven bien, los conflictos pueden estancarse y crecer hasta convertirse en cosas más importantes. Esto no tiene por qué ser siempre malo, en el caso de que la rabia te dé energía y la motivación para hacer cambios. Pero la rabia y la frustración deben equilibrarse con la compasión, que podría no estar presente si las parejas se juzgan con mala fe, se comparan con otras personas y niegan sus responsabilidades.

La resolución de conflictos debe comenzar con la reconexión, tanto desde la intimidad como compartiendo algo que os guste hacer juntos, como ver una película. Es como apretar el botón de *reset*. Desde ese lugar de reconexión, podrás hablar con sinceridad sin miedo a la censura y escucharos de verdad el uno al otro. Expresar tus vulnerabilidades y miedos es una buena forma de empezar; todos los padres se sienten igual, y ser capaz de admitirlo ayuda a mitigar esos sentimientos con cariño.

Cuando una pareja disfruta de más conexión que de conflictos, puede comenzar el complejo pero liberador trabajo de explorar sus necesidades más profundas. No inicies una conversación sobre necesidades cuando tu pareja está concentrada en otra cosa. Busca algún momento tranquilo para compartirla, ¡funciona de verdad!

Cómo deberían enfocar los hombres las preguntas

Lo que debes conseguir es hablar menos y comunicar más. No te tomes las críticas como algo personal. Escucha sin interrumpir y evita buscar soluciones para todo. (A los hombres puede costarles bastante hacer todo esto.) Si te muestras empática le ayudarás a abrirse. Intenta dirigirte a él con estos comentarios tan útiles:

- Háblame más sobre…
- Ayúdame a entender mejor…
- ¿Qué más te gustaría que hiciera?

Valora los sentimientos de tu pareja, incluso aunque no estés del todo de acuerdo con ellos. No digas cosas como: «¿Cómo puedes sentirte así? Es absurdo». Puede que para ti sea absurdo, pero para él no. Expresar gratitud por pequeñas cosas puede ayudar mucho a que tu pareja se sienta amado y necesitado. Termina la conversación recordándoos lo muchos que os queréis y os preocupáis el uno por el otro.

Cómo decirle a un hombre lo que necesitas

Las mujeres suelen no darse cuenta (u olvidan) de que la mayoría de hombres quieren contribuir y tener un papel activo en la crianza del bebé, pero se les da mejor ayudar cuando sienten que tienen asignadas una serie de tareas específicas. Tienes que hacerle sentir no solo que valoras su contribución, sino que, además, eso satisface tus necesidades como madre y pareja. Básicamente, a los hombres se les da muy bien llevar a cabo sugerencias específicas para ayudarte en lo que necesites, ¡quieren darte soluciones! Recuerda que es muy probable que un hombre malinterprete las sugerencias, las correcciones, las ideas para mejorar y las críticas constructivas y se las tome como quejas, y cuando un hombre escucha una queja se pondrá a la defensiva y empezará a distanciarse. Esfuérzate todo lo que puedas por escucharle sin interrumpirlo para conseguir que siga conversando. A continuación encontrarás algunas pautas para mantener una conversación:

- Sé muy específica cuando transmitas tus necesidades y utiliza un lenguaje que él pueda comprender. Asegúrate de transmitirle cómo te sientes y por qué es importante. Por ejemplo, puedes decir: «Necesito que estés en casa a las cinco de la tarde dos veces por semana para que puedas hacer la compra, preparar la cena y bañar al bebé. Así tendré dos horas para relajarme y no estaré tan estresada. Me sentiría más apoyada si lo hicieras». Esto no es una exigencia, es una petición, y se recibe de una forma muy diferente que: «Tienes que estar más en casa y hacer más cosas. ¡Ya estoy harta, y necesito tener una noche libre!»
- Evita las exigencias siempre que puedas. Las únicas dos respuestas que alguien puede tener ante las exigencias son someterse de mala gana o rebelarse, cosa que provoca críticas. Cuando dices «Tienes que» es menos probable que funcione que si dices «Si quisieras…».
- Si le pides a un hombre que te proporcione algo será mucho más efectivo que pedirle que lo haga. Intenta hacerle preguntas abiertas como: «¿Qué necesitas para poder proporcionarme esto?» o «¿Crees

que hay alguna forma en particular de que te agradezca que me proporciones esto?» ¡A ver qué te contesta, seguro que te sorprende!

■ ¡No le interrumpas! Déjale hablar.

■ Piensa antes de juzgarlo o analizarlo. Puedes cambiar tu forma de pensar después, pero ya no podrás retirar lo que hayas dicho.

■ Ni siquiera tu pareja, que te quiere y te conoce, puede leerte la mente. Nadie sabe lo que sientes o lo que piensas a menos que expreses tus necesidades y pensamientos con palabras precisas. Si estás nerviosa o deprimida, tienes que decirlo. Si te cuesta hacerlo, quizá te venga bien añadir alguna sesión de terapia profesional a tu arsenal de medidas para superar el desgaste postnatal, porque podría resultarte más fácil hablar con alguien neutral.

Convertirse en padre es algo que te cambia la vida, y ya no eres la misma persona que antes. No sirve de nada querer que la vida vuelva a ser como antes, eso no ocurrirá nunca. Tú y tu pareja tenéis que ser conscientes de esta transformación y estar preparados para adaptaros a esta nueva vida. Las madres también tienen que confiar en sus parejas. Tienes que aprender a olvidarte de tu necesidad de controlarlo todo y aceptar el hecho de que tu pareja alimentará, cambiará y arrullará al niño de una forma distinta a la que lo haces tú, y no pasa nada. Olvidar el control puede hacer que una madre se sienta más vulnerable al principio, pero una vez superada la aprensión inicial suele sentirse aliviada, y esto suele ayudar a que la pareja se involucre más en los cuidados del bebé.

LA OPINIÓN DEL PADRE TAMBIÉN ES IMPORTANTE

Para un hombre, convertirse en padre es una experiencia emocional como ninguna. Como se trata de algo tan poderoso, le provocará toda clase de sentimientos, muchos de los cuales pueden ser nuevos o cosas que nunca haya sentido de una forma tan intensa. Y, por supuesto, también le provocará muchas preguntas y dudas.

Ojalá viviéramos en una sociedad en la que nuestros familiares mayores pudieran explicarnos qué esperar de la paternidad y delinearan nuestro papel para que nosotros pudiéramos aprovecharnos de su experiencia. Pero los futuros padres no reciben mucha información, diálogo o apoyo. Solemos aprender sobre la marcha, con toda la alegría y los obstáculos que conlleva.

Como la mayoría de hombres no suelen buscar el apoyo emocional de sus parejas ni están acostumbrados a que nadie les ayude, el reto (y la solución) que mejor les va es hacer cambios en su rutina emocional. Estos hombres suelen valorar inconscientemente la cercanía de su relación sobre la base de la intimidad que comparten. Cuando tenemos una pareja con problemas o cansada, notamos que la conexión se debilita, en especial cuando nuestras vulnerabilidades salen a la superficie y eso nos hace sentirnos amenazados. No es fácil procesar todo esto, pero ahora más que nunca es el momento en el que los hombres tienen que ser conscientes de sus vulnerabilidades y dejar a un lado muchas de sus necesidades, al mismo tiempo que se preguntan: «¿A quién puedo pedirle ayuda?», «¿Dónde puedo ir a informarme?», «¿Quién puede ayudarme si me siento confuso o agobiado?»

Si no tienen ninguna indicación de cómo proceder, muchos hombres pueden responder a estos cambios requiriendo más a sus parejas (cosa que dificulta mucho las cosas si la pareja está intentando superar el desgaste postnatal) o distanciándose en el trabajo o con algún pasatiempo. Como ya hemos comentado antes, según los estudios el 10 por ciento de los padres sufren depresión postnatal, cifra que se acerca bastante al 13 o 16 por ciento de las mujeres.

La depresión postnatal de los hombres es un trastorno único en el mundo de las depresiones; no tiene los clásicos factores de riesgo, como un historial previo de depresión que se ven en otras clases de depresión. No es de sorprender que el mayor factor de riesgo para que un hombre desarrolle una depresión postnatal es el hecho de que la madre la padezca. Y este dato tan revelador demuestra que, si a las madres les cuesta enfrentarse a la nueva situación, a los padres también.

No culpo a los hombres cuando una familia tiene problemas, y entiendo lo difícil que es conseguir comprensión o apoyo cuando un bebé destruye la armonía de un hogar. Incluso aunque las cosas vayan bien, ser padres hoy en día es un campo lleno de minas. La paternidad requiere una nueva forma de pensar y una lógica y un funcionamiento diferentes. La pregunta «¿Qué me gustaría hacer ahora mismo?» ya no tiene mucha importancia. Ahora deberíamos cambiarla por: «¿Qué debería hacer por mi familia en este momento?»

A veces, convertirte en madre supone que te des cuenta de que el trabajo que hacías antes ya no tiene el mismo significado para ti, o puede hacer que te guste más tu trabajo y que sientas más pasión por hacerlo. La maternidad puede convertirte en una persona más creativa y hacer que quieras tener más tiempo para expresarte. Prepárate para esta clase de pensamientos y sentimientos. Tómatelos como una invitación para avanzar, y utilízalos para averiguar qué quieres hacer realmente. Pero no dejes que este cambio en tu forma de pensar ponga distancia entre tu pareja y tú. Si te cuesta comunicarle tu cambio de parecer —y es muy comprensible, porque esta encrucijada es confusa para todos los implicados y requiere mucha cautela y sensibilidad—, quizá descubras que pueda venirte bien un poco de ayuda profesional para expresar mejor tus sentimientos.

RECUPERA LA LIBIDO

Una libido sana y vital no es solo un objetivo, más bien es el resultado de un cuerpo y una vida en armonía. La transición del amor romántico al amor maduro —la clase de amor que nos permite hacer una buena transición de una relación puramente romántica con tu pareja a una relación basada en la familia— no es algo que llegue necesariamente de forma natural. Antes de que nazca tu primer hijo es fácil que pienses que podrás gestionar cualquier cambio que ocurra en tu relación. Pero las cosas cambian mucho cuando llegan los niños, y si estás desgastada tienes menos probabilidades de éxito. Es muy difícil estar de humor para practicar sexo cuando el mismo dormitorio que antes estaba lleno de velitas ahora se ha convertido en el Planeta Bebé y ya casi no queda sitio por culpa del moisés, la cuna y toda la parafernalia para bebés que parece multiplicarse día tras día.

Hablemos de sexo

El sexo es una parte importante de la compleja dinámica en la que entra una pareja cuando llega su primer hijo. Tu papel ha cambiado y has pasado de ser una amante a convertirte en madre, y esos son dos arquetipos que chocan, o a los que, por lo menos, les cuesta coexistir. Y, claro, esta nueva situación no es solo confusa para tu pareja, también lo es para la mujer agobiada que se está adentrando en un terreno completamente nuevo sin una brújula que la ayude a saber el camino.

Es posible que a tu pareja le cueste aceptar estos cambios, no solo con el bebé, sino también por cómo os veis el uno al otro. Lo creas o no, vuestro amor cambiará. Muchas madres tienen sentimientos contradictorios de culpa por no prestar atención a las necesidades de su pareja porque las necesidades del bebé son más importantes. Si es tu caso, quizá te molesten mucho las necesidades de tu pareja, que pueden parecerte extremadamente egoístas en este momento en particular, en especial si él siente celos de tus pechos ahora que el bebé los monopoliza. Y si has perdido la libido, el sexo puede parecerte algo que debas hacer solo por tu pareja, y no porque te apetezca a ti también. Para hacer la transición de pareja a padres, los dos tenéis que ser capaces de comunicaros con sinceridad y ofreceros apoyo y ser pacientes para enfrentaros a vuestras necesidades y deseos.

Cuando no se satisfacen las necesidades sexuales de la pareja, acostumbra a instalarse entre ambos padres una especie de adormecimiento; ambos se rinden. Esto suele ocurrir un año o dos después del nacimiento del bebé, en especial si es el segundo hijo, cosa que pone un peso adicional en una relación que ya arrastraba bastante lastre. Este es uno de los motivos por los que muchas parejas se separan durante este periodo, y el 75 por ciento de las ocasiones son las madres las que inician la ruptura.

La libido no está relacionada solo con el sexo. También tiene que ver con la capacidad para conservar el delicado equilibrio entre los impulsos bioquímicos y hormonales y los sentimientos sociales y emocionales. Puede ser algo misterioso y mágico o doloroso y terminar con la ruptura de la pareja.

Creo que ello se debe a que la libido es el tema que más les cuesta abordar a mis pacientes. La actividad sexual y el interés sexual (o la falta de él) suele ser un gran problema para las madres con desgaste postnatal. Sé lo difícil que es porque hablar sobre un tema tan íntimo como el sexo y las necesidades sexuales puede resultar muy incómodo incluso cuando todo va bien. Si a eso sumamos una madre exhausta que no duerme bien, la conversación puede ser todavía más complicada.

Suelo ver tanta culpabilidad en las caras de mis pacientes que se me rompe el corazón. Quieren mucho a sus parejas. Han disfrutado de relaciones estupendas y satisfactorias para los dos antes de que llegara el bebé. No quieren que su pareja se sienta apartada ni abandonada incluso aunque ellas vivan con la misma sensación de separación y alienación que puede estar experimentando el nuevo padre. Pero no pueden más, y cuando el desgaste postnatal está al mando, su libido y la capacidad para gestionar su papel en la relación, que en su día parecía tan sencillo, suelen ser las primeras cosas que se meten en el fondo del armario emocional para más adelante. Y esto puede ser complicado para las madres que se enfrentan a cambios físicos que puedan haber provocado el embarazo y el parto. Estas madres suelen sentir, en especial si les cuesta perder el peso acumulado y recuperar la energía que tenían antes, que sus cuerpos les han fallado. Y esta no es precisamente la mejor receta para el romance.

La mayoría de madres recuperan el deseo sexual entre la sexta y la séptima semana después de dar a luz. Lo fuerte que sea la libido de una mujer —y lo parecida que es a lo que era antes del embarazo— está influido por el nivel de dificultad del parto y la recuperación, además del apoyo y la comprensión que su pareja demuestre como padre. He descubierto que muchos padres que están en la sala de partos para asistir al nacimiento de sus hijos suelen experimentar mayores niveles de deseo sexual y sentimientos de cercanía con sus parejas en los meses posteriores al nacimiento. Los auténticos asesinos de la libido son el cansancio, los hábitos de sueño del bebé y la falta de tiempo. ¡Y eso no es ninguna sorpresa!

Pero anímate: aunque tu libido haya caído en picado debido a los cambios hormonales y psicológicos, esto se puede remediar rápidamente. Y cuando toméis conciencia de que vuestra relación ha cambiado, los dos podréis afrontar vuestros miedos y encontrar la forma de resolver los problemas juntos.

Los motivos fisiológicos por los que tener un bebé te destruye la libido

La literatura científica suele definir la libido como una fluctuación de la motivación sexual que abarca cuatro componentes principales: excitación, deseo, recompensa e inhibición. La excitación y el deseo están relacionados con la forma que tiene nuestro cuerpo de comunicarse con nuestro cerebro a través de una red interactiva de bioquímica, hormonas y nuestro sistema nervioso. La recompensa y la inhibición son cosas que ocurren solo en el cerebro y están relacionadas con experiencias del pasado, expectativas emocionales, niveles de estrés y miedo. Y todos estos componentes son los responsables de alterar el nivel de tu libido.

Recuperación física después del parto

Si das a luz por vía vaginal, tendrás moretones, hinchazón y muchas microabrasiones (pequeños cortes). También suele haber cortes grandes, ya sea debido a la episiotomía o al propio parto. Y tanto si te han dado puntos como si no, hay mucho que curar. La cerviz tiene que cerrarse y el útero tiene que volver a su estado original; mientras eso ocurre tendrás secreciones vaginales llamadas loquios, que van aminorando a lo largo de un periodo de seis semanas. Después del campo de batalla del parto, el suelo pélvico no volverá a su estado original hasta tres meses después, cosa que las madres ya saben. Si das a luz por cesárea puedes tardar hasta seis semanas en recuperarte, y el sexo deberá esperar por lo menos cuatro semanas, o hasta que tu médico te dé el visto bueno.

Muchas de las madres primerizas que vienen a mi consulta me dicen que empiezan a tener relaciones sexuales cuando han pasado entre seis y ocho semanas. En el año 2013, un estudio publicado en el *British Journal of Obstetrics & Gynaecology*, afirmaba que el 41 por ciento de las mujeres que eran madres por primera vez habían vuelto a practicar sexo vaginal cuando el bebé tenía seis semanas. Pero, evidentemente, cada madre es distinta. Si notas sensibilidad en la zona vaginal, podría venirte bien un poco de lubricación, en especial dado que la sequedad vaginal es muy común durante los dos o tres primeros meses después del parto. Si sientes dolor durante las relaciones sexuales, deberías ir a ver al médico enseguida para averiguar si tienes una infección o si los cortes vaginales no se han curado correctamente y han provocado estrechamiento o tirantez.

Ser sexual y sensual no significa que tengas que practicar un coito con penetración completa. Pienso que es importante que las madres vuelvan a incorporarse lentamente a su vida sexual sin tener ningún objetivo en mente. De nuevo, es básico que disfrutes de una comunicación abierta con tu pareja.

Niveles de hormonas alterados

Otra causa muy sencilla que provoca la diminución de la libido es la hormonal. Cuando estás embarazada, aumentan mucho tus hormonas femeninas. Muchas mujeres siguen haciendo el amor hasta que están de nueve meses, y a algunas les cuesta menos llegar al orgasmo. Otras se sienten incómodas debido al peso de más y a la posición del bebé y prefieren posponer la actividad sexual hasta después del parto.

Después del parto, como ya vimos en el capítulo 6, tus hormonas (estrógenos, progesterona y cortisol) caen en picado. Y hasta que vuelvan a sus niveles normales, es posible que te cueste siquiera pensar en el sexo, porque tu cuerpo piensa que tiene que recuperarse y restaurarse, y el sexo no forma parte de la recuperación. Con los niveles bajos de progesterona y cortisol, una madre se sentirá cansada, posiblemente vulnerable, y no necesariamente se sentirá muy bien consigo misma. Esta situación, sumada al aumento del nivel de oxitocina y dopamina debido al amamantamiento y al hecho de estar con el bebé, es muy probable que contribuya a que sienta menos impulso sexual que de costumbre y sienta una menor necesidad de conexión con su pareja y con el mundo exterior.

Cómo comprobar si la causa de tener la libido baja es un desajuste hormonal

Tu médico, o un naturópata, o la persona que te atienda en tu centro de atención sanitaria puede analizarte la saliva para determinar si tienes el cortisol alto o bajo, las DHEAS bajas o la testosterona baja. Cualquiera de estos niveles hormonales puede incidir en el estado de tu libido.

Cómo tratar la falta de libido con hormonas

Si quieres saber cómo solucionar el déficit hormonal, ve al capítulo 6.

El desequilibrio de la libido

Además de que tus hormonas necesitan un tiempo para adaptarse, también tienes que asumir que existe una diferencia básica entre el impulso sexual de hombres y mujeres. La naturaleza es bastante lista. Su objetivo es la perpetuación de las especies. Por eso ha diseñado los niveles de impulso sexual ideales para asegurar la cantidad de reproducción suficiente.

¿Y eso qué significa para ti? Bueno, pues significa que parte del proyecto de la naturaleza es que los hombres, gracias a sus generosos niveles de testosterona, tienen un interés constante en la actividad sexual. Sin embargo, las mujeres suelen estar más interesadas en el sexo cuando llega ese momento del mes en el que están ovulando y sus niveles de estrógenos y progesterona están más altos. Esta diferencia biológica en la libido de hombres y mujeres se llama desequilibrio de la libido.

Es interesante saber que la libido de los hombres puede *subir* en momentos de estrés; esto se debe al mecanismo innato de la naturaleza para animar a los hombres a pasar sus genes antes de sucumbir a cualquiera que sea la causa del estrés. En el caso de las mujeres sucede todo lo contrario. En tiempos de nuestros ancestros, el embarazo y el parto ponían a las mujeres en un gran riesgo, porque una mujer embarazada era más vulnerable a los ataques. Si acecha algún peligro, lo último que vas a pensar es en sexo; puedes culpar a tus hormonas de eso.

Si no hablaste del desequilibrio de la libido y del hecho de que tu pareja quiera más sexo que tú *antes* de que naciera el bebé, te va a parecer imposible mantener esta conversación estando desgastada. Puede provocaros mucha confusión a los dos.

Tenéis que encontrar la forma de hablar de vuestro nuevo papel y del hecho de que es muy improbable que el amor romántico espontáneo vaya a surgir durante la etapa de recuperación e, incluso, durante los primeros años del bebé. Ahora tenéis que planear y buscar un momento para los momentos íntimos, y la definición de intimidad debe cambiar para incluir no solo la penetración sexual, sino otras formas de contacto sexual e intimidad sexual. Si también sois capaces de incorporar un ingrediente juguetón, será más probable que veas el sexo como algo satisfactorio más que como algo que debes hacer.

Dar el pecho

Uno de las cosas más antilibidinosas de las que no suele hablarse es el acto de dar el pecho. El amamantamiento aumenta la liberación de prolactina y disminuye la liberación de estrógenos y otras hormonas sexuales, incluyendo la testosterona. Cuanto más des el pecho, menos fértil serás y menos deseo sexual tendrás. Y tiene mucho sentido evolutivo. Cuando tu bebé tenga seis meses y empiece a comer alimentos sólidos ya no tendrás que darle tanto el pecho, por lo que los niveles de fertilidad subirán y recuperarás la libido, siempre que no estés desgastada. El momento en que una madre deja de dar el pecho es una decisión personal que resulta de sopesar pros y contras, y no creo que tu libido sea una de las cosas que debas tener en consideración.

Otro destructor de la libido que debemos añadir a la mezcla es la oxitocina. El amamantamiento y el contacto piel con piel con el bebé saturan la parte del cerebro que libera oxitocina, por lo que la madre no tiene necesidad de conseguir más oxitocina de su compañero. Puede que siga queriéndola, pero será en un sentido más emocional y no físico. La oxitocina es la misma hormona que se libera cuando te enamoras. Así que, para simplificar un montón de conceptos bioquímicos muy complejos, si tu cuerpo tiene que elegir entre las necesidades de un bebé lactante y las de una pareja con ganas de sexo, ¿a quién crees que elegirá? ¡Al bebé, claro!

Para que una mujer esté receptiva al sexo, tienen que estar en equilibrio los cuatro aspectos de la libido: deseo, recompensa, excitación e inhibición.

Gracias a la oxitocina, las madres que dan el pecho comparten una intimidad única con sus pequeños; no es una intimidad sexual, claro, sino un vínculo muy especial que satisface el deseo y la recompensa desde un punto de vista completamente diferente. Este es el imperativo biológico de supervivencia de las especies. Esto puede significar que la intimidad que quiere una madre que está dando el pecho no es la intimidad sexual que comparte con su pareja.

Tampoco es de extrañar que, debido a la frecuencia con la que da el pecho y a lo mucho que arrulla a su bebé, las madres ya tengan cubierto el cupo de contacto físico. Esto significa que su necesidad de contacto e intimidad está cubierto y superado por sus hijos de una forma no sexual, y ya no queda nada para una pareja amante que también quiere parte de esa intimidad. Después de tanta oxitocina, es posible que algunas madres se sientan invadidas y necesiten un poco de espacio físico. Y eso puede ser confuso y alienante para una pareja que, como es comprensible, se siente herido y rechazado como resultado de algo que para él no tiene mucho sentido.

Inhibición sexual

Otro de los factores de la pérdida de libido es la inhibición sexual. Normalmente hay dos motivos para esto. Es evidente que después de practicar sexo la libido baja en ambos integrantes de la pareja. Pero también puede caer en picado debido a algún momento estresante de la vida (como el parto o tener que cuidar de un recién nacido estando desgastada). No es extraño que una madre se desanime al ver cómo ha quedado su figura después del parto, con una barriga todavía lacia del bebé y una vagina que parece haber cambiado para siempre, y es muy probable que se preocupe pensando en cuándo y cómo volverá a ser ella misma. Y no sentirse sexy puede aumentar esa inhibición.

La inhibición sexual ocurre cuando la parte racional de tu cerebro supera a la parte del deseo. Hay muchas personas, por ejemplo, que cuando están en público y rodeados de otras personas inhiben sus impulsos sexuales y se niegan a satisfacer esa excitación. Superar la inhibición sexual requiere una combinación de factores: estar en un estado de relajación y estar abierta a empezar un nuevo capítulo con tu pareja. Esto se llama resituación, pero a mí me gusta más la idea de empezar un nuevo capítulo porque da la impresión de avanzar hacia algo nuevo y que todavía está inexplorado.

Una nueva clase de sexo

Lo que está claro es que las mujeres quieren practicar tanto sexo como los hombres, pero no es la misma clase de sexo. Una parte de la evolución de amor maduro es también la maduración del vocabulario que utilizamos para definir el sexo. El sexo ya no es algo que las parejas hacen, sino un lugar al que van juntos. Se convierte en un recipiente de tiempo y espacio donde los miembros de una pareja pueden entrar juntos para explorar y jugar. Imagina ese lugar como si fuera tu Jardín del Edén personal, donde os podéis unir con alegría sin sentir todo el peso del mundo sobre vuestros hombros.

Es muy probable que ese sexo lujurioso y espontáneo que disfrutan las parejas sin hijos no ocurra con tanta frecuencia. Ahora que hay niños en casa, quizá tengáis que planificar vuestros encuentros sexuales. Cada miembro de la pareja podrá aprender más del espacio íntimo con el otro. Es muy habitual que la madre no se conozca mucho en ese sentido debido a todos los cambios que ha habido, por lo que se abre la oportunidad de explorarlos juntos, apoyaros y crecer como pareja.

En otras palabras, en lugar de resistiros a estos cambios, intentad mostraros abiertos a ellos. Cuando explorar esta nueva dinámica se convierta en vuestro objetivo, quizás os sorprenda daros cuenta de que vuestra relación está en un momento más enriquecedor. Y esto solo puede ocurrir cuando ambas partes están dispuestas a buscar soluciones placenteras para ambos. Si no se satisfacen las necesidades sexuales o se dejan crecer, la relación entra en ese peligroso baile de culpa y vergüenza que muchas parejas conocen tan bien. Un padre tiene que aceptar su nuevo papel sabiendo lo que hay, con bondad y sin egoísmo, pero también tiene que sentir que tiene derecho a expresar sus frustraciones o su dolor con franqueza y sin miedo a la censura de su pareja. Piensa en qué compromisos podéis alcanzar. Como ya has aprendido, es importante tener estas conversaciones, ¡preferiblemente cuando no estés exhausta!

Por encima de todo, tienes que tener claro que la presencia o ausencia de sexo no indica nada sobre el deseo o amor que puedas sentir por un hombre. Con suerte, los dos volveréis a encontrar esa sincronización sexual y todo irá bien, dentro y fuera del dormitorio.

Mi consejo es que busquéis el momento y el lugar donde tú y tu pareja podáis disfrutar de contacto íntimo como adultos. Programa estos encuentros igual que programas las citas con el médico. Necesitáis estos momentos de diversión, y de la misma forma que pasa con el juego de los niños, no tiene que perseguir ningún objetivo. No se trata de que tengas un orgasmo alucinante, sino más bien de que os encontréis de forma regular para compartir un espacio de juego íntimo que os haga felices a los dos.

Conclusión

Por mi viaje como doctor y como padre, por todas las experiencias y las personas que he conocido en mi vida y por mi investigación sobre el desgaste postnatal, siento que de alguna forma he recibido una información que debo compartir. Y de ahí ha surgido este libro, una amalgama del trabajo de toda mi vida con toda la información sobre desgaste postnatal que descubrí mientras me documentaba. Me siento afortunado de tener una familia sana, y después de todo lo que hemos luchado tengo la sensación de que mi propósito en la vida es reivindicar el renacer de la maternidad como un camino noble y respetable, el viaje de una auténtica heroína.

Mi principal motivación para escribir este libro ha sido ayudar a las madres a comprender por qué están desgastadas, y también ayudarlas a entender cómo nuestra sociedad moderna ha permitido que suceda esto. Me siento honrado de ser un guía y una fuente de educación para las madres que pasan del desgaste al bienestar, hasta recuperarse del todo. He tenido la suerte de colaborar con grandes pensadores y profesionales del bienestar para conseguir que este libro fuera lo más completo posible.

Gracias a un punto de partida médico con análisis, suplementos y el apoyo de estos profesionales del bienestar, cada día veo cómo las madres se recuperan de los trastornos provocados por el desgaste postnatal y se transforman. Recuperan la energía, vuelven a dormir bien, sus hormonas y sus emociones vuelven a estar en equilibrio y sus mentes funcionan mejor que nunca. Esto las ayuda a encontrar la voz y ser las personas que quieren ser, no solo madres para sus bebés, sino miembros que contribuyen a su comunidad y al futuro. ¡Eso es lo que yo llamo *mamamorfosis*!

Cuando te des cuenta de que no tienes por qué seguir aceptando tu estado de desgaste como algo inevitable contra lo que no hay nada que hacer, no tengo duda de que recuperarás tus fuerzas. Me apasiona empoderar a madres de todo el mundo para que estén conectadas e informadas para que puedan tomar las mejores decisiones posibles para ellas y sus familias. Esta es una nueva forma de maternidad en la que la sabiduría de la antigüedad se convierte en la medicina del futuro.

Cuando el Dalái Lama dijo en el año 2012 en la Cumbre por la Paz de Vancouver que «el mundo lo salvarían las mujeres occidentales» dio casi en el clavo. En realidad, el mundo lo salvarán las madres occidentales. Cuidando a las madres, y cuando las madres se unan, la hermandad de apoyo y sabiduría se podrá restablecer, y las madres podrán volver a encontrar la guía que estaba presente en nuestras comunidades (como ya aprendimos en el capítulo 1) durante miles de años. Y podremos sanarnos como sociedad. Todavía hay mucho que hacer. Al comprender y tratar el desgaste postnatal podemos deshacernos de la desinformación y la falta de apoyo de las generaciones anteriores, aunque solo sea para poner las cosas más fáciles a nuestros hijos, igual que ellos harán por los suyos.

Este libro no es una llamada a las armas, sino más bien un aviso para *ponerse* en guardia.

Como hombre, tengo muy claro que el mundo solo sanará cuando las mujeres estén unidas, pues los hombres no poseen la capacidad innata de formar y unificar comunidades. La solución para arreglar gran parte de la falta de armonía de nuestra sociedad está en la celebración de las diferencias entre hombres y mujeres. A fin de cuentas, las mujeres son las que dan a luz y, sin embargo, nuestra sociedad, y en especial el sistema médico, trata a las madres embarazadas como si fueran hombres y espera que ellas nieguen su desgaste y sigan con sus vidas. Ya es hora de que empiecen a cambiar las cosas.

Miro el futuro con mucho optimismo. He visto la increíble capacidad que tiene nuestro cuerpo de curarse y nuestras almas de perdonar. A medida que tomamos conciencia como padres podemos ser más sinceros respecto al mundo en que vivimos y, reduciendo el agobiante laberinto de elecciones diarias y reduciendo el ruido de las expectativas sociales, también podemos ser mucho más claros en nuestras intenciones. Lo más importante lo tenemos justo delante de nosotros, y a través de nuestros hijos podemos experimentar la auténtica felicidad.

Espero poder ayudarte a volver a sentirte mejor.

Inicia tu recuperación

Esta panorámica te ayudará a iniciar tu recuperación del desgaste postnatal.

EL PLAN ACELERADOR
DE LAS SEIS SEMANAS

Sigue estas directrices durante seis semanas.

1. *Duerme bien*

- Vete a la cama lo más temprano que puedas. Es el primer punto de la lista por un motivo y no es negociable. En el capítulo 8 encontrarás más consejos al respecto.
- Haz siestas siempre que puedas.

2. Toma buenos suplementos

Suplementos básicos para tomar cada día

DHA	2 gramos
Zinc	25 miligramos
Hierro	30 miligramos
Multiminerales con calcio	
Colina	entre 100 y 200 miligramos
Grupos de vitamina B multiactivados	
Ashwagandha (yo prefiero la marca Organic India)	dos capsulas de 500 miligramos dos veces al día

3. Haz una sesión de terapia reconstituyente cada semana

■ Ve a una clase de yoga suave o reconstituyente o pide hora para una sesión de acupuntura. Pídele a alguien que cuide del bebé durante un par de horas. Necesitas estas sesiones para relajarte y para que tu sistema nervioso se recupere.

■ Encuentra algún curso en vídeo que te guste y síguelo desde casa.

4. Come bien y bebe mucha agua

■ Reduce tu ingesta de azúcar y evita los carbohidratos simples (incluyendo los cereales), los alimentos procesados y los alimentos fritos siempre que te sea posible.

■ El pescado es el superalimento para las madres que se están recuperando; ¡toma tres raciones por semana!

■ Los alimentos cocinados con cariño y en olla a presión como las sopas y los caldos con hueso son fortificantes y fáciles de digerir, acelerarán tu recuperación y se pueden hacer grandes cantidades (lo bastante para dos o tres comidas de más), cosa que te ayudará a no tener que cocinar tanto durante la semana.

■ Pide a amigos y familiares que te traigan comida durante algunas semanas. También puedes pedirle a alguien que venga a casa a cocinar para unos cuantos días. Te sorprenderá ver que muchas personas están encantadas de ayudar si les das instrucciones precisas, y con un poco de suerte también te lo dejarán todo limpio.

■ La mejor agua es el agua de manantial. Deberías tomar unos dos litros al día, y más si estás dando el pecho.

5. Mantente activa

■ En cuanto tengas el visto bueno de tu médico, encuentra formas de moverte cada día.

■ Intenta caminar por lo menos treinta minutos al día. No tienes que hacerlos seguidos.

■ Haz los ejercicios para el suelo pélvico en casa durante, por lo menos, diez minutos al día.

6. No aceptes visitas

■ Yo siempre bromeo con las madres acerca de las visitas después del parto y les digo que se apliquen el siguiente lema: «No se aceptan visitas, solo trabajadores». Cosa que significa que las únicas personas que pueden entrar en casa son las que tengan algún trabajo (traer comida o artículos para el hogar, cocinar, limpiar, sacar la basura, quedarse con el bebé mientras tú vas a yoga, etc.). La ayuda (limpieza o canguros) te permite dormir y descansar.

■ Haz una lista de cosas que necesitas y que debas hacer. Recuerda que tus amigos y tus seres queridos quieren ayudar, pero a menudo no saben cómo hacerlo. Diles dónde pueden ir a comprarte tu ensalada preferida, los productos de limpieza que utilizas para la cocina, que un masaje en los pies te vendría de maravilla o que te traigan flores. Si te preguntan si necesitas algo, ayuda mucho tener una lista a la que puedas recurrir para darles instrucciones específicas.

7. Limita tus publicaciones en las redes sociales

- Es muy importante limitar las publicaciones en las redes sociales y ser muy selectivo con lo que te expones.
- Limita tu exposición a una o dos veces al día durante treinta o sesenta minutos máximo, y *no te conectes* fuera de ese tiempo. Desconecta todas las alertas que tengas activadas y las suscripciones a listas de correo. Interrumpe tu página de Facebook. En este momento de la vida solo debes concentrarte en las cosas más importantes, y las distracciones de Internet te robarán la energía y la concentración si intentas tomar decisiones que no estén relacionadas con tu tarea principal, que es recuperarte del desgaste postnatal.
- Date caprichos y escucha audiolibros, suscríbete a alguna revista, prueba alguna aplicación para meditar, aprende algún idioma o empieza a hacer punto, llama por teléfono en lugar de enviar mensajes. Lo que debes hacer es encontrar actividades que te alimenten el alma y te reconforten el espíritu.

8. Acaba con el desorden

- ¡Hora de tirar! No tengas piedad, sienta de maravilla. Considéralo como parte de preparar la casa para el bebé y te será más fácil hacerlo.
- Simplifica y automatiza todo lo que puedas. Compra la comida y las cosas del bebé a través de Internet y haz que te las traigan a casa. Informatiza el pago de tus facturas. Cuanto menos tengas que pensar y menos decisiones debas tomar sobre cosas externas, más rápidamente te recuperarás.

9. Trata bien a tu alma

- Si consigues un poco de tiempo para hacer alguna meditación corta o entonar algún mantra de gratitud te irá muy bien para el alma y el espíritu. Solo necesitas tres minutos de tranquilidad al día para expresar tus sentimientos.

- Haz ejercicios de respiración, ya sea mediante posturas de yoga o a través de visualizaciones, como aprendiste a hacer en el capítulo 7. Siempre notarás una mayor relajación si exhalas durante más tiempo del que inhalas. Hay una herramienta estupenda que te ayudará mucho con los ejercicios de respiración y relajación, se llama HeartMath (www.heartmath.com). Dos veces al día durante cinco minutos pueden ser de gran ayuda.

10. *Crea momentos de alegría*

- ¡Eres increíble! ¡Has creado un bebé! Siéntete orgullosa y encantada con tu cuerpo por haber conseguido hacerlo, aunque estés desgastada. El desgaste desaparecerá. ¡Pero lo que has conseguido, no!
- Pon alguna música que te guste y baila y canta con tu bebé. La alegría nunca está de más en la casa.

Lista de lecturas
y recursos recomendados

PARA LA CASA

Bijlsma, N., *Healthy Home, Healthy Family: Is Where You Live Affecting Your Health?*, 3.ª edición, 2018.

www.ewg.org

PARA LA CONCEPCIÓN

Asprey, L. y Asprey, D., *The Better Baby Book: How to Have a Healthier, Smarter, Happier Baby*, 2013.

Dittmann, R., *Brighton Baby: A Revolutionary Organic Approach to Having an Extraordinary Child*, 2012.

PARA EL EMBARAZO Y EL PRIMER AÑO

Buckley, S., *Gentle Birth, Gentle Mothering: A Doctor's Guide to Natural Childbirth and Gentle Early Parenting Choices*, 2009.

Cherry, T. y Hanckel, J., *Eco Parenting: Pregnancy to Year One Guide*, 2010.

Gordon, Y., *Birth and Beyond: Pregnancy, Birth, Your Baby, and Family*, 2002.

Raffelock, D. y otros, *A Natural Guide to Pregnancy and Postpartum Health: The First Book by Doctors That Really Addresses Pregnancy Recovery*, 2002.

PARA LA COMIDA

Gedgaudas, N., *Primal Body, Primal Mind: Beyond the Paleo Diet for Total Health and a Longer Life*, 2011.

Agradecimientos

A Caroline, mi compañera de vida, la madre de nuestros tres fantásticos hijos y mi avatar para este libro. Ha sido muy conmovedor poder presenciar tu transformación. Gracias por creer tanto en mí y por abrazar este salto de fe conmigo.

A mi madre, Josephine: gracias por demostrarme a través de las acciones lo que es la igualdad de género. Muchos besos, mamá.[1]

A mi padre, George, que me enseñó que a través de los datos y la experimentación se podía cuestionar todos los problemas y tener pensamiento crítico. Te echo de menos, papá.[2]

A Lisa Fitzpatrick, gracias por tu gran apoyo y tus consejos sobre el mundo del libro y el mítico mundo de las mujeres sabias. Me ayudaste mucho al principio, cuando todavía estaba intentando encontrarle un sentido a todo esto, y te estoy muy agradecido.

Al increíble equipo de GOOP por su apoyo y por creer en mí; quiero darle las gracias en especial a G. P., Elise Loehnen y Alejandro Junger. Sin vosotros este libro seguiría siendo solo una idea.

A mi equipo de edición de Grand Central Publishing: gracias a Karen Moline por su habilidad, su paciencia y sus consejos sobre el arte de la escritura. Gracias a Leah Miller por su apoyo y pasión en este tema tan importante.

---

1. En español en el original. *(N. de la T.)*

2. En español en el original. *(N. de la T.)*

Muchas gracias al excepcional equipo de The Health Lodge de Byron Bay, que no solo comparten la pasión por el bienestar, sino que también me inspiraron y me enseñaron tantas cosas sobre el cuidado de las madres.

Un agradecimiento especial para Ilse van Oostenbrugge, por tu increíble contribución sobre los temas relacionados con el ejercicio y el movimiento. Tu trabajo como fisioterapeuta y *coach* personal es increíble, y tu sabiduría y tu visión de las cosas no tienen parangón.

Emma McLaughlin y Kristin Zanotti, gracias por el trabajo sobre nutrición que habéis hecho para este libro. Como naturópatas en primera línea, es solo a través del trabajo que hacéis asesorando y haciendo el seguimiento de mis pacientes con desgaste postnatal como es posible transformar la ciencia en algo práctico que podemos utilizar.

Gracias a la doctora Lauren Tober. El trabajo que haces en la comunidad es muy inspirador. A través de tus pasiones combinadas por el yoga y la psicología ayudas a mucha gente, y tus enseñanzas sobre gratitud y yoga nidra son claves vitales para la curación del planeta.

Gracias a Tamar Ben Hur, eres un faro de luz para las parejas que navegan en el viaje de las relaciones en estos tiempos modernos. Tus profundas y a veces radicales ideas y tus perspectivas espirituales delicadas han sido un regalo para mí y han influido mucho en este libro de recuperación postnatal que abarca mucho más que el mero bienestar físico.

Gracias a mi equipo de investigación: Quilla Watt, Bron Muir e Irene Sportel, por vuestra dedicación y pasión para descubrir las gemas de conocimiento que se han convertido en la columna vertebral de este libro.

Phil Baxter, gracias por la información y tus reflexiones sobre la salud de las madres en todo el mundo.

Gracias a mi comunidad de Nueva Gales del Sur, en Australia, por vuestra amplitud de miras acerca de las nuevas (antiguas) formas alternativas de practicar la medicina, por querer empoderaros con vuestra salud, por ver y apoyar mi visión.

Y un agradecimiento especial a Bhavani y Bharat, por vuestro apoyo personal y por creer en mí. Gracias por recordarme el poder de la transformación.

Bibliografía

CAPÍTULO 1

Deelah, C., «An Overview of Traditional Native American Birth Practices», *Pathways to Family Wellness*, número 48, 2015.

Dobson, M., *The Story of Medicine: From Bloodletting to Biotechnology*, 2013.

Flood, J., *The Original Australians: Story of the Aboriginal People*, 2006.

Gabbe, S. y otros, *Obstetricia*, Marbán, España, 2000.

Gedgaudas, N., *Primal Body, Primal Mind: Beyond the Paleo Diet for Total Health and a Longer Life*, 2011.

Gordon, Y., *Birth and Beyond: Pregnancy, Birth, Your baby, and Family*, 2002.

Kitzinger, S., *Women as Mothers*, 1978.

Maushart, S., *The Mask of Motherhood: How Mothering Changes Everything and Why We Pretend It Doesn't*, 1997.

Mukherjee, S., *Las leyes de la medicina: apuntes sobre una ciencia incierta*, TED Books – Empresa Activa, Madrid, 2017.

Pizzorno, J., The *Toxin Solution: How Hidden Poisons in the Air, Water, Food and Products We Use Are Destroying Our Health*, 2017.

«Postpartum Beliefs and Practices Among Non-Western Cultures», *MCN*,

The American Journal of Maternal/Child Nursing, marzo/abril de 2003, volumen 28, número 2, págs. 74-78.

Smith, R. y Lourie, B., *Slow Death by Rubber Duck: How the Toxic Chemistry of Everyday Life Affects Our Health*, 2009.

Selin, H. y Stone, P., *Childbirth Across Cultures: Ideas and Practices os Pregnancy, Childbirth and the Postpartum*, 2009.

Silberman, J., Wang, C., Mason, S. T., Schwartz, S. M., Hall, M., Morrisette, J. L. y otros, «The Avalanche Hypothesis and Compression of Morbidity: Testing Assumptions Through Cohort-Sequential Analysis», PLoS ONE 10(5), 2015: e0123910. doi:10.1371/journal.pone.0123910.

Schiebinger, L., «Women's Health and Clinical Trials», *J Clin Invest* 112:937-977 (2003) doi:10.1172/JCI200319993.

CAPÍTULO 2

Adams Waldorf, K. y Nelson, J., «Autoimmune Disease During Pregnancy and the Microchimerism Legacy of Pregnancy», *Immunol Invest* 2008; 37(5):631-644. doi:10.1080/08820130802205886.

Brizendine, L., *El cerebro femenino*, Círculo de Lectores, Barcelona, 2007.

Creasy, R. y Resnik, R. y otros, *Maternal-Fetal Medicine: Principles and Practice*, 7.ª edicion, 2014.

Day, J. y otros, *Breast Feeding Naturally*, 2.ª edición. Australian Breastfeeding Association, 2004.

Dawe, G., Wei Tan, X. y Xiao, Z., «Cell Migration from baby to Mother», *Cell Adhesion & Migration* 2007; 1:1, págs. 19-27.

Hoekzema, E. y otros, «Pregnancy Leads to Long-Lasting Changes in Human Brain Structure», *Nature Neuro-science*, 19 diciembre de 2016. doi:10.1038/nn.4458.

Kay, H. Nelson, M. y Wang, Y., *The Placenta: From Development to Disease*, 2011.

Khashan, A. S., Kenny, L. C., Laursen, T.M., Mahmood, U., Mortensen, P. B., Henriksen, T. B. y O'Donoghue, K., «Pregnancy and the Risk of Auto-Immune Disease», *PloS One* 2011; 6: e19658; PMID: 21611120; doi:10.1371/journal.pone.

Knippen, M., «Microchimerism: Sharing Genes in Illness and in Health», International Scholarly Research Network (ISRN): Nursing Volume. 2011, artículo ID 893819, 4 páginas; doi:10.5402/2011/893819.

Lim, R., *After the Baby's Birth: A Complete Guide for Postpartum Women*, 2001.

Lim, R., *La placenta: el chakra olvidado*, Santa Cruz de Tenerife, 2014.

Loke, Y., *Life's Vital Link: The Astonishing Role of the Placenta*, 2013.

Mor, G. y otros, *Immunology of Pregnancy*, 2006.

Power, M. y Schulkin, J., *The Evolution of the Human Placenta*, 2012.

Romm, A., *Natural Health After Birth: The Complete Guide to Postpartum Wellness*, 2002.

West, Z., *Natural Pregnancy-Complementary Therapies for Preconception, Pregnancy and Postnatal Care*, 2001.

CAPÍTULO 3

Brogan, K., *Tu mente es tuya: la verdad sobre la depresión femenina: ¿enfermedad o síntoma?*, Urano, Madrid, 2016.

Crayton, J. y Walsh, W., «Elevated Serum Copper Levels in Women with a History of Post-Partum Depression», *Journal of Trace Elements in Medicine and Biology*, volumen 21, número 1, 14 de marzo de 2007, págs. 17-21. doi:10.1016/j.jtemb.2006.10.001.

Deligiannidia, K. y Freeman, M., «Complementary and alternative medicine therapies for perinatal depression», *Best Pract Res Clin Obstet Gynaecol*, enero de 2014; 28(1): 85-95. doi:10.1016/j.bpobgyn.2013.08.007.

Greenblatt, J. y Brogan, K., *Integrative Therapies for Depression: Redefining Models for Assessment, Treatment and Prevention*, 2016.

Juster, R. y otros, «Allostatic Load and Comorbidities: A Mitochondrial, Epigenetic, and Evolutionary Perspective», *Development and Psychopathology* 28 (2016), 1117-1146; doi:10.1017/S0954579416000730.

Parker, G., Eyers, K. y Boyce, P., *Overcoming Baby Blues: A Comprehensive Guide to Perinatal Depression*, 2014.

World Health Organisation, «Mental Health Aspects of Women's Reproductive Health: A Global Review of the Literature», 2009.

CAPÍTULO 4

Brownstein, D., *Iodine: Why You Need It, Why You Can't Live Without It*, 4.ª edición, 2009.

Higdon, J., *An Evidence-Based Approach to Vitamins and Minerals: Health Benefits and Intake Recommendations*, 2003.

Hollis, B. y otros, «Vitamin D Supplementation During Pregnancy: Double-Blind, Randomized Clinical Trial of Safety and Effectiveness», *Journal of Bone and Mineral Research*, vol. 26, n.º 10, octubre de 2011, 2341-2357; doi:10.1002/jbmr.463.

Kellerman, G., *Abnormal Laboratory Results*, 2006.

Krebs, N., «Zinc Supplementation During Lactation», *Am J Clin Nutr* 1998; 68 (suppl): 509S-12S.

Kyle, C., *Sonic Pathology Handbook: A Guide to the Interpretation of Pathology Tests*, 2014.

Lord, R. y Bralley, J., *Laboratory Evaluations for Integrative and Functional Medicine*, 2.ª edición, 2008.

Osiecki, H., *The Nutrient Bible*, 9.ª edición, 2014.

Rheaume-Bleue, K., *Vitamin K_2 and the Calcium Paradox: How a Little-Known Vitamin Could Save Your Life*, 2012.

Tabrizian, I., *Visual Textbook of Nutritional Medicine*, 2012.

WHO. «Guideline: Vitamin A Supplementation in Postpartum Women», World Health Organization, 2011.

CAPÍTULO 5

Freeman, M., «Complementary and Alternative Medicine for Perinatal Depression», *Journal of Affective Disorders*, 112(1-3) pp1-10 (2009). doi: http://dx.doi.org/10.1016/j.jad.2008.06.017.

Shanahan, C., *Deep Nutrition: Why Your Genes Need Traditional Food*, 2008.

Teicholz, N., The Big *Fat Surprise; Why Butter, Meat, and Cheese Belong in a Healthy Diet*, 2014.

CAPÍTULO 6

Brownstein, D., *Overcoming Thyroid Disorders*, 2.ª edición, 2002.

Buckley, Sarah J., «Executive Summary of Hormonal Physiology of Childbearing: Evidence and Implications for Women, Babies, and Maternity Care», Childbirth Connection Programs, National Partnership for Women and Families, Washington DC, enero de 2015.

Gordon, M., *The Clinical Application of Interventional Endocrinology*, 2007.

Gottfried, S., *The Hormone Cure-Reclaim Balance, Sleep, and Sex Drive; Lose Weight; Feel Focused, Vital, and Energized Naturally with the Gottfried Protocol*, 2013.

Weaver, L., *Exhausted to Energized*, 2015.

CAPÍTULO 7

Andrews, L., *The Postpartum Recovery Program: How to Adapt the Ancient Practice of Zuo Yue Zi to Your Patients*, 2014.

Farhi, D., *El gran libro de la respiración*, Robinbook, Barcelona, 1998.

Gardner, Z., *American Herbal Products Association's Botanical Safety* (2013).

Lad, V., *Ayurveda: The Science of Self Healing*, 1985.

Lasater, J., *Posturas pasivas para un yoga reconstituyente*, Tutor, Madrid, 2008.

Mills, S. y Bone, K., *The Essential Guide to Herbal Safety*, 2005.

Mills E. y otros, *Herbal Medicines in Pregnancy and Lactation: An Evidence-Based Approach*, 2013.

Ou, H. y otros, *The First Forty Days: The Essential Art of Nourishing the New Mother*, 2016.

Singh, N. y Gilca, M., *Herbal Medicine-Science Embraces Tradition: A New Insight into Ancient Ayurveda*, 2010.

CAPÍTULO 8

Becker, R. y Selden, G., *The Body Electric; Electromagnetism and the Foundation of Life*, 1985.

Braun, L. y Cohen, M., *Herbs and Natural Supplements: An Evidence-Based Guide*, volúmenes 1 y 2, 2015.

Hansler, R., *Great Sleep! Reduced Cancer! A Scientific Approach*, 2008.

Huffington, A., *La revolución del sueño*, Plataforma, Barcelona, 2016.

Ober, C., Sinatra, S. y Zucker, M., *Earthing: The Most Important Health Discovery Ever?*, 2010.

Samvat, R. y Osiecki, H., *Sleep, Health, and Consciousness: A Physicians Guide*, 2009.

Weed, S., *Wise Woman Herbal for the Childbearing Year*, 1986.

CAPÍTULO 9

Ballantyne, S., *The Paleo Approach-Reverse Autoimmune Disease and Heal Your Body*, 2013.

Batmanghelidj, F. y Day, P., *The Essential Guide to Water and Salt*, 2.ª edición, 2014.

Gundry, S., *The Plant Paradox: The Hidden Dangers in Healthy Foods That Cause Disease and Weight Gain*, 2017.

Junger, A., *El método CLEAN para el intestino: el método definitivo para prevenir las enfermedades y mejorar radicalmente tu salud*, Oniro, Barcelona, 2013.

National Health and Medical Research Council, «Australian Dietary Guidelines», National Health and Medical Research Council, Canberra, 2013.

National Health and Medical Research Council Review, «Nutritional Requirements And Dietary Advice Targeted for Pregnant and Breastfeeding Women», National Health and Medical Research Council, Canberra.

Perlmutter, D., *Cerebro de Pan: la devastadora verdad sobre los efectos del trigo, el azúcar y los carbohidratos*, Grijalbo, Barcelona, 2014.

Perlmutter, D., *Alimenta tu cerebro: el poder de la flora intestinal para curar y proteger tu cerebro de por vida*, Grijalbo, Barcelona, 2016.

Pollack, G., *The Fourth Phase of Water: Beyond Solid Liquid Vapour*, 2013.

Robinson, R., *Eating On the Wild Side: The Missing Link to Optimum Health*, 2013.

Shanahan, C., *Food Rules: A Doctor's Guide to Healthy Eating*, 2010.

Smith, J. M., «Survey Reports Improved Health After Avoiding Genetically Modified Foods», *Int J Hum Nutr Funct Med*, 2017.

Statham, B., *The Chemical Maze Shopping Companion*, 3.ª edición, 2005.

Wrangham, R., *Catching Fire: How Cooking Made Us Human*, 2009.

Woodford, K., *Devil in the Milk: Illness, Health, and Politics of A1 and A2 Milk*, 2007.

CAPÍTULO 10

Bershadsky, S. y otros, «The Effect of Prenatal Hatha Yoga on Affect, Cortisol, and Depressive Symptoms», *Complementary Therapies in Clinical Practice*, volumen 20, número 2, mayo de 2014, págs. 106-113.

Buttner, M. y otros, «Efficacy of Yoga for Depressed Postpartum Women: A Randomized Controlled Trial», *Complementary Therapies in Clinical Practice*, volumen 21, número 2, mayo de 2015, págs. 94-100.

Chek, Paul, *How to Eat, Move, and Be Healthy*, C.H.E.K Institute, 2004.

CHEK Exercise Coach Advanced Training Program, C.H.E.K Institute, 2002.

Chek, Paul, *Equal But Not the Same, Considerations for Training Females*, volumen 1-5.

Evenson, K. y otros. «Physical Activity Beliefs, Barriers and Enablers Among Postpartum Women», Journal of Women's Health, volumen 18, Número 12, 2009; a Mary Ann Liebert, Inc. doi:10.1089jwh.2008.1309

Field, T., «Yoga and Social Support Reduce Prenatal Depression, Anxiety, and Cortisol», *Journal of Bodywork & Movement Therapies* (2013) 17, 397-403.

Lee, D., *The Pelvic Girdle: An Integration of Clinical Expertise and Research*, 2010.

Magee, D., *Orthopedic Physical Assessment*, 5.ª edición, 2007.

Mohammadi, F., Malakooti, J., Babapoor, J., y Mohammad-Alizadeh-Charandabi, S., «The Effect of a Home-Based Exercise Intervention on Postnatal Depression and Fatigue: A Randomized Controlled Trial», *International Journal of Nursing Practice* (2015); 21: 478-485 doi:10.1111/ijn.12259.

Saligheh y otros, «Perceived Barriers and Enablers of Physical Activity in Postpartum Women: A Qualitative Approach», *BMC Pregnancy and Childbirth* (2016) 16:131 doi:10.1186/s12884-016-0908-x.

Sapolsky, Robert M., *¿Por qué las cebras no tienen úlcera?: la guía del estrés*, Alianza Editorial, Madrid, 2013.

Spence, N., «The Long-Term Consequences of Childbearing: Physical and Psychological Well-Being of Mothers in Later Life», *Res Aging*, 2008; 30(6): págs. 722-751. doi:10.1177/0164027508322575.

Sperstad, J. B., Tennfjord, M. K., Hilde, G. y otros, «Diastasis Recti Abdominis During Pregnancy and 12 Months After Childbirth: Prevalence, Risk Factors and Report of Lumbopelvic Pain», *Br J Sports Med* (2016) doi:10.1136/bjsports-2016-096065.

Tseng y otros, «A Systematic Review Of Randomised Controlled Trials On The Effecitiveness Of Exercise Programs On Lumbo Pelvic Pain Among Postnatal Women», *BMC Pregnancy and Childbirth* (2015) 15:316 doi:10.1186/s12884-015-0736-4.

Vleeming, A. y otros, *Movimiento, estabilidad y dolor lumbopélvico: integración de la investigación con el tratamiento*, Elsevier Masson, Barcelona, 2008.

Wang, F. y otros, «Long-term Association Between Leisure-time, Physical Activity, and Changes in Happiness: Analysis of the Prospective National Population Health Survey», *Am I Epidemiol* (2012) 176 (12): págs. 1095-1100. doi:https://doi.org/10.1093/aje/kws199.

Zourladani, A. y otros, «The Effect of Physical Exercise on Postpartum Fitness, Hormone and Lipid Levels: A Randomized Controlled Trial in Primiparous, Lactating Women», *Arch Gynecol Obstet* (2015) 291:525-530 doi:10.1007/s00404-014-3418-y.

CAPÍTULO 11

Aron, Elaine, *El don de la sensibilidad en el amor: cómo comprender y mejorar las relaciones cuando el mundo te abruma*, Obelisco, Barcelona, 2017.

Csikszentmihalyi, M. *Flow: The Psychology of Optimal Experience*, 1990.

Greenblatt, J. y Brogan, K., *Integrative Therapies for Depression: Redefining Models for Assessment, Treatment, and Prevention*, 2016.

CAPÍTULO 12

Brown, B., *Los dones de la imperfección: guía para vivir de todo corazón: libérate de quien crees que deberías ser y abraza a quien realmente eres*, Gaia, Madrid, 2014.

Levine, P., *En una voz no hablada: cómo el cuerpo libera el trauma y restaura el bienestar*, Elma Lepik, Buenos Aires, 2013.

CAPÍTULO 13

Callander, M., *Why Dads Leave: Insights and Resources for When Partners Become Parents*, 2012.

Crawford, M., *Unlocking the Queen Code: Divine Keys to Reclaiming Your Throne*, 2015.

Daedone, N., *Slow Sex: The Art and Craft of the Female Orgasm*, 2011. https://www.children-and-divorce.com/divorce-statistics.html (consultada el 17 de marzo de 2017) https://www.heritage.org/marriage-and-family/report/the-effects-divorce-america (consultada el 17 de marzo de 2017) http://www.abs.gov.au/People-and-Communities (consultada el 17 de marzo de 2017).

Institute of Medicine and National Research Council, «Welfare, the Family, and Reproductive Behavior: Report of a Meeting», The National Academies Press, Washington DC, 1998. https://doi.org/10.17226/6001.

Maushart, S., *Wifework: What Marriage Really Means for Women*, 2001.

Perel, E. *The State of Affairs: Rethinking Infidelity*, 2017.

Rosenberg, M., *Nonviolent Communication*, 3.ª edición, 2015.

Rubinstein, A., *The Making of Men: Raising Boys to Be Happy, Healthy, and Successful*, 2013.

El autor

El doctor Oscar Serrallach es especialista en medicina funcional, con un interés especial por el bienestar postnatal. Antes de terminar sus estudios de medicina general y familiar en 2010 trabajó en urgencias. Cuando comenzó a estudiar medicina empezó a formar su familia, lo que le llevó a mirar la ciencia —sirviéndose de la observación de su pareja y de muchas otras madres en su trabajo— a través de la lente particular del embarazo, el parto y el periodo postnatal.

El doctor Serrallach es un pionero en el reconocimiento de un trastorno que él mismo denominó desgaste postnatal, que describe el estado general de muchas mujeres que presentan síntomas similares después de dar a luz. Desde entonces se ha dedicado a investigar este trastorno y a aplicar sus conocimientos de medicina funcional para ayudar a sus pacientes a recuperarse. En la actualidad vive en Byron Bay, Australia, con su pareja y sus tres hijos. *La cura contra el desgaste postnatal* es su primer libro.

ECOSISTEMA DIGITAL

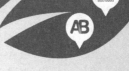
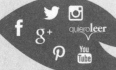